W0262427

Die
Technik der Psychoanalyse

von

Med. Dr. Fritz Wittels
Wien

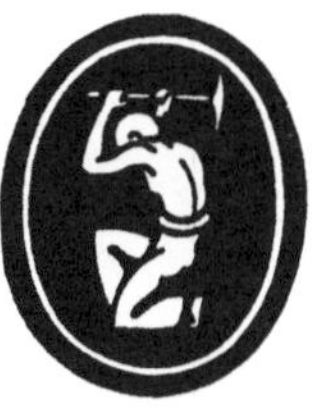

Mit einer farbigen Tafel und 4 Abbildungen im Text

München · Verlag von J. F. Bergmann · 1926

Alle Rechte, insbesondere das der Übersetzung in fremde Sprachen vorbehalten.

Copyright 1926 by J. F. Bergmann, München.

ISBN-13: 978-3-642-90586-5   e-ISBN-13: 978-3-642-92443-9
DOI: 10.1007/978-3-642-92443-9

Inhaltsverzeichnis.

Inhaltsverzeichnis.

Man findet im folgenden ausführlich dargestellt, wie ich Psychoanalyse betreibe. Weder übernehme ich die Verantwortung für irgendeinen anderen Analytiker, noch erwarte ich von allen Analytikern die Zustimmung, daß sie es ebenso machen. Mein Buch ist das Ergebnis eines Kurses, den ich im Frühjahre 1925 vor Medizinern gehalten habe. Die Herren wollten wissen, wie man es praktisch ausführt. Theorien meinten sie aus Büchern lernen zu können. Die von Freud geschaffene Psychoanalyse ist heute in mehrere Richtungen geteilt. Man kann darüber in meinem Buche „Sigmund Freud"[1] nachlesen. In der ärztlichen Praxis spielen die Besonderheiten dieser Richtungen — meiner Ansicht nach — nicht jene differenzierende Rolle, die ihnen von fanatischen Bekennern zugeschrieben wird. Könnte man in die Ordinationszimmer hineinhorchen, bald würde erkannt werden, daß der Praktiker in seiner Analyse, ob er dessen gewahr wird oder nicht, kausale und finale Gesichtspunkte, aktive und passive Methoden, Analyse und Synthese abwechselnd verwendet. Nicht einmal die verpönte Suggestion kann gänzlich vermieden werden. Zu solchem Eklektizismus zwingt die Praxis den Arzt, der vor allem heilen will, und die ehrgeizigen Schüler Freuds, die von seinem großartigen Schiffe ihre Individualflöße losgebrochen haben, auf denen sie segeln, werden nicht verhindern können, daß ihre Lehren und Lehrchen dorthin zurückkehren, von wannen sie kommen. Die Planeten fallen in die Sonne.

Analysen ausführlich darzustellen, unterliegt besonderen Schwierigkeiten. Unsere Krankengeschichten unterscheiden sich von sonstiger medizinischer Kasuistik dadurch, daß sie Romanen und Novellen ähnlich sind. Von Romanen und Novellen unterscheiden sie sich durch eine gewisse Dürre, durch das Überwuchern von Träumen und deren Deutung, endlich durch das trockene Hinaussagen „obszöner" Einzelheiten. So werden diese Darstellungen weder den poetischen Anforderungen gerecht, noch den hergebracht wissenschaftlichen. Jeder Fall enthält ein Menschenschicksal. Man müßte ein großer Dichter sein, um etwas zu liefern, das den Leser befriedigen könnte. Aber selbst ein großer Dichter wäre nicht imstande, zwanzig Romane oder mehr im Verlaufe eines oder zweier Jahre zu komponieren und auszuführen. Da die Naturwissenschaft ihre Schlüsse induktiv zieht, d. h. auf Basis eines möglichst großen Tatsachenmateriales, wird die Darstellung von Psychoanalysen, geballtes, massenhaftes Menschenschicksal, wahrscheinlich immer unbefriedigend bleiben. Psychoanalysen muß man erleben.

Hierzu tritt noch eine andere Schwierigkeit. Alle Patienten dieses Buches leben und könnten in den Krankengeschichten Indiskretionen erblicken. Deshalb sind alle Namen verändert und, wo es notwendig war, auch die Umgebung, in der die Kranken leben. Es steht also nicht ganz einwandfrei mit der äußeren Wahrhaftigkeit dieser Geschichten. Ich beanspruche den Kredit der inneren

---

[1] 1923 bei E. P. Tal & Co. in Wien. Englische Übersetzung 1924 bei Allen & Unwin, London. · Französische Übersetzung 1925 bei Alcan, Paris.

Wahrheit. Soweit das tragende Gerüst der Neurose in Frage kommt, habe ich nichts verbogen. Die Darstellung muß für sich selber sprechen. Aus ihr allein kann erkannt werden, ob man dem, der das geschrieben hat, trauen darf oder nicht.

Besonders großen Raum habe ich Träumen und deren Deutung gewidmet. Die Deutungen stehen für gewöhnlich in Klammern gleich im Traumtexte. Ich bin mir bewußt, daß diese Deutungen bei Laien vielfach Befremden erregen werden. Immerhin glaube ich, daß man aus dem Studium des Buches die Überzeugung gewinnen wird, von welch fundamentaler Wichtigkeit Freuds Traumdeutung für die Erkenntnis der menschlichen Seele geworden ist.

Noch ein ernstes Wort: Nur wer selbst analysiert worden ist, hat das Recht, in analytischen Fragen mitzusprechen. Abgesehen davon, daß zum Verständnis der Probleme das Erlebnis der eigenen Analyse unbedingt notwendig ist, halte ich die „Lehranalyse" für einen unentbehrlichen Schutz gegen die Dämonen des eigenen Unbewußten. Man wird diesen Beruf sonst nicht ertragen können. Wir arbeiten mit aufgeregten, verstimmten, gehemmten und in jedem Falle unnormalen Menschen. Wir sitzen mit ihnen durch viele Stunden täglich beisammen und hören sie an. Gelegentlich werden Saiten angeschlagen, die im eigenen Inneren beträchtliche Resonanz finden. Der Vaterkomplex, den man etwa bei einem Patienten berührt, mag in einem selber stecken. Ursachen, verstimmt zu sein, mögen sich mit geheimen eigenen Motiven decken, von denen der Analytiker nichts weiß, wenn nicht die Analyse seiner eigenen Person ein breites Tor geschaffen hat, das ins Unbewußte seiner Seele hinunterführt. In solchen Fällen überträgt sich das fremde Leid auf den Analytiker, und er wird in seinem Berufe Schiffbruch leiden. Die Selbstmorde mehrerer Analytiker, die nicht analysiert waren, mögen da als warnendes Beispiel dienen.

Erstes Kapitel

Psychotherapie vor Freud

Alle Ärzte sind entweder bewußt oder unbewußt Psychotherapeuten. Dieser Einteilung voran geht eine Einteilung aller Menschen in bewußte oder unbewußte Ärzte. Der katholische Priester ist ein Arzt, wenn er die Beichte abnimmt. Er betreibt die einzige Form von Psychotherapie, die schon vor der Psychoanalyse aufdeckend genannt werden kann. Denn vor Freud betrieb man ausschließ-. lich zudeckende Psychotherapie. Wie man Wunden vor dem Auftreten Listers lieber nicht anrührte, nicht wagte, nach Geschossen zu suchen, sondern sie womöglich einheilen ließ, so hieß es und heißt es wohl noch immer, seelische Wunden nicht zu betasten, die Kranken abzulenken und von dem, was sie aufregt, von ihren Lebenstraumen, nicht zu sprechen. Von einer Aufdeckung psychischer Krankheitsursachen sah die frühere Psychotherapie ab. Ihre Kraft lag in der Suggestion und Roborierung. Besten Falles kam noch etwas Erziehung dazu. Ich kenne einen berühmten Professor für Nervenkrankheiten, der seinen Kranken ehrenwörtlich versichert, daß sie wieder gesund werden. Diese Versicherung hilft. Der Professor treibt Wucher mit seinem berühmten Namen.

Jeder Arzt also betreibt Psychotherapie. Wenn er Kamillenbäder, Baldriantropfen oder Orangenblütentee verordnet; wenn er unwirksame Präparate einspritzt, seine Patienten in Sanatorien undurchsichtigen Kuren unterwirft: alles das ist Psychotherapie. Die Würde, mit der er sich umkleidet, die lateinische Autorität seiner Rezepte, der schwarze Rock, der Bart, die Brille, ein Stock mit altväterischem Griff: das gehört oder gehörte bis vor kurzem zum unentbehrlichen Rüstzeug des Arztes. Der moderne Arzt verzichtet vielfach auf solches Rüstzeug. Das rationale Zeitalter und die naturwissenschaftliche Richtung haben diesen Verzicht erzwungen. Damit fällt ein Stück zudeckender Psychotherapie den Kurpfuschern in die Hand. Die Menschen können auf das Geheimnisvolle und Autoritäre nicht verzichten. Kranke Menschen am allerwenigsten. Der Arzt muß zudeckende Psychotherapie betreiben, auch gegen seinen Willen.

Eine Frau brachte mir ihren Gatten, der das Bild einer schweren Verstimmung darbot. Er hatte schon vor drei Jahren einen Anfall von Verstimmung erlitten und damals habe ihn der Magnetiseur G. in drei Sitzungen aus dem Bette geholt. G. sei leider gestorben. Man habe aber von mir gehört und hoffe, daß ich helfen könne. Ich sagte, daß ich Heilmagnetismus nicht ausübe, sondern eine andere Methode und daß ich den Mann zunächst kennen lernen wolle. Nach einer Woche würde ich sagen können, welche Behandlung ich für richtig hielte. Der Mann kam dreimal zu mir, wurde täglich ein Stück besser und erklärte mir am vierten Tage, ganz verändert, mit strahlenden Augen, daß er gesund sei und geschäftlich ins Ausland reise. Er werde mir ewig dankbar bleiben. Was hatte ich in diesem Falle geleistet? Von meiner Seite gesehen so gut wie nichts. Ich war nicht einmal zu den Anfangsgründen meiner Kunst vorgedrungen. Der Patient sieht die Sache anders. Gegen meinen Willen war ich zum Magnetiseur ernannt und blieb es. Der Patient meinte, von mir strahle noch mehr Kraft aus als von dem verstorbenen G. Später ist dieser Mann in seine Melancholie zurückgefallen. Es handelte sich um eine zirkuläre Psychose, die immer gegen Ende der depressiven Phase zum Arzte ging. So heilte der Arzt, was auch ohne ihn der Heilung entgegenging. Die Methode war gleichgültig.

Daß es auch Psychotherapeuten gibt, die gar nicht wissen, daß sie Kranke behandeln, geht aus einer Mitteilung hervor, die ich dem berühmten Zoologen B. Hatschek verdanke.

Er weilte um 1880 in Sizilien, um dort Tierstudien durchzuführen. Das Gelehrtenhaupt mit dem wallenden Barte fiel den Eingeborenen auf, und der Dorfälteste bat um die Erlaubnis, ihm Kranke zuführen zu dürfen, damit er sie heile. Hatschek sagte, daß er kein Arzt sei. Zwei Jahre später war er wieder in der Gegend. Der Dorfälteste kam, um sich zu bedanken, er wüßte schon, woran er sei, und die Kranken seien durch den bloßen Dunstkreis des Gelehrten genesen. Hier sieht man ein erstaunliches Merkmal der Psychotherapie: sie ist unter Umständen vom Bewußtsein der heilenden Person unabhängig.

Kranke sind geneigt, selbst die vernünftigsten Heilmethoden durch ihren unbändigen Glauben an Magie als ein Wunder anzusehen. Der Arzt muß ihrer Ansicht nach ein Zauberer sein.

Ein österreichischer Militärarzt, der aus der russischen Gefangenschaft entfloh, wurde in Mesopotamien von einem fast gänzlich ertaubten Beduinenscheich um Hilfe gebeten. Taub ist für den Laien eindeutig. Wer nicht hört, der ist taub. Für den Ohrenarzt aber ist der Begriff vieldeutig, da er verschiedene Ursachen für Ertaubung kennt. Der Sohn der Wüste hatte schon mehrere Hexen gefragt, seine Ohren mit dem Blute einer Jungfrau bestrichen und andere Schweinereien versucht. Der k. u. k. Gagist schaute dem Wüstensohne ins Ohr und bemerkte enorme Massen von Cerumen, das sich da angesammelt hatte. Er spritzte die Pfropfen heraus, worauf der Scheich aufleuchtenden Gesichtes in seine Satteltasche griff und kleine Berge von Gold vor dem Arzte aufhäufte. Dieser bedeutete ihm mit dem Zeigefinger, daß er nur ein einziges Goldstück beanspruche, aber der Scheich bestieg sein Pferd und ritt schnell von dannen. Er fürchtete sich. Ein Zauberer hatte ihn hörend gemacht, und Zauberern ist nicht zu trauen.

Die besten Erfolge wird ein Arzt erzielen, wenn er den Sinn für das Wunderbare befriedigt und zugleich im Besitze gründlicher medizinischer Kenntnisse ist. Diese Mischung ist aus psychologischen Gründen selten. Der wissenschaftlich gebildete Arzt ist hochmütig und verlacht das Magische. Der Magier wiederum merkt bald, daß er zu seinem Geschäfte medizinische Kenntnisse kaum benötigt. Wie soll da beides zusammenkommen? Unvergessen in Wien ist die große Praxis eines Professors, der David hieß.

Er hatte seine Jugend in Laboratorien und Spitälern verbracht und viel gelernt. Erst nach Erlangung der Professur geriet er in einen Ozean von Praxis. Dieser ausgezeichnete Arzt übte eine besondere Spezialität: er heilte Hartleibigkeit. Seine Kur war eine Schnellkur und heilte in fünf Tagen. Er gab etwas Brom und Belladonna. Am ersten Tage mußten die Damen — es waren fast immer Damen — sich zu Bette legen und erhielten alle Stunden etwas flüssigbreiige Nahrung. Am nächsten Tage alle zwei Stunden. Am dritten Tage wurden sie mit einer Kost von unerhörtem Grobgehalte überfallen. Sie mußten rohe

Runkelrüben verzehren und allerlei Gras und erhielten Brot, in das Sägespäne eingebacken waren. Der Erfolg war zauberhaft. Die Patienten kamen größtenteils aus ungarischen Provinzstädten. Ungarn schien unerschöpflich in der Hervorbringung immer gleicher Typen, die mit tragischem Gesichtsausdruck erklärten, daß sie seit zwanzig, fünfundzwanzig, dreißig Jahren des natürlichen Endes der Verdauung entbehrten und daß sie wohl wüßten, wie nichts auf dieser Welt ihnen helfen könne. Aber Professor David half. Wie verjüngt liefen die Typen dann zum interurbanen Telephon und meldeten nach Hause, daß ein Wunder an ihnen geschehen sei.

Als Professor David nach vielen Jahren segensreicher Tätigkeit vom Schauplatz abtrat, versuchten wir, die ihm solange auf die Finger geschaut hatten, seine Methode nachzumachen. Wir gaben Brom und Belladonna wie er, wir gaben zuerst Yoghurt, Apfelpüree, Hühnergelee, hernach Runkelrüben wie er. Aber wir erzielten nicht annähernd seine Erfolge. Das eigentümliche Patientenmaterial, früher von keuchenden Schnellzugslokomotiven so massenhaft herbeigeschleppt, blieb aus; es begnügte sich mit den heimischen Bitterquellen. Mit Professor David war seine Kunst dahin.

Die Wunder Davids erreichten einen hohen Grad von Zuverlässigkeit, weil sie wissenschaftlich durchsetzt waren. Aber wir konnten sie nicht nachmachen: gerade darin liegt ja das Wunderbare. In seinen späteren Jahren sagte David, obgleich er sehr kurzsichtig war, daß sein Blick unwiderstehlich sei; kein Kranker könne ihn ertragen. Ob er sich bewußt war, daß er in seinem Namen eine Kraft besaß, die anzog und niederwarf? Professor heißen ist schon viel und nun gar David!

a) Wunderkuren.

Die Anfänge der Medizin führen zu den ägyptischen Priestern und Chaldäern Assyriens. Sie halfen durch göttliche Kraft, weil damals von menschlicher Hilfe bei Krankheiten wenig zu hoffen war. Die Kranken mußten entweder an die krankheitsbeschwörenden Kräfte ihrer Priester glauben, oder sie konnten überhaupt nichts gegen die Krankheit unternehmen. Die Priester waren nicht zufrieden mit ihren Erfolgen, und aus dieser Unzufriedenheit entstand der Anfang der wissenschaftlichen Medizin. Schon die alten Priester suchten heilende Kräuter, übten sich im Einrenken verstauchter und gebrochener Gliedmaßen und unterstützten die wundertätige Gottheit mit dem, was menschlicher Verstand leisten konnte. Sie vermengten Suggestion und objektive Einwirkung. Wenn infolge der Fortschritte, die der wissenschaftlichen Medizin seit damals beschieden waren, heute ein Kranker vielleicht was Besseres tun kann, als mit der Krankheit zum Geistlichen zu laufen, so ist leider die Verläßlichkeit der wissenschaftlichen Heilkunde, wie sie auf Universitäten gelehrt wird, noch immer nicht so groß, daß der Kranke des Trostes gänzlich entraten könnte, der in der Religion und ihrer Mystik liegt. Zwar gibt es heute in zivilisierten Erdteilen keinen König mehr, der wie die Könige von Frankreich und von England durch Handauflegen heilte. Aber es gibt noch immer heilende Grotten, wundertätige Götterbilder, geweihte Amuletts und Zaubersprüche. Es ist merkwürdig, wie wenig sich im Laufe der Jahrtausende der Rahmen solcher Wunderkuren verändert hat. Es geht heute in Lourdes und in den anderen Orten, wo der Glaube heilt, kaum anders zu als bei den ägyptischen, griechischen, römischen Priestern und neden des Mittelalters. Der leidende Pilger kommt von weit her. Schon die

Reise muß unter gewissen vorgeschriebenen Zeremonien durchgeführt werden. Die Einheimischen haben keinen Vorteil von den wunderbaren Eigenschaften ihrer Heiligtümer, wenn man davon absieht, daß sie dick verdienen. Sonst könnte man nicht erklären, wieso es in Pau, der Ortschaft bei Lourdes, noch immer Kranke gibt. Diese auffallende Tatsache wird schon von antiken Schriftstellern bemerkt, wenn sie wundertätige Grotten beschreiben. Der endlich mühsam angelangte Pilger muß sich im Vorraum des Heiligtums gewissen Vorbereitungen unterwerfen, Weihegeschenke ablegen, vorgeschriebene Gebete sprechen und anhören und sich den Priestern der Gottheit, fast immer mehreren, die sich in Gruppen teilen, unterwerfen. Auf viele hundert ausgesprochene Mißerfolge kommt nur ein Erfolg, von dem soviel als möglich gesprochen wird. Nichts ist schwerer zu beurteilen als so ein Erfolg. Wer sich näher für diese Dinge interessiert, kann die Frage in Zolas berühmtem Romane „Lourdes" künstlerisch umrissen finden. „Man denke sich", sagt Janet, dessen Ausführungen ich in vielen Punkten folge, „einen armseligen Kranken, der nichts verdienen kann, von seiner Umgebung zu einem Minderwertigen gestempelt, der nun auf einmal die Möglichkeit sieht, sichtbar zu Gottes Auserwählten vorzurücken. Steht es nicht dafür, Schmerzen, Sonderbarkeiten aller Art zu unterdrücken, um mit einem Schlage aus einem Minderwertigen ein Begnadeter zu werden, berühmt, gepriesen und mit der Anwartschaft auf den Himmel?" Man müßte solche Heilungen auch in ihrem weiteren Ablauf beobachten. Wie oft kann man in der Umgebung des Kranken hören: „Er sagt zwar, daß er jetzt gesund ist, aber er ist gerade so wie früher. Es hat sich nichts geändert." Trotz aller dieser Einschränkungen kann man nicht leugnen, daß an geweihter Stätte unzweifelhaft gewisse Erfolge erzielt worden sind, und es liegt im Sinne unserer Zeit, die alles verstehen will, daß wir uns fragen, wie solche Erfolge im Innersten zusammenhängen, in welches Rezept wir sie zusammenfassen können, damit wir sie für uns dienstbar und verläßlich machen. Es hat eine Zeit gegeben, wo die Priester es nicht gestattet haben, solche Fragen zu stellen, und auch die Mystiker von heute erklären, daß schon in der Frage nach dem Gesetzmäßigen dieser Wunder ein Frevel enthalten sei, ein unerlaubter Versuch, in den heiligen Bereich der Gottheit einzudringen, und mindestens ein Zeichen, daß der Frager, im Irdischen befangen, den Hauch des Göttlichen nicht fühlen könne. Christum kann man nicht verstehen, man muß ihn fühlen. Während aber die Vorgänger der heutigen Verstandesmenschen von den Mystikern früherer Zeiten auf Scheiterhaufen verbrannt wurden, ist es heute im wissenschaftlichen Zeitalter doch schon weniger gefährlich, den Gesetzen des Wunderbaren nachzuspüren. Die Aufklärer früherer Jahrhunderte, Galilei, Kopernikus, Newton und deren mächtigster Sachwalter, Voltaire, haben nicht umsonst gelebt.

Jeder Arzt möchte gerne Wunderkuren machen und muß sich fragen: Worin liegt das Wunderbare? Wo fängt es an? Zu wieviel Prozent ist es mit dem Verständlichen vermischt? Wieviel Prozent Sicherheit des Erfolges liegt darin? Und schließlich: Welche Aussichten hat es in dieser gottlosen Zeit und in der nächsten Zeit, die auf unsere folgen wird?

Wenn wir die Gesetze des Wunderbaren studieren wollen, müssen wir zunächst daran gehen, den Bereich des Wunderbaren zu umgrenzen. Eine verwirrende Fülle von Wunderkuren wird uns angeboten. Außer den Gnaden der Kirche gibt es zahlreiche halbreligiöse und viertelreligiöse Heilmethoden, vielfach aus Amerika stammend, die sich selber Wissenschaft nennen, die aber von der Wissenschaft abgelehnt werden, weil sie von übersinnlichen Elementen durchsetzt sind, die man nicht durchschauen und deren Wirksamkeit man nicht beweisen kann.

Was die Menschen anbelangt, die Wunderkuren anbieten und ausüben, so muß man sie strenge in zwei Gruppen teilen. Soweit sie behaupten, sie seien der göttlichen Gnade teilhaftig, nur das Werkzeug überirdischer Gewalten, kann man von ihnen nicht verlangen, daß sie ihre Zeit mit der Erlernung der wissenschaftlichen Medizin vergeuden, um ein Doktordiplom zu erlangen. Menschliches Wissen ist bekanntlich Stückwerk, und wer Gott schaut, der kann irdischer Wissensquellen entraten. Aber die andere Gruppe der Wundertäter: Magnetiseure, Osteopathen und deren Verwandte, allen diesen darf man mit schwerem Mißtrauen entgegentreten, wenn sie es nicht der Mühe wert gefunden haben, sich anzueignen, was die Wissenschaft der Heilkunde vor ihnen und gleichzeitig mit ihnen leisten kann. Die Unsittlichkeit des Kurpfuschertums liegt nicht darin, daß sie den gelernten Ärzten das Brot wegnehmen — das könnte ja den Kranken weniger wichtig sein —, sondern darin, daß sie vorgeben, sie könnten heilen, und nicht einmal wissen, nach welchen Methoden die Wissenschaft heilt. Wenn einer den Beruf in sich spürt, auf die Menschheit loszugehen, um sie zu heilen, so kann man wohl von ihm verlangen, daß er genügend Interesse und Fleiß aufbringt, um ein ärztliches Doktorat zu erwerben. Wenn er nach dem Studium der wissenschaftlichen Medizin und trotzdem auf seinen Praktiken beharrt, so ist das seine Sache und Sache derer, die ihm glauben.

Eine der verbreitetsten halbreligiösen Heilmethoden ist die „Christian science", von einer amerikanischen Dame, Mrs. Eddie, zwischen 1870 und 1880 eingeführt. Es ist eine philosophische Methode folgenden Gedankenganges: Alles ist von Gott, Gott ist das Gute. Folglich ist alles gut. Die Krankheit wäre etwas Böses. Folglich gibt es keine Krankheit. Krankheit ist nur Schein. Wenn man sich vor Augen hält, daß man selber von Gott ist, muß die Krankheit als ein wesenloser Schein, der sie ist, in sich zusammenfallen. Das ist alles. So einfach wird das schlimmste Erbübel der Menschheit von Mrs. Eddie ausgerottet. In Amerika gibt es zahlreiche Kirchen, von den Anhängern der Dame errichtet; über die ganze Welt zerstreut sind die Zweigstellen, und die Übungen der Gemeinde bestehen in täglichem Lesen gewisser Abschnitte der heiligen Schrift, zu denen Mrs. Eddie entsprechende Erläuterungen hinzugefügt hat. Von der Begründerin dieser Heilmethode wurden wunderbare Heilungen berichtet. Da fürwitzige Frager wissen wollten, wie sich denn die „Christian science" zur Chirurgie verhalte, z. B. zu einem gebrochenen Knochen, wird folgendes erzählt: Einmal stürzte Mrs. Eddie so unglücklich, daß sie sich nicht erheben konnte. Der herbeigerufene Arzt erklärte, sie habe sich den Oberschenkel gebrochen; einige Monate Heilungsdauer. Von dieser Eröffnung war Mrs. Eddie zuerst wie betäubt. Aber schnell besann sie sich, daß so etwas nicht möglich sei. Sie kräftigte sich, noch am Boden liegend, mit ihrer Überzeugung vom Alleinbestand des Guten und erhob sich dann, als ob nichts geschehen wäre.

Das Wunder ist des Glaubens liebstes Kind. Solche Berichte, die in allen Kirchen der Scientisten hundertfach vermehrt vorgetragen wurden, dienten der Verstärkung des Glaubens. Mrs. Eddie erreichte ein hohes Alter. Als sie endlich starb, was noch nicht so lange her ist, wurde ihr Tod zu einer nicht geringen Verlegenheit für ihre Anhänger. Die meisten Menschen sind geneigt, den Tod für etwas Böses zu halten. Wie war dieses gefürchtete Ende alles Lebendigen mit den Lehren der Mrs. Eddie vereinbar? Man half sich auch hier mit jener Zweideutigkeit, die Religionen immer bereithalten, um schwache Punkte zu verstärken. Man sagte: Mrs. Eddie ist nicht gestorben. Sie ist nur aus dem Fleische gegangen.

Immerhin hat der Tod ihrer Begründerin der „Christian science" sehr geschadet, und es scheint, daß der Höhepunkt der Bewegung überschritten ist. Daß die Grundidee der „Christian science" vom alleinigen Bestand des Guten und der Wesenlosigkeit des Bösen nicht das geistige Eigentum der Mrs. Eddie war, ahnt wohl jeder, der die geistreichen und flott geschriebenen, aber recht oberflächlichen Bücher von Prentice Mulford und anderen Amerikanern gelesen hat (sehr verbreitet die Bücher von Rolph W. Trine), die meistens schönes, in der Mitte gescheiteltes und glatt frisiertes Grauhaar tragen, manchmal aber auch einen wallenden Bart wie Gottvater.

Von Kalifornien her wird seit einigen Jahrzehnten auch noch eine andere Lehre verbreitet, die angeblich aus Persien stammt und sich Mazdaznan nennt. Als ich einmal im Saale des wissenschaftlichen Klubs in Wien eine Vorlesung halten wollte, konnte ich den Raum nicht bekommen, weil er an einem Tage der Woche von den Scientisten und an nicht weniger als drei Tagen der Woche von den Mazdaznan-Leuten besetzt war. Ich bin in die Lehren des Mazdaznan nicht genügend eingedrungen. Sie üben auch Heilkunst aus und geben kuriose Ratschläge. In ihrer Zeitschrift „Zarathrustra", die aber mit Nietzsche nicht das geringste gemein hat, habe ich gelesen: „Materielle Temperamente beseitigen Störungen durch alle roten Nahrungsmittel, spirituelle verwenden blaue, intellektuelle gelb...

Bei Zerstreutheit nehme man eine Handvoll Puffed Reis oder aromatische Haferflocken..."

Ich will nicht sagen, daß ich irgendwelche Einwendungen gegen solche Vorschläge erhebe. Sie gehören in die Gruppe der übersinnlichen Vorschläge und sind der Wissenschaft unzugänglich. Es wird nicht gesagt, von wannen solche Weisheit kommt. Sie scheint in den Wüsten Persiens vom Himmel gefallen zu sein, und es steht jedem frei, sich danach zu richten. Gott hilft.

Theosophie und Anthroposophie sind auch noch auf dem Platze. Rudolf Steiner (gest. April 1925), der Begründer des anthroposophischen Gebäudes, hat durch mystische Vereinigung mit dem Übersinnlichen heilkräftige Erfahrungen gewonnen, und zahlreiche Ärzte haben diese Erfahrungen als seine Jünger akzeptiert und sogar zu gewissen Heilmitteln, die fabrikmäßig hergestellt werden, materialisiert. Vor einigen Jahren haben sie eine Aktiengesellschaft gegründet, die sie „Den kommenden Tag" nannten. Steiner hat entdeckt, aber er sagt nicht klar genug wie, daß die Kieselsäure fast alle Krankheiten heilen könne. Seine Anhänger verbreiteten kleine Broschüren über die Migräne, die Grippe und alle anderen Krankheiten, in denen sie ihre von der Aktiengesellschaft hergestellten Drogen anpreisen. Leider ist die Aktiengesellschaft vor kurzem verkracht. Rudolf Steiner ließ zwar verkünden, daß er immer gegen die Gründung dieser Gesellschaft gewesen sei, aber er sagte es zu spät, und eine gläubige Gemeinde kann nichts so schwer vertragen wie eklatanten Mißerfolg, der sich in Unterbilanzen ausdrückt. Da muß man schon sagen, daß seine Vorgängerin, Mrs. Eddie, die er wahrscheinlich verachtete, weil sie nicht halb so tief ist wie er, finanziell besser gearbeitet hat als er. Die scientistische Bewegung schwimmt in Geld, und das Volk der Dichter und Denker kann so etwas nicht nachmachen.

Eine junge Lebedame, Anhängerin der „Christian science", hat mir versichert, daß ihrem Freunde, einem Börseaner, die gewagtesten Transaktionen gut ausgehen, seitdem sie auch für ihn täglich scientistische Wissenschaft betreibt. Er selber hat keine Zeit dafür. Als ich fragte, ob sie wirklich glaube, daß Christus am Kreuze gestorben sei, damit ein Börseaner gute Geschäfte mache, griff sie ein wenig verlegen nach ihrem Perlenhalsband und sagte dann, daß ich von der ganzen Sache nichts verstünde.

Und so ist es. Es ist mir in der Tat nicht gelungen, aus den ausführlichen Büchern Rudolf Steiners etwas Greifbares festzuhalten. Ich wäre nicht imstande, ihren Inhalt zu referieren. Es ist eine andere Welt: eine verworrene, zweideutige, unwissenschaftliche Welt, die man nirgends packen kann, weil sie einem ausrutscht wie die Seife im Badewasser. So oft man einen dieser Propheten auf irgend etwas festlegen will, was er gesagt hat, entgegnet er gekränkt, daß man ihn völlig mißverstanden und ihm die Worte im Mund verdreht habe.

Unangreifbar ist der Glaube nur dort, wo offen bekannt wird, daß Gottes Reich mit der menschlichen Wissenschaft nichts zu tun habe. Wer in der Kirche Trost findet, der hat recht, wenn er hineingeht. Ein bedeutender Mann hat einmal gesagt: „Ich glaube an Gott, weil es mir angenehm ist, an Gott zu glauben." Das war freilich schon ein entarteter Glaube. Die Wissenschaft bedrängt ihn, und Modernisten glauben, ihm zu dienen, wenn sie ihn mit der Wissenschaft aussöhnen wollen. Es ist nicht meine Aufgabe, zu untersuchen, ob das möglich ist. Viele Naturwissenschaftler haben ihren Kirchenglauben bewahren können. Aber ich sehe brüchige Zweideutigkeit, mit denen man Kinder zum Lachen bringen kann, in allem, was die Halbreligionen in die Heilkunde dreinstammeln. Jedennoch: sie haben ihre Erfolge.

b) Coué und seine Vorgänger.

Die Berühmtheit Coués fällt zwar in unsere Zeit und also nicht vor das Auftreten Freuds und der Psychoanalyse. Manche Beurteiler halten sogar den Couéismus für eine Reaktion auf das rücksichtslose Vorgehen der Psychoanalyse. Da aber die Methode des französischen Apothekers aus Nancy exquisit zudeckend ist und so den Weg aller anderen Methoden gehen wird, die seit dem Auftreten der Psychoanalyse nurmehr bedingte Berechtigung haben, halte ich mich für berechtigt, Coués Methode inmitten dieser kurzen Revue über das Vergangene abzuhandeln. Man täte Coué unrecht, wenn man seine Methode den Wunderkuren gleichsetzte. Leider fügt sich Coué selber dieses Unrecht zu, indem er eine lange Liste von Dankschreiben veröffentlicht, aus denen ersichtlich wird, daß er alles behandelt und alles heilt. Er wagt sich auch an die Chirurgie heran; Wunden schließen sich durch seinen Zauberspruch, Lungentuberkulöse, die von anderen Ärzten aufgegeben waren, verdanken ihm ihre Heilung, und selbst der grüne Star, eine furchtbare Krankheit des Auges, die nach Ansicht der wissenschaftlichen Augenärzte unfehlbar zur Erblindung führt, wenn man sie nicht rechtzeitig operiert, weicht den Formeln Coués, der 70 Jahre alt geworden ist, um zu erkennen, daß die Drogen seiner Offizin nichts taugen oder wenigstens zur Heilung von Krankheiten ganz überflüssig sind. Man kennt die Vorschläge, die er seinen Kranken macht. Wenn sie Schmerzen haben, sollen sie sich wiederholt und eindringlich sagen: „Ein Nichts. Es geht vorüber!" Wenn sie krank sind, sollen sie mehrmals im Tage unter Verwendung eines Rosenkranzes laut vor sich hinsagen: „Es geht mir täglich in jeder Beziehung besser." Coué erklärt das Wesen der Krankheit aus einer falschen Suggestion. Der Kranke suggeriert sich, daß er krank ist. Er soll sich lieber die Gegensuggestion geben, daß er gesund ist, und er wird gesund. In einem Punkte steht Coué ganz auf dem Boden der Wissenschaft: er nennt seine Methode Autosuggestion. Der Unterschied zwischen ihm und der Wissenschaft ist nur, daß er der Einbildungskraft des Menschen eine unbegrenzte Macht zutraut. Kein Arzt arbeitet, ohne die Einbildungskraft seiner Kranken zur Heilung zu benützen. In jedem Falle, und meistens ohne es zu wissen, wirkt der Arzt ähnlich wie der Zoologe Hatschek auf die bäuerliche Bevölkerung von Sizilien wirkte. Aber schwerlich hätte der österreichische Militärarzt allein mit der Formel Coués den Beduinenscheich geheilt, und ganz ohne Kenntnisse hätte auch Professor David seine Erfolge nicht erzielen können.

Was die Theorie Coués von Suggestion und Gegensuggestion anbelangt, so sieht man wohl, daß er ein Erbe von Mrs. Eddie ist. Beide sagen, daß die Krankheit nur eine unglückliche Einbildung sei. Während aber die Übungen der Mrs. Eddie wegen Verwendung der heiligen Schrift immerhin Adel und Poesie enthalten, liefert Coué eine so ungeistige Form, daß man wohl sagen kann, sein Optimismus, jeder Begründung bar, die auf den einzelnen Fall paßt, und ebenso bar jeden Anschlusses an Höheres und allgemein Philosophisches, läuft in eine zu dünne Spitze aus. Aller menschlichen Voraussicht nach muß diese Klinge bei Gebrauch zerbrechen [1].

In Frankreich und in der Schweiz hat Coué zahlreiche Vorgänger. In Bern lebte bis vor kurzem Dubois, dessen Ruf weit über die Lande reichte. Seine Methode war eine moralisierende. Er redete den Kranken zu: „Sie sind nicht krank. Sie bilden sich nur ein, daß sie krank sind. Warum wollen sie nicht lieber das Leben genießen? Warum zerstören Sie Ihr eigenes Lebensglück und das Ihrer Familie? Was Sie tun, ist unmoralisch. Reißen Sie sich zusammen, und Sie werden sehen, daß Sie die Krankheit überwinden können." Solche Reden wurden dann auch gesammelt und in Form von Büchern herausgegeben, nicht nur von Dubois, sondern auch von anderen Seelenärzten (Oppenheim), die ihr Moralisieren sehr häufig mit gewissen Zeremonien verbinden. So mußten die Kranken, die ebenso wie nach Lourdes auch nach Bern, Lausanne und anderen Orten von weit her pilgerten, zuerst einmal einige Tage lang ausschließlich von Milch leben. Sie wurden in einsame Kammern gelegt, durften niemanden sehen außer dem Arzte, der unter Umständen dreimal täglich kam und jedesmal eintönig dieselben Reden wiederholte. Man wird zugeben, daß einer schon sehr krank sein muß, um durch derartige Maßnahmen nicht gesund zu werden. Auch will man so weite Reisen nicht umsonst gemacht haben, und manche Kranke befinden sich in einem solchen Stadium ihres nervösen Leidens, daß sie froh sind, wenn sie einen anständigen Weg zum Rückzug in die Gesundheit gefunden haben. Man müßte sich sonst fragen, warum die Kranken, die auf solche Reden hin genesen, sich all das nicht selber sagen, und Coué hat in der Tat vor Dubois

---

[1] Nervöse wiederholen gerne vor ihrer Umgebung und besonders vor dem Arzte, sie wüßten genau, daß ihnen nicht zu helfen sei, sie könnten nicht geheilt werden und sie würden nicht geheilt werden. Der Analytiker muß seinen Patienten dahin aufklären, daß diese „Attitüde" bedeute: „Ich will nicht geheilt werden." Sie ist Anzeichen eines verrotteten Gesundheitsgewissens. Da diese Verrottung unbewußt ist, wird es zu Beginn der Analyse nicht gelingen, den Patienten von seiner unbewußten Einstellung zu überzeugen. Man kann da die Popularität der Lehre Coués benützen und dem Patienten sagen: „Warum betreiben Sie Anti-Coué?" Freud hat Bernheims Donnerwort überliefert: „Vous vous contresuggestionez!" Ich kenne einen Analytiker, der seine Patienten anherrscht, wenn sie jammern. Er sagt: „Wenn Sie noch einmal sagen, daß Ihnen nicht zu helfen ist, breche ich die Behandlung ab." Dieses Vorgehen steht nicht ganz im Einklang mit den Grundsätzen der Analyse. Und dennoch . . .

den Vorzug, daß er seinen Kranken rät, sich selbst die heilende Suggestion zu geben. Wir werden bei alledem nicht vergessen, daß die Begriffe Suggestion und Autosuggestion zunächst nicht klar sind und daß wir gerne wissen möchten, was für eine Zauberei hinter diesen Worten steckt.

Ich habe selbst einmal eine Wunderkur mit angesehen, die der berühmte Chirurg Albert in seinem Hörsaal ausführte. Er zeigte ein hysterisches Mädchen, das auf der Bahre hereingebracht wurde, weil es gelähmt war. Albert war eine imposante Erscheinung von furchteinflößendem Äußeren, buschigen Augenbrauen und einem grauen Barte, der in einer dünnen Spitze bis auf den Gürtel niederfiel. Zuerst zeigte er uns, daß die Lähmung der Kranken hysterisch war; dann stand er auf und rief dem Mädchen, das einer solchen Wendung nicht gewärtig war, mit rauher Stimme zu: „Auf und hinaus!" Worauf das Mädchen sich erhob und aus dem Saale lief. Das war höchst eindrucksvoll, war Suggestion und über dieses Wort hinaus nicht recht verständlich.

Das Wesen der Suggestion und der Hypnose ist nirgends gründlicher studiert worden als in Nancy, wo auch der Apotheker Coué her ist. Vor Nancy wurde die Hypnose von dem berühmten Nervenarzt Charcot in Paris beschrieben. Vor Charcot und zu gleicher Zeit mit ihm arbeitete Charles Richet, der sich später dem Okkultismus verschrieben hat. Noch weiter zurück liegen die Anfänge des Heilmagnetismus, dem wir unsere ersten Kenntnisse über Hypnose und Suggestion verdanken, geradeso wie die wissenschaftliche Chemie aus der mystischen Goldmacherkunst, der Alchimie, hervorging und die Astronomie auf die alten Sterndeuter zurückgeht. Da der Heilmagnetismus noch heute oder heute wieder im Mittelpunkt von wunderbaren Heilungen steht, muß man sich mit der Geschichte des Magnetismus in der Medizin befassen, wenn man den Kernpunkt der Frage begreifen will.

c) Heilmagnetismus und Hypnose.

Der Heilmagnetismus ist uralt; mein historischer Rückblick beginnt bei Mesmer.

Mesmer hat seine Jugend bei den Astrologen verbracht und später von Wien aus eigenartige Schriften über tierischen Magnetismus in die Welt geschickt. Sein Stern ging aber erst in Paris auf, wo er in den 70iger Jahren des 18. Jahrhunderts auftauchte. Er stand im Zenith seines Ruhmes, als in dieser Stadt Voltaire, der Spötter, starb. In einem lilafarbenen Gemach stand der berühmte Zuber Mesmers, mit Wasser, zerstampftem Glas und Eisenfeilspänen angefüllt. Aus Löchern im Deckel ragten Eisenstäbe, teilweise gelenkig, die von den Leidenden ergriffen und an die erkrankte Stelle gepreßt wurden. Mesmer ging umher, angetan mit schwarzem Talar und hoher Magiermütze, hielt einen Zauberstab in Händen und berührte die Kranken hie und da zur Verstärkung der Wirkung. Düfte durchrauchten den Saal, gedämpfte Musik ertönte, und die Kranken gebärdeten sich in diesem beklemmenden Hauche wie toll. Konvulsivische Zuckungen, Krämpfe, gellende Schreie, totenähnliche Starre wechselten ab, und wunderbare Heilungen waren an der Tagesordnung. Die Kranken wurden nicht müde, die eigenartigen Empfindungen zu beschreiben, die sie verspürten. Manche hatten Strahlenvisionen, andere hörten sphärische Stimmen, und wieder andere, unter ihnen Baron Holbach, berühmter Enzyklopädist und Freund Voltaires, spürte — gar nichts und sagte es so lange, bis er von den Sitzungen ausgeschlossen wurde. Dafür verkündeten andere, daß sie sich erholt und verjüngt fühlten, und ihre Dankschreiben füllten die Gazetten. Mesmers Ruhm drang in die Weite. In Amerika und sogar in San Domingo auf Haiti wurden magnetische Institute eröffnet. Der Großmeister des Malteserordens verpflichtete seine Ritter, Heilmagnetismus zu betreiben. Warum auch nicht? Marquis Posa als Magnetiseur ist eine durchaus stilvolle Figur.

Als die Sache soweit war, mischte sich die Pariser Akademie ein, und das gelehrte Komitee, dem der große Chemiker Lavoisier angehörte, erklärte nach einigem Studium, daß Mesmers Praktiken nur aus der Einfalt und der Einbildungskraft Erfolge zögen, daß dieses Verfahren ein Unfug sei und üble Folgen haben müsse. Seitdem wir das Wesen der Suggestion einigermaßen verstehen, wissen wir, daß die Akademie das Kind mit dem Bade ausschüttete.

Aber der Heilmagnetismus, der wahllos alle Krankheiten und Schmerzen in den Bereich seiner Wirksamkeit zieht, trägt ja den Keim zu seinem eigenen Niedergang in sich selbst. Der Enttäuschten, Nichtgeheilten, ja Verschlechterten müssen immer mehr werden, und dieser Chor der Rache — es sind dieselben, die am Beginn der Welle zum Magnetismus drängen — schleudert die Methode immer wieder in den Abgrund der Vergessenheit.

Im Paris des 18. Jahrhunderts wurden Spottlieder und Vaudevilles auf Mesmer gedichtet; man berichtete, daß eine angesehene Persönlichkeit am nämlichen Tage, als ihr Dankschreiben an Mesmer veröffentlicht wurde, gestorben sei. Mesmer verschwand aus Paris, und als er einige Jahre später wieder kam, konnte er nichts mehr ausrichten.

Die nächste magnetische Welle erreichte ihren Höhepunkt ungefähr 1840. Mittlerweile war Streit zwischen zwei Parteien entbrannt, die sich Fluidisten und Animisten nannten. Die Animisten behaupteten, daß es sich durchaus nicht um ein Fluidum handle, das vom Magnetiseur überströme, sondern um eine psychische Einwirkung. Man hatte den Hypnotismus entdeckt; nicht sowohl das Wort als die Sache. Die Erscheinungen der Hypnose sind allerdings schon vor 150 Jahren beschrieben worden: der eigentümliche schlafähnliche Zustand, der Rapport zwischen Hypnotiseur und Medium, die Gefügigkeit und selbst der posthypnotische Befehl. Diese Entdeckungen haben das Schicksal, daß sie immer wieder vergessen und dann neu entdeckt werden. Zeiten, in denen alle Ärzte hypnotisieren, wechseln mit andern ab, in denen der Arzt seine Existenz riskiert, wenn man ihm daraufkommt, daß er hypnotisiert. Wir leben oder lebten bis vor kurzer Zeit in einer der Hypnose abgeneigten Epoche. Um 1840 brandeten die Wogen des Magnetismus wesentlich höher als zur Zeit Mesmers. Zahlreiche Zeitschriften und Vereinigungen wurden in der ganzen Welt gegründet, der Magnetismus schien Zutritt in höhere Welten zu gewähren, die trockene Wissenschaft sollte auf falschem Wege sein, und das magische Ich, beschworen von den Fingerspitzen des Magnetiseurs, vermittelte ein übersinnliches Wissen, das dem nüchternen Geiste verschlossen war. Um diese Zeit führte der Engländer Braid das Wort Suggestion in die Wissenschaft ein. Auch diese zweite Blütezeit des Magnetismus wurde durch einen Machtspruch der Pariser Akademie zu Falle gebracht. Die große Gewalt solcher Sprüche liegt in dem unbedingten Vertrauen, das die Franzosen zu ihrer nationalen Wissenschaft und deren obersten Einrichtung hegen. Der Magnetismus war neuerdings um sein Ansehen gebracht und seine Revuen verschwanden.

Die Animisten unter den Magnetiseuren gelangten neuerlich zu Ansehen, als Charcot ungefähr 1880 begann, sich für Hypnose zu interessieren, und höchst eigenartige Entdeckungen auf diesem Gebiete zu machen schien. Charcot war ein Gelehrter von internationalem Rufe, der von der exakten Naturwissenschaft kam. Er war ursprünglich Anatom und an die fünfzig Jahre alt, als er das Seziermesser weglegte, um sich mit den Erscheinungen der Hysterie und der Hypnose zu beschäftigen. Er stellte fest, daß es unzweifelhaft einen Ausnahmezustand des menschlichen Gemütes gäbe, den man durch gewisse Maßnahmen vornehmlich bei hysterischen Personen erzeugen könne. In diesem Ausnahmezustand zeigten Medien alle die Erscheinungen, die schon vor Charcot und nach ihm tausendfach als hypnotische Erscheinungen beschrieben worden sind. Charcot zeigte die Hypnose seinen Hörern in der Salpêtrière. Er glaubte nachweisen zu können, daß hypnotisierte Menschen eine andere elektrische Muskelerregbarkeit haben als normale, und er zeigte über das hinaus, daß man in der Hypnose deutlich drei Stadien unterscheiden könne: den lethargischen Zustand, den kataleptischen und den somnambulen. Durch gewisse monotone Reden und Streichungen verfielen die Medien in den ersten Zustand. Wenn man ihnen die geschlossenen Augen mit den Fingern öffnete, gerieten sie in den zweiten, und aus dem zweiten verfielen sie in den dritten Zustand, den Somnambulismus, wenn man an gewissen Stellen des Hinterhauptes strich. Das war der große Hypnotismus nach Charcot, der in der Vorlesung gezeigt werden konnte. Außer dem großen Hypnotismus gab es auch noch einen kleinen, der ein verwickeltes Bild von seelischen Erscheinungen bot und dessen Stadium auf später verschoben wurde.

Ungefähr das war der Inhalt einer Denkschrift, die Charcot 1882 der französischen Akademie vorlegte. Was im 18. Jahrhundert und um 1850 nicht gelungen war, die Akademie beugte sich vor dem Ansehen des berühmten Gelehrten, der selber eines ihrer gefeiertsten Mitglieder war, und von da an gab es für die wissenschaftliche Welt einen Hypnotismus. Die Hypnose, das ist der Magnetismus der Animisten, war ehrlich geworden. Als ob die Ärzte aller Länder nur auf dieses Zeichen gewartet hätten, wuchsen die Leistungen der Hypnose von da an bis in den Himmel. An Stelle der verschollenen Revuen über Magnetismus entstanden hunderte von Fachzeitschriften für Hypnose. Es gab bald keine Krankheit mehr, die man nicht mit Hypnose behandelte und heilte. Hatte Charcot vornehmlich Hysterische hypnotisiert, so konnte man bald auch angeblich gesunde Menschen in diesen Zauberschlaf versetzen. Die Angaben der Hypnotiseure über ihre Erfolge gehen bis zu hundert Prozent. Unter siebzig Prozent Erfolge meldete kein Hypnotiseur, der etwas auf sich hielt. Es war eine hoffnungsfrohe Zeit, die etwa bis 1896 reichte. Ältere Zeitgenossen werden sich ihrer noch erinnern.

Aber schon um die Mitte der achtziger Jahre entstanden der Salpêtrière wissenschaftliche Widersacher in Nancy, deren letzter Ausläufer und Nutznießer heute Coué ist. Damals führte der französische Nervenarzt Bernheim. Er leugnete so ziemlich alles, was den wesentlichen Inhalt jener Eingabe Charcots an die französische Akademie ausmachte. Die elektrische Muskelerregbarkeit Hypnotisierter sei nicht anders als die normaler Menschen. Die drei Stadien der großen Hypnose seien ein Kunstprodukt Charcots, existierten nicht wirklich, sondern seien von Charcot irrtümlich in die Medien hineingesehen worden. Was Hypnotisierte zeigen, beruhe durchwegs auf Suggestion. Bernheim rief aus: „Il n'y a pas d'hypnotisme, il n'y a que de la suggestion!" Über das Wesen der Suggestion sagt er aus, daß es darin liege, das Medium zu überzeugen. Das Medium bildet sich schließlich ein, daß es in den ihm vom Hypnotiseur eingeredeten Zustand verfallen sei.

Etwa zehn Jahre wogte der wissenschaftliche Streit zwischen den beiden Schulen, und er ist schließlich zugunsten Bernheims entschieden worden. Die drei Stadien Charcots kennt man heute nur mehr dem Namen nach. Der sonst so scharfsichtige Charcot ist scheinbar einem Bluff zum Opfer gefallen. Janet, dem ich auch in der Beschreibung dieser Entwicklung folge, versucht, den merkwürdigen Irrtum des Gelehrten zu erklären. Charcot, auf dessen Wort der ganze Rummel bis 1896 zurückgeht, habe, so unwahrscheinlich das klingt, niemals selbst einen Menschen hypnotisiert. Das besorgten seine Assistenten meistens im Vorraum des Hörsaales. Charcot wußte nicht, wen oder was er vorstellte. Janet hat in Erfahrung gebracht, daß die von Charcot beschriebenen drei Stadien in den Kreisen der Magnetiseure schon vor Charcot bekannt gewesen sind, und es ist wahrscheinlich, daß ein oder das andere ausgediente Medium aus diesen Kreisen in der Klinik Charcots den Anfang gemacht hat. Alles andere erkläre sich durch Nachahmung, durch künstliche Hineinzwängung des Vorgangs in die drei Stadien Charcots.

Als die Ärztewelt erkennen mußte, daß man der Hypnose mit dem Reflexhammer und der Elektrisiermaschine nicht beikommen konnte, war sie durchaus nicht bereit, der siegreichen Schule von Nancy Gefolgschaft zu leisten. Es ist interessant und für die Geschichte der menschlichen Wissenschaft bezeichnend, daß die offizielle Gelehrsamkeit sich von der Hypnose gerade dann abzuwenden begann, als zum erstenmal die Wahrheit über diese immerhin eigenartigen Erscheinungen erkannt wurde. Daß ein Mann wie Charcot so irren konnte, enttäuschte die Ärzteschaft, und man wollte von der so hoch gepriesenen Hypnose nichts mehr wissen. Heute haben die zahlreichen Zeitschriften für Hypnose längst zu existieren aufgehört oder sich in allgemeinere Zeitschriften für Psychotherapie umgewandelt. Schuld an diesem Niedergang waren natürlich mit die Übertreibungen der Hypnotiseure, die mit den Ergebnissen besonnener Ärzte nicht in Einklang zu bringen waren. Nicht nur, daß von 100 % Hypnotisierbarkeit keine Rede sein konnte, waren die Kranken, bei denen man die Hypnose am ehesten gebraucht hätte, Menschen, die mit Zwangshandlungen belastet waren oder mit Angstzuständen, Verstimmungen, fixen Ideen, allerlei Störungen des Trieblebens, gerade die waren leider nicht hypnotisierbar.

Aber man kann mit Hypnose unzweifelhaft die Menstruation der Frauen verschieben, Einfluß nehmen auf die Verdauungstätigkeit des Darms, ja sogar bei geeigneten Individuen Rötung der Haut an bestimmten umschriebenen Stellen hervorrufen. Die Hypnose als Heilfaktor kann verschieden gewertet werden. Aber sie ist ein Heilfaktor und einer der mächtigsten, wo aufdeckende Psychotherapie nicht indiziert ist. (Indikation der Psychoanalyse siehe im zweiten Kapitel.) Da man mit Hilfe von Hypnose auch aufdeckende Psychotherapie betreiben kann, steht die Hypnose historisch am Eingang zur Psychoanalyse (die „kathartische Methode"). Das letzte Wort über das Wesen der Hypnose ist noch lange nicht gesprochen. Sie macht auf jeden Menschen, der zum erstenmal ihre tieferen Stadien sieht, außerordentlich großen Eindruck. Wenn man sie öfters sieht, sie selber ausübt und zeigt, dann gewöhnt man sich an sie, vergißt das Staunen, und wie man täglich an tausend Wundern vorbeigeht, ohne sie zu beachten, weil man ja eigentlich nichts von den Erscheinungen der Seele von Grund auf erklären kann, so schiebt man schließlich die Hypnose ärgerlich beiseite, und weil man sie nicht erklären kann, will man sie auch weiter nicht wunderbar finden.

d) Psychoanalytische Bemerkungen zur Erklärung der Hypnose.

Man spricht die Medien gerne mit ihren Vornamen an und mit „du". Der Hypnotisierte zeigt schlafähnlichen Zustand, erstaunliche Leichtgläubigkeit, automatische Nachahmung, schlechte Beobachtungsgabe und blinde Unterwerfung unter den Befehl der Autorität. Er kennt eigentlich nur die Autorität des Hypnotiseurs, die übrige Welt scheint ihm versunken. Er verzichtet auf seine Intelligenz und verspeist eine Kartoffel für eine Birne. Er ist bereit, sich seines Ichs zu entäußern und auf Befehl als König oder als kleiner Knabe aufzutreten.

Wenn das die Erscheinungen der Hypnose sind, dann wird sinnfällig, daß wir in die Psychologie des Kindes eintreten. Man kennt die große Einbildungskraft des Kindes, die in seinen Spielen, seinem Interesse für Märchen und alles Wunderbare zum Ausdruck kommt. Die Beobachtungsgabe des Kindes, seine Einsicht in die wirklichen Zusammenhänge ist gering. Es ist hilflos und des Schutzes seiner Pflegepersonen sehr bedürftig. Es liebt seine Pfleger und lernt von ihnen durch Nachahmung. So lernt es sprechen, so lernt es gehen. Ein starker automatischer Apparat ist dem Kind eigen, der später mehr in den Hintergrund tritt. Deshalb lernen kleine Kinder Sprachen so vollkommen wie später nicht mehr, obgleich sie später mehr Verstand besitzen. Die Kinder bringen aber auch das Bewußtsein ihrer Persönlichkeit nicht mit zur Welt, sondern sie sprechen von sich gern in der dritten Person: er will essen, er will nicht schlafen usw. Das Ich erwacht erst später.

Riesenhaft steht dem Kinde die Autorität gegenüber. Vater, Mutter, alle Pfleger erscheinen dem kleinen Kinde offenbar allmächtig, allwissend und ewig. Es fühlt sich bedingungslos ihnen ausgeliefert, und die Proteste erwachen zwar ziemlich früh, sind aber gleichwohl ohnmächtig gegen so überragende Gewalten. Sobald das Kind erkennt, daß bei den ihm übergeordneten irdischen Autoritäten von göttlichen Eigenschaften keine Rede sein kann, sind die Erzieher schon bereit, die Lücke mit dem Begriffe eines Gottvaters auszufüllen, und die Autorität wird in den Himmel projiziert. Später verschwindet in unserer eher gottlosen Zeit auch die Religiosität bis auf einen kleinen Rest, soweit das Bewußtsein in Frage kommt. Im Unbewußten bleibt ein größeres Stück davon erhalten, und was wir Gewissen nennen, kategorischen Imperativ, Sinn für Tugend oder in letzter Zeit unser Ich-Ideal, das sind die Reste der Urautoritäten, gleichsam der verschluckte Autoritätsbegriff, den keiner völlig los wird.

Zwischen dem Kinde (Medium, Patient) und der Autorität (Hypnotiseur, Magnetiseur, Arzt) schwebt eine magische Bindung. Die Psychoanalyse hat nachdrücklich auf die Sexualität des Kindes hingewiesen und daß sie eine Vorstufe der Sexualität des Erwachsenen sei. Das Kind will gestreichelt werden und begnügt sich damit. Seine Lustempfindungen sind noch nicht mit Sicherheit an das hierfür bestimmte Organ geknüpft, sondern die ganze Hautzone ist, nach dem Ausdrucke Freuds, erogen, und sie bleibt es auch im späteren Leben. Nur daß Streicheln, Küssen, irgendeine Form der Berührung durch holde Wesen später nicht mehr genügen und, nach einem anderen Ausdruck Freuds, zur Vorlust herabsinken.

Wir haben also im Kinde einen automatischen Apparat, eine überwertende Vorstellung von der Autorität und eine magische vorsexuelle Bindung zwischen beiden. Diese ganze Anlage versinkt im Laufe der Entwicklung mit allem andern, was das Kindheitsparadies ausmacht. Solange wir gesund sind, fühlen wir uns als stolze Verstandesmenschen, und nur die Infantilen unter uns, Narren und Künstler, stehen der Psychologie des Kindes nahe. Sowie wir krank werden, Schmerzen und Schwäche erleiden, werden wir leicht kindisch, sehnen uns nach der Mutter, nach der seligen Zeit, wo man uns die Leiden wegblies und wo nach unserer dunklen Erinnerung alles Übel, alle Schwierigkeit wie durch Zauberkraft beseitigt werden konnte. Was Magnetiseure und ihresgleichen mit ihren Berührungen erreichen, ist ein Apell an unseren Automatismus. Indem sie sich hinstellen und uns auffordern, sie als Autorität anzuerkennen, machen sie uns zum Kinde, zum gehorsamen, gläubigen, einfältigen Kinde voll Kraft der Einbildung und binden uns mit dem niemals vergessenen Zauber der infantilen Sexualität. Je näher ein Mensch der Kindheitsstufe steht, desto größer der Erfolg. Deshalb eher bei Frauen als bei Männern und viel besser bei jüngeren Menschen als bei älteren. Aber es heißt, daß man im Alter wieder kindisch wird.

Das Interessanteste am Automatismus und das nicht ganz Aufklärbare ist die ruckartige Versetzung in den Ausnahmezustand der Hypnose. Es ist, als ob in einem unbewußten Teile der Seele ein kompletter Apparat ausgelöst werden könnte, der nur auf sein Stichwort lauert. Wer in der Türkei gereist ist und weiter ostwärts in Asien, der kennt, was der Türke den „Kef" nennt. Als ich einmal beim österreichischen Konsul in Aleppo zum Essen eingeladen war, unterbrach der freundliche Gastgeber plötzlich das Gespräch, kehrte sich nach dem Diener um und schrie ihn an: „Du verfluchter Hund, bist du schon wieder in den Kef verfallen?" Der Diener stand mitten im Zimmer, starr wie eine Bildsäule, das Servierbrett in der Hand und starrte in die Luft. So glich er dem Personal im Königsschlosse Dornröschens, das wie auf Kommando in seinen Stellungen eingeschlafen ist. Der Orientale besitzt durch Übung die Fähigkeit, die komplizierte und unangenehme Realität zu verlassen und in hypnotischen Schlaf zu verfallen. Er verstärkt diesen ihm offenbar angenehmen Zustand durch allerlei Gifte, von denen der Mohn (Opium) und der indische Hanf (Haschisch) die bekanntesten sind. Aber auch ohne diese Gifte, ganz von selbst, kann er in den kataleptischen Zustand verfallen. Dieser Zustand geht eigentlich über das Infantile hinaus und führt ins Embryonale. Nur im Mutterleib ist die Frucht so gänzlich abgesondert von allen Schwierigkeiten des Daseins. Über die ruckartige Auslösung des automatischen Apparates läßt sich nicht mehr sagen als vom plötzlichen Übergang des Wachens in den Schlaf. Es ist so. Und von den zahlreichen Theorien darüber hat sich keine zur Alleinherrschaft durchringen können.

Charcot hat eine kleine Schrift geschrieben unter dem Titel „Der Glaube heilt" (La foi qui guérit). Er leugnet nicht, daß der Glaube in vielen Fällen, die dazu geeignet sind, den Anstoß zu Heilungen geben kann. Nicht nur hysterische Lähmungen sondern auch manche Geschwüre werden durch den Apell an den Automatismus günstig beeinflußt. Freilich sucht man in den Berichten über Wunderheilungen vergebens nach der Mitteilung, daß eine amputierte Gliedmaße wieder nachgewachsen wäre. Es ist Aufgabe des Arztes, alle Reize zu benützen und alle Fähigkeiten aus dem menschlichen Körper herauszuholen, die zur Heilung beitragen können. Es ist nur theoretisch wichtig, wo diese Fähigkeiten stecken, ob und wie weit man sie versteht und wie sie wirken. Dem Praktiker kann das gleich sein. Gerade nervöse Kranke haben eine starke Einbildungskraft und sind wohl auch manchmal religiösen Wundern zugänglich. Das nüchterne Ordinationszimmer des modernen Arztes stößt sie ab. So ist auch der wissenschaftliche Arzt gelegentlich geneigt, solche Kranke, deren Automatismus er nicht auslösen kann, zu irgendeinem Wundertäter zu schicken. Da der Kirchenglaube in unserer Zeit stark abgenommen hat, muß man sich nach anderen Mitteln umsehen, an die unsere Kranken glauben. Eine Zeitlang und wohl auch noch heute wurden sie zu diesem Zwecke mit elektrischen Maschinen bearbeitet. Magnetiseure erreichen diesen Zweck ohne Beanspruchung des Straßenstromes durch Auflegen und Streichen mit den Händen. Es ist also durchaus nicht einzusehen, warum die Kranken, die einen starken automatischen Apparat besitzen, nicht zu Magnetiseuren gehen sollten. Es ist nur eine Gefahr dabei: wenn der Magnetiseur wahllos alle Kranken behandelt, sich mit Untersuchungen nicht abgibt, teils weil er überhaupt kein Arzt ist und die medizinische Diagnostik nicht versteht, teils weil er in fast verbrecherischem Leichtsinn so etwas nicht für nötig hält, so wird er Krankheitsfälle verschleppen, die der gewissenhafte Arzt im Anfangsstadium noch geheilt hätte. Hier handelt es sich vornehmlich um Fälle, die unter das Messer des Chirurgen gehören, aber auch um zahlreiche andere Fälle, die mit dem Arsenal der medizinischen Wissenschaft bekämpft werden müssen und auch erfolgreich bekämpft werden können. Dazu kommt, daß unheilbare Kranke, denen auch der Magnetiseur erwiesenermaßen nicht helfen kann, harte Geldopfer bringen und nichts dafür erhalten als eine sehr vorübergehende Hoffnung auf Genesung.

Aus diesen Erwägungen geht hervor, daß der Heilmagnetismus zweifellos Gutes leisten kann. Ich selbst habe nervöse Kopfschmerzen verschwinden sehen, die allen anderen Methoden trotzten. Die gleichen Erfolge hat allerdings der Höller-Hansl auch erzielt bei denen, die an ihn glaubten. Der Höller-Hans ist ein Bauerndoktor in der Steiermark, zu dem man sich gar nicht persönlich zu bemühen braucht. Man schickt ihm ein Fläschchen Urin, und das genügt. Jede Zeit und jede Gesellschaftsschichte hat die Wundertäter, die für sie geeignet sind und an die sie glauben kann. Leider gehört es zum Nimbus des Wundertuns, daß es der Wissenschaft den Fehdehandschuh hinwirft, anstatt sich mit ihr zu vertragen. Die Wissenschaft ist bereit oder sollte es wenigstens sein, den Wundertätern als Auslösern des Heilglaubens eine bescheidene Stellung in ihrem Palaste einzuräumen. Bevor die Magnetiseure die Stellung im Hause der Wissenschaft ablehnen, mögen sie überlegen, daß wir Menschen nichts Stärkeres besitzen als die Wissenschaft und daß sie deshalb immer das letzte Wort behält. Das bißchen Wundertun wird von der Präzision der wissenschaftlichen Heilkunst immer härter bedrängt und eingeengt. Seit undenklichen Zeiten hat sich in den Praktiken der Wundertäter nichts geändert. Schon der König Nebukadnezar, um den ältesten zu nennen, der mir gerade einfällt, hat vermutlich durch Handauflegen geheilt. Das ist nicht schwer und das konnten die Menschen lange, bevor sie wußten, was eine Infektionskrankheit sei oder ein Krebsgeschwür oder eine Blinddarmentzündung. Schon heute wird es wenig Menschen geben, die einen brandigen Wurmfortsatz dem Magnetiseur anvertrauen wollen. Unzulänglich ist die menschliche Heilwissenschaft allerdings noch immer. Da aber ihre Fortschritte in immer schnellerem Tempo sich beschleunigen, so daß man heute schon imstande ist, selbst das Wunder und seine Gesetze bis zu einer gewissen Grenze zu fassen und der Wissenschaft einzuordnen, kann über die Zukunft der wunderbaren Heilungen, die sich gar nicht verändern und seit Jahrtausenden keinerlei Fortschritte zu verzeichnen haben, kaum ein Zweifel sein.

Im Handwerk der Wundertäter liegt ein prinzipieller Fehler; sie können ihren Nimbus nicht erhalten, wenn sie nicht selber an ihre wunderbaren Kräfte glauben. Es gibt ja auch Schwindler unter ihnen. Aber der Schwindler muß immer konstruieren, immer aufpassen, daß man ihn nicht erwischt, immer den Mephisto spielen. Das ermüdet. Nur der Fanatiker ermüdet nie. Deshalb halten die Magnetiseure an ihrer unbeweisbaren Theorie fest, als gäbe es wirklich ein geheimnisvolles Fluidum, das entweder allen Menschen eigen sei oder nur gewissen auserwählten. Man kann ihnen den guten Glauben zubilligen. Sie müssen so sein, wie sie sind, oder sie könnten gar nicht sein. Wenn sie aber gar nicht wären, dann kämen andere und immer wieder andere, solange es infantile Menschen gibt, auf die sie wirken. Als die Medizin eine Naturwissenschaft wurde und die Ärzte die hohe Magiermütze ablegten, die Paracelsus trug und Doktor Johann Faust, da setzten die Wundertäter diese ehrwürdige und altbewährte Mütze auf und traten ein Erbe an, das die Wissenschaft, aus der Natur ihrer Wahrhaftigkeit heraus, verschmähen mußte. Der moderne Arzt glaubt, diese Mütze entbehren zu können. Manchmal vergißt er zu sehr, daß Kranke Kindern ähnlich sind und am Zauber hängen.

Allen Methoden der Psychotherapie, die exquisit zudecken, tritt die Psychoanalyse als exquisit aufdeckende Methode gegenüber. Sie hat das Eiapopeia über Bord geworfen, sie will nicht beruhigen, sondern beunruhigen. Jedes nervöse Symptom ist determiniert, hat seine Ursache und die Psychoanalyse will nicht diese Ursachen durch Appell an den kindischen Automatismus noch tiefer nach innen jagen. Sie gräbt das Übel aus, um es im Lichte des Verstandes, der Sittlichkeit, des Gesundheitsgewissens zu zersetzen. Freud weigert sich, den Leidenden zu sagen: Ihr Leiden wird bald aufhören oder: Sie leiden gar nicht, Sie bilden sich das nur ein. Er erniedrigt seine Kranken nicht mehr zu Kindern und Imbezillen, sondern er tritt als Vollwertiger dem Vollwertigen gegenüber und fragt: Warum leiden Sie? Dieses Warum (indicatio causalis), zu einer komplizierten Technik ausgebildet, ist das Wesen der Psychoanalyse. Um die richtige Antwort zu erhalten, muß man mit dem Kranken zu den „Müttern“ hinabsteigen.

Zweites Kapitel

Die Indikation

Die psychoanalytische Behandlung muß, wie jede andere Behandlung eines Leidenden, mit der Indikationsstellung beginnen. Der Kranke muß zunächst mit allen dem Arzte zur Verfügung stehenden Hilfsmitteln gründlich untersucht werden. Hiermit ist auch schon die Frage entschieden, ob der Psychoanalytiker ein Arzt sein muß oder ob auch Laien psychoanalytisch behandeln sollen. Sicher wird ein Arzt, der alle klinischen Methoden erlernt hat, aber von der praktischen Psychoanalyse nichts versteht, nicht imstande sein, einen Neurotiker zu analysieren. Aber ein Nichtarzt, der die Technik der Psychoanalyse vollkommen beherrscht, wird seinerseits nicht in der Lage sein, eine Indikation zu stellen. Es ist gefährlich, Nichtärzten ein Stück Heilkunst in die Hand zu geben. Der klügste Analytiker wird ein Krebsgeschwür, einen Diabetes oder eine beginnende Paralyse schwerlich von einer Neurose unterscheiden können. Er wird auch gar nicht behaupten, daß er es kann. Die Laienanalytiker beteuern gewöhnlich, daß sie ihre Fälle zunächst einem Arzte zur gründlichen Untersuchung übergeben. Alles wäre in Ordnung, wenn das immer geschähe. Leider ist es nicht der Fall, und es liegt auch nicht in der Natur der Analytiker, ihren Schutzbefohlenen eine gewisse Schwäche in der Auffassung des Falles zuzugeben. Der Kranke nützt nämlich diese Schwäche als Widerstand gegen die Behandlung aus und wird immer den Gedanken im Hinterhalt haben: mein Arzt ist kein Arzt und kann infolgedessen meinen Fall nicht nach allen Seiten hin richtig beurteilen. Ich habe bemerkt, daß die Nichtärzte unter den Analytikern unaufrichtig sind. Sie erstreben ein Doktorat, aber nicht das medizinische, und benützen dann den Doktortitel zu einer Täuschung, die so lange vorhält, bis der Patient daraufkommt. Ich bin sicher, daß viele Leser von Büchern, die aus der Feder von Laienanalytikern stammen, gar nicht wissen, daß die betreffenden Autoren mit der Medizin nur in einem losen Zusammenhange stehen.

Es ist also notwendig, daß der Analytiker seinen Patienten zunächst ordentlich untersucht. Es kann das natürlich auch einem verläßlichen Kollegen überlassen. Häufig sind Nachuntersuchungen notwendig. Die Analysen dauern gewöhnlich längere Zeit und der analysierende Arzt bekommt im Laufe der Arbeit oft genug neue Anhaltspunkte, um ein organisches Nervenleiden, etwa multiple Sklerose, die sich sehr schleichend entwickelt, zu mutmaßen. Wenn der Patient ein Exanthem zeigt, so muß dieses Exanthem fachmännisch begutachtet werden. Es kann sich um eine Skabies handeln (Krätze), die mit einer Salbe in wenigen Tagen beseitigt werden muß. Ich habe ein Mädchen mit Skabies gesehen, das lange Zeit von einem Psychoanalytiker wegen ihres angeblich nervösen Ausschlages behandelt worden war. Sehstörungen verlangen unbedingt fachmännische Beurteilung. Es gibt Gesichtsfeldeinschränkung, die auf Eiterung in der Kieferhöhle basieren. Solche Skotome sind durch Psychoanalyse gewiß nicht auflösbar. Eine Patientin, die mir wegen ihres „nervösen" Leidens zugeschickt wurde, klagte über Hämmern im Magen. Die Untersuchung ergab Aorteninsuffizienz. Chorea ist eine Infektionskrankheit und nur in Ausnahmefällen ein Gegenstand analytischer Behandlung. Diese Beispiele ließen sich der Mannigfaltigkeit des Lebens entsprechend ins Endlose vermehren.

Falls im Verlaufe der Analyse eine Ergänzung der körperlichen Untersuchung sich als notwendig erweist, wird es besser sein, wenn der Analytiker diese Untersuchung nicht mehr selbst vornimmt, sondern regelmäßig einen Kollegen zu Rate zieht. Die Gründe hiefür liegen in dem, was wir Übertragung nennen. Von der Übertragung muß später ausführlich die Rede sein. In der ersten Technik, die Freud vor 30 Jahren angab, war noch der Kunstgriff enthalten, daß der Analytiker seinem Kranken, der auf einem Sofa lag, die Hand auf die Stirne legte, um so Einfälle zu provozieren, die anders nicht kommen wollten. Diese Technik haben wir aufgegeben, seitdem wir uns gewöhnt haben, die Bindung des Kranken an den Analytiker im Lichte der Übertragungslehre anzusehen. Wir vermeiden die körperliche Berührung.

Es ist üblich, die Krankheiten in funktionelle und organische einzuteilen. Es wäre sehr einfach, wenn man sagen könnte, daß für Psychoanalyse ausschließlich funktionelle Erkrankungen in Betracht kämen, das sind Krankheiten, für die eine pathologisch-anatomische Grundlage nicht gefunden werden kann. Man müßte da heute auch noch die Krankheiten ausschalten, die man als endokrin (bedingt durch Veränderungen der Blutsäfte) ansieht. Die Einteilung der Krankheiten in funktionelle und organische ist aber in einem fortwährenden Flusse. Man hat für Krankheiten, die als funktionell gelten, im Verlaufe der Forschung anatomische Grundlagen gefunden, wodurch diese Krankheiten in die viel angesehenere Gruppe der organischen Leiden übersiedeln. So hat man in letzter Zeit für die Schüttellähmung (Paralysis agitans oder Parkinsonsche Krankheit) Veränderungen im Streifenhügel des Gehirnes verantwortlich gemacht. Die Verwaschenheit der Einteilung in funktionelle und organische Krankheiten wird nirgends deutlicher als bei der Epilepsie. Wer den bewußtlosen Epileptiker in seinem Anfalle beobachtet, seinen Schrei, seine heftigen Krämpfe, den Zungenbiß und die Veränderungen der Reflexe, der gewinnt, wenn er medizinisch gebildet ist, den unabweisbaren Eindruck, daß hier eine organische Krankheit vorliegt. Auch gibt es eine Form der Epilepsie (Jakson), die nach Verletzungen, im Verlaufe von Geschwulstbildungen der Schädeldecke oder des Gehirnes, nach Blutaustritten, die auf das Gehirn drücken, oder nach anderen anatomisch feststellbaren Veränderungen entsteht. Hier liegt das eine Ende des epileptischen Problemes. Am anderen Ende aber steht die Hysterie (Hystero-Epilepsie). Es gibt Fälle, bei denen der erfahrenste Nervenarzt die Differentialdiagnose zwischen Hysterie und Epilepsie nicht zu stellen vermag. Da sich nun die Annahme, daß die Hysterie eine psychogene Krankheit sei, allgemein Bahn gebrochen hat, müßte man eine Grenze finden, von der an die Epilepsie nicht mehr psychogen wäre. Man kann die Frage von beiden Seiten aufzäumen. Entweder haben auch die psychogenen Krankheiten eine organische Grundlage, die wir nur vorläufig noch nicht entdeckt haben, oder auch die organischen Krankheiten sind psychisch beeinflußbar und das zwar nicht bloß im Wege der Suggestion und der Exzitation, sondern auf dem spezifisch psychoanalytischen Wege durch Aufdeckung psychischer Ursachen und eines psychischen Inhaltes. Es wäre sehr wünschenswert, wenn bei allen diesen wissenschaftlichen Fragen der Fanatismus ausgeschaltet werden könnte. Laienanalytiker haben behauptet, daß man alle inneren Krankheiten psychoanalytisch heilen könne, mindestens daß während einer gut verlaufenden Analyse eine Immunität gegen alle Krankheiten bestünde. Davon kann nach meinen Erfahrungen nicht die Rede sein. Fanatische Gegner der Psychoanalyse, unter denen der Wiener Professor Emil Raimann sich besonders hervortut, nennen die Analyse von Epilepsie „einen besonders skrupellosen Vorstoß der Psychoanalyse". Die Analyse von Epilepsie ist aber schon deshalb notwendig, weil man ohne Analyse, die von Freud eine Mikroskopie der Seele genannt wurde, gar nicht feststellen kann, ob es sich um einen Fall handle, der so weit im Organischen fixiert ist, daß die Analyse nicht mehr bis ans Ende vordringen kann, oder ob das, was wir vor uns sehen, unter den Begriff der Hystero-Epilepsie fällt. Außerdem ist ja die Heilung nicht der ausschließliche Zweck der Psychoanalyse und es gibt keinen Fall von Epilepsie, der nicht die wunderbarsten psychologischen Aufschlüsse enthielte, die rein wissenschaftlich genommen, die wichtigsten Bausteine zum „Längschnitt" der Seele liefern [1].

Es gibt funktionelle Krankheiten genug, an die sich der Psychoanalytiker aus äußeren oder aus inneren Gründen nicht gerne heranmacht. Viele funktionelle Psychosen sind zur psychoanalytischen Behandlung nicht geeignet, weil es unmöglich ist, zwischen Arzt und Patienten den notwendigen Kontakt herzustellen. Bei den höheren Graden von Demenz ist das ohne weiteres verständlich. Aber auch die höheren Grade von Melancholie hören nicht auf das, was der Arzt zu ihnen sagt, sie können in ihr eigenes Inneres nicht hineinhören, sondern wiederholen vollkommen unzugänglich ihre ewigen Klagen, Befürchtungen und Wahnideen (Die „Gramophonplatte"). Dasselbe gilt von der Paranoia und vielen Fällen von Schizophrenie. C. G. Jung hat vorgeschlagen, die psychischen Erkrankungen in introvertierte und extrovertierte einzuteilen. Diese Einteilung wurde von Freud als nicht eindeutig durch eine andere ersetzt. In der Tat sind auch die Neurosen, mit denen man in Kontakt kommen kann, durchaus introvertiert, das heißt sie blicken nach innen und in ihre eigene Vergangenheit und die Aufgabe des Arztes besteht darin, den Blick von dieser Fixierung nach innen zu befreien, auf daß die Welt erkannt und erobert werden könne. Freuds eigene Einteilung fußt auf dem Phänomene der Übertragung, und zur Psychoanalyse geeignet sind alle Erkrankungen, die eine Übertragung auf den Arzt zulassen. Krankheiten, die eine solche Übertragung nicht zulassen, nennt Freud narzistische Erkrankungen. Ein deutliches Beispiel hiefür ist die echte Hypochondrie. Der Kranke ist in sein Leiden verliebt, seine kranke, Leber oder seine Kopfschmerzen ersetzen ihm alles, was anderen das Leben verschönert, und er ist durchaus nicht imstande, den tieferen Willen aufzubringen, der zur wirksamen Bekämpfung der Krankheit notwendig ist. Man erkennt solche Kranke daran, daß sie mit strahlendem Gesichte dem Arzte berichten, es ginge ihnen durchaus nicht besser, sie hätten furchtbare Schmerzen, wären dem Selbstmorde nahe und sie wüßten bestimmt, daß keine Behandlungsmethode der Welt ihnen helfen könne.

Es gibt Krankheitsfälle, unter ihnen die echte Melancholie, bei denen der Analytiker besonders auf seiner Hut sein muß. Diese Kranken sind bereit, jedes Wort, das der Analytiker oder irgendein Mensch zu ihnen spricht, zum Krankheitssymptom zu machen. Wenn ein Anfänger in der Analyse oder ein

---

[1] Über Analyse von Epilepsie siehe Wilhelm Stekel, Störungen des Trieb- und Affektlebens. Bd. VIII. (1925, Urban & Schwarzenberg). — Ferner die merkwürdige Kasuistik in desselben Autors Jahrbuch: Fortschritte der Sexualwissenschaft und Psychanalyse. Bd. I. 1924, bei Deuticke. Schließlich meine eigenen Beiträge in den beiden letzten Kapiteln dieses Buches.

Übereifriger sich verleiten läßt, einen Komplex, den er erraten hat, dem Kranken zur Verfügung zu stellen, so kann er mit Bestimmtheit annehmen, daß der Kranke diese Kenntnis gegen den Analytiker verwenden wird. Wenn z. B. ein Melancholiker nach einer schweren, aber glücklich ausgegangenen Krankheit seiner Frau, die er im Innersten nicht mag, in sein Leiden verfallen ist, so gibt es oft Anhaltspunkte dafür, daß die glückliche Genesung der anscheinend teueren Gattin wesentlich zur Verstimmung beigetragen hat. Nichts wäre verfehlter, als dem Patienten, der diesen Zusammenhang verdrängt hat, zu sagen, daß er während der Krankheit der Frau mit dem Gedanken, seine Freiheit zu erlangen, gespielt habe und nunmehr beinahe seelisch ersticke. Der Kranke wird diese „niederträchtige Schlechtigkeit" zum Hauptinhalte seiner Lamentationen machen und die Umgebung des Kranken wird mit einigem Rechte behaupten, dieser Analytiker habe dem Kranken geschadet. In Wirklichkeit schadet solcher Vorwitz der Analyse, die sich noch immer in exponierter Stellung befindet und um ihre Anerkennung in der Wissenschaft ringen muß, mehr als dem Kranken, der doch nun einmal melancholisch ist und für eine Zeitlang bleiben muß. Andererseits gibt es Melancholien, die man analysieren kann, nämlich dann, wenn es einem gelingt, das Vertrauen und das Interesse des Patienten zu erwerben. Eben dieses Vertrauen, von dem noch ausführlich die Rede sein muß, nennen wir Übertragung. Gegner der Analyse werden auch die glückliche Heilung eines Melancholikers niemals als Ruhmestitel der Psychoanalyse gelten lassen, weil sie immer sagen können, daß die Melancholie, die im allgemeinen nach einigen Monaten (bei alten Leuten manchmal Jahren) von selber ausheilt, eben gerade im letzten Stadium gewesen sei, in dem der Kranke auch von selbst gesund werden mußte. Dasselbe gilt von manchen Lähmungserscheinungen, polyneuritischen Schmerzen und anderen vorübergehenden Nervenkrankheiten. Der stolze Analytiker wird deshalb seine Hand von allen Krankheiten lassen, die auch ohne ihn ausheilen. Er hat besseres zu tun und es gibt Menschen genug, die ohne ihn für sich und die Gesellschaft verloren wären. Er kann die Suggestionstherapie und die Verabreichung von wertlosen oder schädlichen Drogen dem Schulmediziner überlassen, welcher seinen Kranken Extrakte von Grassamen, Asa foetida oder Baldriantee verschreibt und dabei auf die mühsame Arbeit des Analytikers mit Verachtung hinabblicken zu dürfen glaubt. Es ist viel leichter, Aufregungszustände aller Art mit Opium und Schlafmitteln zu behandeln, als Mann gegen Mann mit dem Dämon in die Schranken zu treten, der in solchen Kranken steckt.

Psychosen sind also im allgemeinen kein Arbeitsfeld für den Psychoanalytiker. Zwar haben sich einzelne tapfere Analytiker auch an Psychosen herangemacht und gewisse Erfolge erzielt. Am ehesten bietet noch die Schizophrenie manchmal Aussichten. Wenn die Spaltung der Persönlichkeit nicht zu weite Fortschritte gemacht hat, kann der Kranke noch weitgehend sozial gemacht werden. Aber die Aussichten auch bei der Schizophrenie (Dementia praecox) sind nicht besser als zehn von hundert.

Andererseits gibt es organische Krankheiten genug, die psychoanalytisch attackierbar sind. Es gibt nämlich keine chronische Krankheit, sei es ein Gallenleiden oder sogar eine Rückenmarksschwindsucht, bei der nicht der Kranke einen mehr oder weniger großartigen psychischen Überbau leistet und das organische Zentrum in ein dichtes Netz von psychogenen Krankheitssymptomen einspinnt. Was ihm die Krankheit schwer erträglich macht, ist dann nicht sowohl die organische Grundlage als dieser psychische Überbau und die Psychoanalyse ist imstande, diesen Überbau zu zerstören. Manchmal ist die organische

Grundlage nur wie ein Sandkörnchen und die Neurose ist ein Berg. Schon die Frage, wie dieses Verhältnis zwischen funktional und organisch dimensional zu beurteilen sei, kann nur durch Psychoanalyse beantwortet werden. Man darf nicht vergessen, daß die an sich für den Kranken zwecklose organische Veränderung durch seelischen Aufbau zu einem Wertgegenstand werden kann. Der Neurotiker genießt bekanntlich das Symptom, an dem er leidet. Er ist süchtig seiner Leiden. Völlig klar ist dieses Verhältnis bei Morphinisten, welche irgendeine Kleinigkeit von Schmerz, dessen Beurteilung ohne Analyse unmöglich ist, zur Erlangung des ihnen kostbaren Morphiums verwenden. Man darf bei keinem Leidenden außer acht lassen, daß die Krankheit durch Einrahmung oder Verbackung in eine Neurose dem Kranken durchaus leichter erträglich ist als ohne das. Sie wird libidinös besetzt. In diesem Sinne kann ein wenig Psychoanalyse bei fast allen Krankheiten und Unglücksfällen Gutes leisten, und jeder Arzt sollte etwas davon verstehen. Man hat vorgeschlagen, solche Analysen, die am Krankenbette ohne jede Feierlichkeit wie nebenbei durchgeführt werden, die kleine Analyse zu nennen analog der Unterscheidung in kleine und große Chirurgie. Ich selbst bin für die kleine Analyse nicht sehr eingenommen. Es liegt in ihr zuviel verborgenes Gift, und man soll sie anständig machen oder gar nicht.

Kontraindiziert ist die Analyse bei unheilbaren Krankheiten, die zum Tode führen. Da nämlich jeder Kranke in seinem Unbewußtsein die richtige Vorstellung von seinem Zustande verbirgt, halte ich es für unmenschlich, einem solchen Kranken die Täuschung zu nehmen, der er durch die zudeckende Psychotherapie, von der ich im ersten Kapitel gesprochen habe, teilhaftig wird. Freilich ist die Angst vor dem Tode an sich eine Neurose und ein geistig und seelisch normaler Mensch sollte selbst mit der Todeskrankheit im Leibe den Tod nicht fürchten. Aber soweit sind wir heute nicht. Zwei Jahrtausende lang operiert die Religion mit der Todesangst und hat so ziemlich alle Menschen in dieser Hinsicht zu Neurotikern gemacht. Zu den unheilbaren Krankheiten, die in den Tod führen, zähle ich auch das Greisenalter. Senectus ipsa morbus. Man sollte auch einen Greis nicht mit der Nase darauf stoßen, daß er alles hinter sich und nichts mehr vor sich hat. Auch dieser Standpunkt ist eine Wehleidigkeit. Aber Arzt und Patient sind Kinder ihrer Zeit und man kann nicht dem einzelnen die richtige Einstellung zum natürlichen Ablauf des Lebens beibringen, wenn die Allgemeinheit glaubt, daß nur Helden dazu imstande seien.

An der Grenze zwischen den Fällen, die der Psychoanalyse zugänglich sind und denen, die ihr unüberwindlichen Widerstand leisten, stehen die Zweifler. Freud hat als erster darauf aufmerksam gemacht, daß die mit Zwangsneurose behafteten Menschen pathologische Zweifler sind. Das sind die Menschen, die nicht wissen, ob sie die Wohnungstür zugesperrt, ob sie die Kassaschlüssel abgezogen haben, ob der Gashahn abgedreht ist, Leute, die an allem zweifeln und aus dieser im Kampfe ums Dasein unentbehrlichen Fähigkeit des menschlichen Verstandes eine Plage für sich und ihre Mitmenschen gemacht haben. Der Zweifel führt als wissenschaftliche Skepsis bis in die höchsten Höhen menschlicher Leistungen. Die indische Philosophie ebenso wie die griechische verdankt ihre Blüte dem Zweifel. Da alles psychische Geschehen bipolar ist, darf man sich nicht wundern, daß der nämliche Zweifel auch in die Tiefen der menschlichen Seele führt und alles zersetzt, was zum Genusse des Lebens notwendig ist. Wir dürfen bei jedermann, der in unsere Sprechstunde kommt, voraussetzen, daß er an der Wirksamkeit unserer Methode zweifelt. Er tut recht daran, und wir brauchen seinen Glauben an unsere Unfehlbarkeit keineswegs. Wir üben keine Suggestionsmethode. Es ist aber unsinnig, eine Kur durchzuführen und anstatt dem Arzt ein gewisses Ausmaß von Vertrauen zu schenken, jedem Worte und jeder Maßnahme des Arztes Zweifel entgegenzusetzen. Beim Zwangs- oder Zweifelcharakter gibt es kein Bekämpfen dieses Zweifels durch Methoden der Vernunft. Solche Patienten geben gar nichts zu, auch nicht das, was sonnenklar geworden ist. Ich hatte einen Fall, der mir erzählte, daß er durch viele Jahre mit einem Freunde gegenseitige Masturbation betrieben habe. Als ich ihm von seiner homosexuellen Komponente sprach, sagte er beinahe empört, daß bei ihm von Homosexualität keine Rede sein könne. Er glaube nicht, daß sein Erlebnis mit dem Freunde diese Beurteilung erlaube. Derselbe Patient sagte mir im Verlaufe unserer Gespräche, daß er sich selbst für einen femininen Charakter halte. In der Tat hatte er beinahe weibliche Züge, war empfindlich wie eine Mimose und seine Kleidung war sorgfältig bis zum Koketten. Als ich auf diesen Ausspruch des Patienten wiederholt zurückkam, sagte er: ,,Ich möchte nicht, daß Sie das so besonders hervorheben.'' Als ich darauf bestand, daß er es ja selber gesagt habe — und man ist froh in der Analyse, wenn ein Patient sein inneres Ich an irgendeiner Stelle erkannt hat — meinte er, das sei nur so eine façon de parler gewesen. Er zweifelte also auch an dem, was er selber gesagt hatte. Nicht immer ist der Zweifler so aufrichtig, daß man Gelegenheit hätte, ihm zu zeigen, wie sehr seine Seele vom Zweifel durchfressen ist. Wir haben uns in der Analyse gewöhnt, aus auffallenden und übertriebenen Bemerkungen auf das Gegenteil zu schließen. Ein Impotenter kommt zu mir und sagt, daß er grenzenloses Zutrauen in die analytische Methode setze. Er wisse, daß er ganz bestimmt und in kurzer Zeit durch Analyse von seinem Leiden befreit werden könne. In diesem Falle weiß ich, daß der Patient in seinem Innersten fest überzeugt ist, daß ihm die Analyse gar nicht nützen könne. Nicht als ob das, was er sagt, eine bewußte Lüge wäre. Im Gegenteil, das Unbewußte klopft an und sagt: Zweifle, zweifle! Da der Zweifler in seinem Leben von seiner unglückseligen Eigenschaft verfolgt und gequält wird, antwortet das Bewußtsein: Nein, ich zweifle nicht, ich habe unbegrenztes Zutrauen.

Ein anderer Patient sagte mir in der Tür, bevor er wegging: ,,Sie tun mir leid, Herr Doktor. Sie geben sich so große Mühe und...'' Was er unterdrückte, konnte ich leicht ergänzen: ,,ich gebe meine Neurose doch nicht her.'' In diesem Ausspruche liegt eine sadistische Komponente. Er hüllt in Mitleid (also in das Gegenteil) die Tatsache, daß er aus der Analyse und aus meinen vergeblichen Bemühungen sadistischen Genuß bezieht. Solche Patienten sagen einem auch gelegentlich: ,,Was könnten Sie dagegen tun, wenn ich Ihnen fingierte Träume bringen würde, die ich gar nicht geträumt habe?'' Endlich wollen solche Patienten immer wieder wissen, was denn das nützen solle, wenn man ihnen Tatsachen ihres unbewußten Seelenlebens zur Kenntnis bringe. Hier ist die Stelle, wo das Krankhafte ins Normale übergeht. Wir werden ausführlich darüber zu sprechen haben, warum es nützt, wenn man Ordnung in Bilanz und Buchhaltung eines nur wegen der schlechten Buchführung passiven Betriebes bringt. Aber der Zweifler ist mit einer wissenschaftlichen und logischen Aufklärung nicht zufriedengestellt. Er hört kaum zu, wenn man ihm logische Auseinandersetzungen bringt. Er benützt den Zweifel als Widerstand gegen die Analyse und an der Form des Widerstandes ist ihm wenig gelegen. Wie der Hydra zwei Köpfe nachwachsen, wenn man ihr einen abgeschlagen hat, so hat der Zweifler immer Gründe genug, um neue Zweifel zu gebären. Deshalb ist es unrichtig, wenn man in der Analyse versucht, einen Zweifler zu überzeugen. Es ist genug, wenn man ihn darüber aufklärt, daß er ein Zweifler ist, und daß man ihn nicht heilen könne, wenn man sich mit ihm in die Irrgärten seines Zweifels verliert. Solche Patienten zu einem günstigen Ende zu führen, ist überaus schwierig und stellt an die Geschicklichkeit des Analytikers die höchsten Anforderungen. Die analytische Situation ist so, daß ein Zweifler manchmal logisch im Rechte sein mag, wenn er zweifelt, und dennoch muß seine Argumentation weggeblasen werden, wenn man auf seine Komplexe stoßen will. Hier liegt ein Stein des Anstoßes für die Psychoanalyse, und Kritiker haben immer wieder hervorgehoben, daß der Analytiker es sich leicht mache, indem er jeden Zweifel an seinem Vorgehen als Widerstand und als indiskutabel beseitigen wolle. Es ist aber ein anderes, ob man vor einem wissenschaftlichen Forum diskutiert und ein anderes, ob der Arzt einem Patienten gegenübersteht. Wir werden im Kapitel Widerstand und Übertragung auf diese Verhältnisse näher einzugehen haben.

Manche Patienten fragen häufig, ob sie nicht lieber Medizin einnehmen, zu einem Chirurgen gehen, einen Internisten zu Rate ziehen sollten. Diese Bemerkungen aus dem Munde eines Patienten müssen unbedingt als Widerstand und als bösartiger Gegenwille gewertet werden. Denn die Frage, ob ein Kranker analytisch oder organisch behandelt werden soll, muß vor dem Beginn der Analyse endgültig entschieden sein. Man kann sich nachher nicht mehr durch Zweifel stören lassen. In der Frage des Patienten, ob er nicht einen anderen Arzt aufsuchen solle, erblicken wir immer die drohende Beendigung unserer Bemühungen. Diese Bemühungen sind sehr groß und gehen weit über das hinaus, was Ärzte sonst ihren Patienten bieten. Wir können unsere Patienten nicht anders heilen als durch Inanspruchnahme unseres eigenen Ichs, unserer Liebesfähigkeit und unseres Bereitwillens zur Freundschaft. Der Analytiker selbst ist sich dieser tieferen Regung in seinem eigenen Ich nicht immer bewußt. Auch er hat ein Unbewußtes, das mit dem Unbewußten des Patienten in direktem Kontakte steht. Wenn die Analyse bis zu einem gewissen Grade fortgeschritten ist und der Patient noch immer den Zweifel zur Form seines Widerstandes wählt, dann hat der Arzt das Recht — und das gehört mit zu seiner Technik — grob zu werden und einem solchen Patienten etwa anzudrohen, daß er die Analyse abbrechen müsse, wenn der Patient weiter davon spräche, daß er auch noch einen anderen Arzt zu Rate ziehen wolle. Ähnlich liegen ja die Verhältnisse in der ärztlichen Praxis überhaupt. Kein Arzt, der seiner Sache sicher ist, sieht es gerne, wenn sein Patient andere Ärzte neben ihm zu Rate zieht. Der Unterschied ist nur der, daß der Analytiker zur Aufrichtigkeit verpflichtet ist. Er muß dem Patienten, der ihn zwischen Tür und Angel bemitleidet, ins Gesicht sagen, daß hinter dem Mitleide Sadismus stecke. Er muß dem Patienten, der in der ersten Stunde ihn seines grenzenlosen Vertrauens versichert, beibringen, daß hinter diesem angeblichen Vertrauen Zweifel und Mißtrauen stecken. Frage der Technik und Geschicklichkeit sind nur, wie er seinem Patienten solche Wahrheiten beibringt. Denn weder dem Arzte noch dem Patienten ist geholfen, wenn der Patient davonläuft und den Abbruch der Analyse als äußerste und endgültige Form des Widerstandes wählt. Manchmal — und das ist auch eine Erfahrung aus der allgemeinen Praxis — wird Grobheit zum Heilfaktor. Ein anderes Mal ist sie kontraindiziert. Die Wahrheit zu erraten, ist in der Psychoanalyse nur die Hälfte der Leistung. Die andere Hälfte, die weitaus schwierigere, ist, den Patienten dahin zu bringen, daß er die Wahrheit annimmt. Ein Patient sagte zu mir: „Sie sprechen immer von der Wahrheit. Können Sie sich denn nicht auch einmal irren?" Darauf war zu antworten: „Ich kann irren, aber das geht Sie nichts an. Was Irrtum ist, wird schon rechtzeitig abfallen. Es ist Ihnen nicht dienlich, wenn Sie teils bewußt, teils unbewußt sich immer wieder sagen, daß ich mich möglicherweise geirrt habe."

Das Hauptgebiet der Psychoanalyse sind die ausgesprochenen Psychoneurosen. Ihre Triumphe feiert sie bei Angstzuständen, Verstimmungen des Gemütes, Veränderungen des Trieblebens, Perversionen, psychischer Impotenz, Zwangsneurosen, Stottern und allen anderen Hemmungskrankheiten. Populär gesprochen: mit Psychoanalyse behandelt man „nervöse" Menschen. Jeder Arzt ist seiner individuellen Erfahrung entsprechend subjektiv eingestellt. Ich, für meinen Teil, übernehme nicht gerne schwere Alkoholiker, Morphinisten und andere Giftsüchtige. Aber kein Zweifel besteht, daß auch sie in das Kraftfeld der Analyse gehören. Das ganze unbegrenzte Gebiet der Hysterie ist die Arena der Psychoanalyse. Körperliche oder seelische Symptome, zwischen denen als drittes der Schmerz (Nervenschmerz, Migräne usw.) steht, machen da keinen Unterschied. Für die Technik der Psychoanalyse ist die Einteilung der Neurosen unwichtig. Ein Stotterer kann psychoanalytisch nicht anders angegangen werden als ein Epileptiker oder eine hysterische Lähmung. Überall trachten wir ohne Voreingenommenheit und mit möglichst wenig Erwartungsvorstellungen in das unbewußte Seelenleben einzudringen.

Zur Indikationsstellung gehört die Frage, ob man nicht viele Fälle mit dem Apothekenarzt gemeinsam behandeln könne. Soweit das Medikament nur larvierte Psychotherapie, und zwar zudeckende Psychotherapie ist, lehnt die Psychoanalyse es prinzipiell ab. Man kann nicht gut gleichzeitig behaupten, ein Leiden habe psychische Ursachen, die aufgedeckt werden müßten und — Tropfen verordnen. In der Praxis ist man oft genug zu solchen Inkonsequenzen genötigt.

Die Lehre von der inneren Sekretion (Endokrinologie) hat in letzter Zeit zahlreiche Anhaltspunkte zur Behandlung von nervösen Störungen mit Hormonpräparaten gewonnen. Ich lasse — soweit es mir möglich ist — meine Patienten endokrinologisch begutachten, bevor ich eine Analyse beginne. Man findet häufig Unterfunktionen der Keimdrüse und anderer endokriner Organe. Die Methoden zur Feststellung endokriner Störungen sind verhältnismäßig grob. Man darf vielleicht für alle Neurosen Vertretungen im Säfteverlauf des Körpers annehmen. Jeder Angstzustand ist ein kleiner Basedow, wenn er chronisch schwebt, und eine Stenokardie, wenn er paroxysmal auftritt. Jeder Krampf mag mit der Parathyreoidea etwas zu tun haben und wie der Pawlowsche Hund mit der Magenfistel bewies, daß psychische Vorstellungen den Magensaft anregen, so ist kein Zweifel, daß sehr viele unserer Genüsse — nicht nur die grobsexuellen — die Keimdrüse anregen oder von ihr aus angeregt werden. Von diesem Standpunkte aus könnte man die gleichzeitige Behandlung mit Analyse und entsprechenden Medikamenten befürworten. Schwäche des sexuellen Ausführungsapparates ist ja die Regel. Man könnte also Impotente und Homosexuelle, die in unsere Behandlung kommen, mit Injektionen und Tabletten aus Hodenextrakt oder Hormonum femininum behandeln. (Der Frage der Keimdrüsentransplantation auf operativem Wege stehe ich noch abwartend gegenüber.) Die Besonderheit der analytischen Methode erfordert aber besondere Vorsicht. Wir verstärken den Widerstand des Patienten gegen unsere Arbeit, wenn wir ihm eine andere Hoffnung eröffnen. Der Patient spielt das eine Verfahren gegen das andere aus. Mit Logik kommt man hier nicht aus. Patienten haben ein so unabweisbares Bedürfnis, den Arzt zur Autorität (Vaterimago) zu ernennen, daß wir uns selbst entwerten, wenn wir uns verdoppeln. Denn zwei Väter kann es zugleich nicht geben. Da wir immer sagen, daß wir die Suggestion aus unserer Behandlung ausschalten, werden wir nicht leicht verständlich machen können, warum wir gleichwohl darauf bestehen, lieber keine Götter neben uns zu dulden. Die Beantwortung dieser Frage bleibt dem Kapitel der Übertragung vorbehalten.

Ich verwende die kombinierte Behandlung mit Hormonpräparaten ziemlich häufig. Aber ich beginne damit erst, wenn der Höhepunkt der Analyse überschritten ist und ich den Patienten schon ziemlich genau erkannt habe. Ich lasse diese Behandlung (Injektion, Medizinieren, physikalische Therapie) von einem verläßlichen Kollegen durchführen, den ich bitte, allen Fragen des Patienten über den inneren Zusammenhang seiner Symptome auszuweichen. Er verweist den aufklärungsbedürftigen Patienten auf mich. Was die Wirkung speziell der Keimdrüsenpräparate anbelangt, so ist sehr schwer zu sagen, wo die Suggestionswirkung aufhört und die Organwirkung beginnt. Da die Schulmedizin von der Psychoanalyse dasselbe aussagt, werde ich mit meinem die Injektionsspritze schwingenden Kollegen von vielen als eine Kompanie des Blinden mit dem Lahmen angesehen werden. Dies wäre nicht schlimm, wenn man nicht befürchten müßte, daß auch der Patient diesen Eindruck gewinnen könnte. Es ist normal, daß ein Patient in der ersten Stunde sagt, er habe auch von Organpräparaten gehört und ob er nicht durch diese eher gesunden könnte als durch Psychoanalyse. Es ist aber schlimm, wenn der Patient im weiteren Verlaufe der Analyse darauf zurückkommt. Wir nennen das mit einem Worte, das ewig wiederkehrt, den Widerstand des Patienten. Vielleicht werden diese Verhältnisse durch folgende Beispiele klarer werden:

Ich behandelte einen Patienten (F.) wegen psychischer Impotenz. Nachdem sein Widerstand alle möglichen Formen angenommen hatte, unter anderem die des Zuspätkommens, rückte er in der fünften Woche der Behandlung mit dem Vorschlag heraus, ich solle ihm gestatten, daß er sich neben der Analyse auch mit Injektionen von Keimdrüsenpräparaten behandeln lasse. Außerdem habe er manch Gutes von Prostatamassagen gehört. Ich machte ihn auf die analerotische Gefahr aufmerksam. Er war an diesem Tage zynisch aufgelegt und sagte lachend: „Lassen Sie mir meine Freude, ich sehe ja ein, daß es Widerstand sein könnte. Da es aber außerdem eine logische Begründung hat, brauchen Sie nichts dagegen zu haben." Auf das empfahl ich den Patienten einem Urologen, und dieser begann mit Massage und Injektionen und endigte bei Yohimbin und der Kühlsonde. Vormittag ging der Patient zu dem Urologen und Nachmittag kam er zu mir. Das war so eine Behandlung von beiden Seiten und das Resultat war nicht gut. Der Patient fand irgendeine Ausrede, um die Kur bei mir abzubrechen, und als ich einige Wochen später den Urologen traf, erfuhr ich, daß F. bei ihm am nämlichen Tage ausgeblieben war, an dem er bei mir die Kur beendigt hatte. Der Urologe war nur mein Schatten gewesen. Seine Bedeutung und die Bedeutung seiner Behandlung für den Patienten bestand ausschließlich darin, meine Bemühungen zu entwerten. Der Patient wußte nach einer Behandlung von fünf Wochen genau, daß die Ursache seines Leidens rein psychisch war. Aber er wollte es nicht zugeben: weder mir noch sich selber. Es wäre vielleicht besser gewesen, wenn ich mich gegen die Zuziehung eines Urologen gewehrt hätte. Manche Analytiker brechen die Behandlung ab, wenn der Patient das Ansinnen nach einer Behandlung von der anderen Seite her äußert. Es wird vom einzelnen Falle abhängen, was da zu tun ist.

Andere Fälle, denen man zu Beginn der Behandlung vorschlägt, sie mögen sich auf ihren Energiestoffwechsel hin (nach Krogh) untersuchen lassen, verweigern das. Ich lege bei Homosexuellen Gewicht darauf, ihre Beckenmaße zu bekommen, ihre anderen sekundären Geschlechtsmerkmale (Körperbau, Behaarung, Fettansatz) und mit dem Kroghschen Apparat ihren Grundumsatz festzustellen. Sehr häufig verweigern die Patienten eine derartige Untersuchung. Sie haben Angst, daß man bei ihnen einen femininen Habitus finden könnte. Sie sagen, daß sie sich körperlich in nichts von anderen Menschen unterschieden. Man kann diese Unterschiede, insbesondere soweit es auf die Funktion der endokrinen Drüsen ankommt, nur durch schwierige Stoffwechseluntersuchungen und Feststellung des Sauerstoffverbrauches nach einer Standardkost herausbekommen. Infolgedessen ist die Weigerung des Patienten keineswegs begründet. Aber will man mit einem Neurotiker rechten? Die einen drängen zur organischen Medizin, um dem Analytiker ein Schnippchen zu schlagen, die andern weigern sich, es zu tun, obgleich der Analytiker es vorschlägt. Bei ihnen hat der Widerstand das entgegengesetzte Vorzeichen. Deshalb sage ich, daß die Technik der Psychoanalyse nicht immer mit der Logik parallel geht.

Drittes Kapitel

Das Unbewußte und seine Aufdeckung

Der Begriff des Unbewußten ist bis zum heutigen Tage vielfach umstritten. Wundt sagte, alles Psychische sei bewußt und unbewußte Vorstellungen seien undenkbar. Da es sich hier nicht um die Theorie der Psychoanalyse, sondern um deren Technik handelt, kann ich auf diesen Streit nicht eingehen. Die medizinische Psychologie ist seit langem genötigt, eine Spaltung der Persönlichkeit anzuerkennen, da sie immer wieder Erscheinungen beobachtet, die ohne Annahme eines doppelten Ichs nicht erklärt werden können. Hierher gehören die Fälle von Somnambulismus, nachtwandlerischen Handlungen, von denen der Somnambule im Wachszustande nichts weiß. Im somnambulen Zustande werden manchmal sehr komplizierte Handlungen ausgeführt. Man berichtete mir von einem Herrn aus Wien, der sich plötzlich auf dem Marktplatz in Brüssel befand und nicht wußte, wie er dahin gekommen sei. Er hatte die ganze Reise mit allen Entschließungen und Durchführungen, die dazu nötig sind, nicht nur in einem schlafähnlichen Zustande ausgeführt, sondern er war auch unterwegs niemandem aufgefallen. Das Mitwirken eines unbewußten Teiles unserer Persönlichkeit geht aus allerlei Versuchen hervor, die von Okkultisten gepflegt werden. Am bekanntesten ist das Phänomen des Tischrückens. Eine kleine Gesellschaft steht im Kreise um einen Tisch, berührt ihn mit den Fingerspitzen und der Tisch beginnt sich zu bewegen. Häufig ist Betrug vollkommen ausgeschlossen. Die Mitwirkenden kennen sich untereinander genau und wissen, daß keiner unter ihnen des wissentlichen Betruges fähig wäre. Dennoch läuft das Tischchen. Wenn man das Tischchen mit einer dicken Schichte Reismehl bedeckt, so daß die Fingerspitzen bei dem Versuche, das Tischchen zu bewegen, darüber hinweggleiten, oder wenn man mit dem gleichen Erfolge das Tischchen mit einigen zurechtgeschnittenen Lagen ganz glatten Papieres bedeckt, so daß die Muskelbewegungen nicht zur Geltung kommen können, dann läuft das Tischchen nicht.

Daraus geht hervor, daß solche Zaubertischchen durch Muskelimpulse betrieben werden, von denen der Besitzer des Muskels nichts weiß. Diese Muskelbewegungen, die zu komplizierten Leistungen (z. B. der automatischen Schrift) benützt werden können, zeigen, daß die Muskel unseres Körpers, die man willkürliche nennt, außer von unserem Bewußtsein auch noch von einer unbewußten Instanz Befehle empfangen. Das gleiche gilt von dem „siderischen Pendel“. Wenn man einen goldenen Ring oder sonst einen schweren Gegenstand an einem dünnen Faden aufhängt und mit zwei Fingern frei schwebend hält, so beginnt dieser Ring, auch gegen unseren Willen, nach einiger Zeit zu pendeln. Da dies ohne Muskelbewegung undenbkar ist, bleibt nur die Erklärung übrig, daß wir ohne und gegen unseren Willen Handlungen ausführen.

Ich habe mir angewöhnt, meinen Patienten in der ersten Sitzung zu erklären, daß es ein zweites Ich gibt. In der Theorie bin ich mit Mach, Nietzsche und der naturalistischen Philosophie, von der ich trotz Husserl in meinem Leben vermutlich nicht mehr loskommen werde, auf das Ich schlecht zu sprechen. Ich halte es für eine „Verführung von der Grammatik her" [1]. Aber in der Praxis versuche ich, mit meinen Patienten unter der Annahme von zwei disaggregierten Persönlichkeiten zu verhandeln. Man kommt der Einbildungskraft des Patienten am nächsten, wenn man ihn an die Auffassung der mittelalterlichen Kirche erinnert: die Krankheit sitzt im anderen Ich, von dem der Patient nichts weiß, wie der Teufel im Besessenen. Die Krankheit fährt aus dem Patienten heraus, wenn man sie erkennt, so wie Beelzebub aus dem Besessenen hinausmußte, wenn er in einer seiner hunderttausend Gestalten erkannt und mit Namen benannt war. Das ist ein Vergleich so gut wie jeder andere, und hat vor der gelehrten Ausdrucksweise den Vorteil der Anschaulichkeit. Da es sich bei der Behandlung einer psychischen Erkrankung nicht um theoretische Auseinandersetzungen handelt, sondern darum, dem Patienten zu helfen, wird man zu Beginn der Analyse überhaupt so wenig als möglich von den theoretischen Voraussetzungen sprechen. Man wird lieber sogleich einen für die Psychoanalyse gangbaren Weg zum anderen Ich betreten und von der Theorie nur das Notwendigste im Verlaufe der Arbeit tropfenweise beibringen. Es ist klar, daß man mit einem philosophisch gebildeten Patienten anders sprechen muß als mit einem Menschen aus dem ungebildeten Volke.

Die Voraussetzung ist also, daß die Wurzeln der Krankheit im Unbewußten sitzen. Ob man dieses Unbewußte außerpsychisch, psychoid oder anders benennt, ist für Arzt und Patient gleichgültig. Ich finde im anderen Ich die versteckte Ursache der Krankheit, und das Studium des anderen Ichs belehrt auch über ein geheimes Ziel der Krankheit. Ich versuche, Ursache und Ziel aufzudecken, bin also zur Neurose als Psychotherapeut kausal und final eingestellt, ohne mich darum zu kümmern, daß Alfred Adler die finale Einstellung zu monopolisieren versucht. Sicherlich hat jede Neurose ihren geheimen Zweck [2]. Dieser Zweck ist teilweise unsinnig und teilweise sinnig. In jedem Falle steht er im Gegensatz zu dem, was das bewußte Ich für richtig hält: Das Unbewußte kann unmoralisch sein, es kann aber auch tiefreligiös und übermäßig moralisch sein, wenn das bewußte Ich die Religiosität und einen gewissen Hang zur Heiligkeit ins Unbewußte verdrängt hat. Das andere Ich besteht aus den im bewußten Ich und im Lichte des Ideals unmöglichen Vorstellungen und Triebrichtungen. Es besteht wohl noch aus anderen Elementen. Aber die Psychoanalyse hat es ausschließlich mit dem verdrängten Material zu tun. Man muß dem Patienten beibringen, daß sein anderes Ich ihm vollkommen fremd ist, so daß er, im Falle man ihm seinen Spiegel vorhält, dieses andere Ich durchaus nicht als ein Stück seines eigenen Inneren zu erkennen vermag. So ist man mit seinem Patienten nicht zu zweit sondern zu dritt, indem zwei Persönlichkeiten, nämlich der Arzt und der Patient verbündet das andere Ich als Drittes bekämpfen. Dieses Dritte leistet Widerstand, verbirgt sich und benützt die Fremdartigkeit seines Wesens, um unerkannt zu bleiben. Je tiefer eine Wahrheit sitzt, desto leidenschaftlicher wird der Patient leugnen, daß er davon getroffen sei. Die Menschen kennen ihr Äußeres so wenig, daß sie meistens mit ihren Photographien nicht zufrieden sind, während andere erklären, sie seien sehr gut getroffen. Ihr Inneres aber

---

[1] Siehe über dieses Thema mein Buch „Sigmund Freud", Seite 141 ff.

[2] Kritik der Individualpsychologie — ein schreckliches Wortgebilde — Adlers fällt nicht in den Rahmen dieses Buches. Einiges darüber ist in meinem mehrfach zitierten Buche über Freud gesagt.

kennen sie gar nicht, und die Psychoanalyse erwirbt sich wenig Freunde, wenn sie das Innere nach außen kehrt.

Bei dem allgemeinen Widerstande, den die Menschen der Psychoanalyse entgegensetzen, wäre diese neue Richtung in der Psychologie und Medizin dazu verurteilt, wiederum zu verschwinden. Freud selbst hat einmal gesagt, er glaube das, denn die Menschheit sei nicht imstande, die Psychoanalyse zu ertragen. Glücklicherweise ist die Beschaffenheit des menschlichen Bewußtseins eine solche, daß die Wahrheit, wenn sie einmal erkannt ist, sich gegen alle Widerstände durchsetzt. Der Mensch muß den Schleier des Bildes zu Saïs heben auf die Gefahr hin, daß er dadurch unglücklich wird. Wir Ärzte brauchen uns auf philosophische Auseinandersetzungen nicht weiter einzulassen. Unsere Aufgabe ist, leidende Menschen gesund zu machen. Es gibt allerdings Menschen, die mit ihrem Leiden glücklicher sind als ohne das. Aber solche Menschen lassen sich ihre Leiden ohnehin nicht entreißen. Es gehört viel Takt dazu, um zu wissen, wann eine Psychoanalyse abgebrochen werden muß. Wenn der Arzt diesen Takt nicht aufbringt, dann läuft ihm der Patient davon und das Resultat bleibt gewöhnlich das gleiche.

Um gegen den Widerstand, der im Verlaufe einer Analyse seine Gestalt proteusartig ändert, zu den verdrängten Vorstellungen ins Unbewußte vordringen zu können, beschreitet die Analyse von heute drei Wege: den freien Einfall, die Traumdeutung, die Beobachtung der Fehlleistungen des Patienten. In den Anfängen der Psychoanalyse wurde auch noch die Hypnose verwendet und es gibt Analytiker, die sie noch jetzt gelegentlich anwenden. In Amerika entwickelt sich eine neue Richtung, die auf das Benehmen des Menschen achtet, und es ist kein Zweifel, daß man dem Menschen sehr viel ansehen kann. Alfred Adler hat darauf aufmerksam gemacht, daß man der Schlafstellung der Menschen viel Charakteristisches entnehmen könne. Manche Menschen ziehen die Decke über die Ohren, manche liegen eingerollt wie ein Igel, manche decken sich prinzipiell ab, manche fallen aus dem Bett usw. Von solchen losen Beobachtungen bis zu einer Wissenschaft ist es noch weit. Etwas ähnlicher einer Wissenschaft sind die Graphologie und die Physiognomik. Es ist kein Zweifel, daß man der Schrift und selbst den Linien der Hand sehr viel entnehmen kann, was der Patient in seinem bewußten Auftreten verbirgt. Ich selbst habe mich mit diesen Dingen nicht genügend beschäftigt, weil mir die angegebenen drei Wege genügen und der Deutung aus Handschrift, Gesichtszügen und der Chiromantik überlegen zu sein scheinen.

a) Hypnose.

Die Hypnose beansprucht in der Psychoanalyse historisches Interesse. Der berühmte Fall von Josef Breuer (1882), auf dessen Erkenntnissen die Psychoanalyse zwar nicht beruht, von dem sie aber ausgegangen ist, dieser Fall wurde mit Hypnose behandelt. Es handelt sich darum, dem Patienten im Zustande der Hypnose eine Erinnerung wachzurufen, über die er im normalen Wachzustande nicht verfügt. Man muß sein Bewußtsein einschläfern, um das Unbewußte zu erwecken. Die Hypnose beseitigt den Widerstand, den der Patient sonst der Erweckung seiner psychischen Traumen entgegenstellt. Breuer und Freud nannten ihre Methode die kathartische. Sie reinigten das Seelenleben des Patienten von den vergessenen (verdrängten) schrecklichen Erlebnissen, die sie in der Vergangenheit des Patienten vermuteten. Später ist Freud zu

einer anderen Methode übergegangen. Er hypnotisierte seine Kranken nicht
mehr, sondern er legte sie im Wachzustande auf ein Sofa und redete ihnen zu,
sie sollten sich Mühe geben, um sich zu erinnern. Er unterstützte dieses Zureden damit, daß er, der hinter dem Patienten saß, ihnen gelegentlich die Hand
auf die Stirne legte und nun behauptete, jetzt müßten sie sich erinnern und
jetzt würden sie sich erinnern. Diese Methode, die seit langem von Freud
ebenso verlassen ist wie die Hypnose, wird heute noch von vielen Ärzten geübt
und gerühmt (Frank in Zürich). Die Hypnose hat Freud aus verschiedenen
Gründen verlassen. Erstens konnte man nicht alle Patienten hypnotisieren,
und gerade wo man es am nötigsten gebraucht hätte, bei Obsessionen aller Art,
bei Angstzuständen, Zwangsvorstellungen und starker Verstimmung konnte
Freud ebensowenig hypnotisieren wie andere Nervenärzte, wenn sie nicht
gerade vom Hypnotisierrausch ergriffen waren, der zwischen 1885 und 1895
die Kulturwelt durchtobte. Wir verstehen heute, warum stark obsedierte Menschen nicht in Hypnose verfallen können. Der Widerstand, den sie dem Wiederauftauchen ihrer verdrängten Ideen entgegensetzen, fängt schon dort an, wo
der Arzt versucht, einen tieferen Kontakt mit ihnen zu erlangen. Die Hypnose
ist nicht sowohl eine Leistung des Hypnotiseurs, als eine des Hypnotisierten.
Wenn ein Kranker allen Grund hat, vor sich und seinem Unbewußten davonzulaufen, wird er sich weigern, die Konzentration aufzubringen, die letzten
Endes dazu führt, ihn zu sich selbst zu bringen, wo er am allerwenigsten sein
möchte. Diese Unzuverlässigkeit der Hypnose war der eine Grund, warum
Freud sie verließ. Ein anderer Grund war der, daß die gelungene Hypnose
zwar den Widerstand aus dem Wege räumte oder beträchtlich herabsetzte,
daß man aber in diesem verwickelten Gebäude, wie es jede Neurose darstellt,
jede Übersicht verliert, wenn man auf Einsicht in Schichtung und Stärke des
Widerstandes verzichtet. Es kann geschehen, daß man in tiefer Hypnose Erlebnisse von Patienten zu hören bekommt, die in der Schichtung der Neurose
tiefer unten liegen. Da man nun einmal von der Seele nicht anders als in Vergleichen sprechen kann und schon die Worte Schichtung und Widerstand keineswegs beanspruchen dürfen, mit der Phänomenologie der Seele identisch zu sein,
so wird man mir den Vergleich erlauben, daß der Neurose in der Hypnose ähnlich mitgespielt werden könnte, wie wenn einer aus einem vollgepackten Koffer
die unterste Schichte herauszieht. Die oberen Schichten geraten dann durch-
einander, man kennt sich gar nicht mehr aus und der Koffer wird zwar um einiges
weniger gefüllt sein, aber der Besitzer des Koffers kann für diese Art der Ent-
leerung nicht dankbar sein. Die psychoanalytische Schule verwendet für diese
Verhältnisse die Worte: Ökonomie, Topik und Dynamik des Seelenlebens.
Ich setze noch einen dritten und vierten Grund hierher, warum die Hypnose
besser zu vermeiden ist. Die Hypnose ist nach der psychoanalytischen Auffassung eine Bindung des passiven Partners an den aktiven vermöge der maso-
chistischen Komponente seines Liebeslebens. Die Übertragung, die wir bis
zu einem gewissen Grade zur Durchführung der Analyse notwendig brauchen,
wird zu stark und in die durchaus nüchternen Beziehungen zwischen Arzt und
Patient wird ein Stück Zauberei hineingetragen, das man entweder auflösen
muß, und dann bringt man die Hypnose um ihre magische Gewalt, oder man
begibt sich ins Finstere und man kann doch nicht zugleich Aufklärer und Dunkel-
mann sein. Letzten Endes wird man in der Hypnose leicht angelogen. Der
Patient, der einem zuliebe einschläft, wird leicht geneigt sein, unter dem Schutze
des Trans, der ihn der Verantwortlichkeit enthebt, uns zuliebe das zu sagen,

was wir gerne hören wollen. Wir mögen uns noch so sehr der Suggestion und der Beeinflussung des Patienten enthalten, er wird doch hie und da merken, daß wir gewisse Erwartungen hegen. Heute ist die Psychoanalyse schon so weit Gemeingut aller Gebildeten, daß die meisten Patienten wissen, was für Komplexe nach der Theorie einer Neurose zugrunde liegen. Die Patienten können uns in der Hypnose von inzestuösen Einstellungen erzählen, von denen wir zunächst nicht sagen können, ob sie Wirklichkeit oder Phantasie sind. Auch Phantasien sind wichtig und manchmal pathogener als wirkliche Erlebnisse. Aber man will dem Patienten das Lügen nicht allzusehr erleichtern.

Da die Technik der Hypnose nicht mehr zur Technik der Psychoanalyse gehört, enthalte ich mich hier aller Angaben, wie man einen Menschen am besten in Hypnose versetzt. Man findet Beschreibungen dieser Technik in zahlreichen Büchern. Für die Analyse ist nur von Interesse, daß wir mit Ferenczi eine Vater- und eine Mutterhypnose unterscheiden. Die eine ist die Beeinflussung des einzuschläfernden Patienten mit Strenge und Überrumpelung, die andere besteht in freundlichem, mütterlichem Zureden. Es gibt Hypnotiseure, die beide Methoden verwenden. Sie reden dem Patienten freundlich, beinahe zärtlich zu, um ihn dann, wenn er bis zu einem gewissen Grade willenlos geworden ist, plötzlich mit den Worten anzuschreien: „Schlafen Sie ein!" Ich kann gar nicht sagen, wie sehr mir diese Praktiken zuwider sind. Es kommt ja noch dazu, was Wagner-Jauregg so treffend bemerkte: „Bei der Hypnose weiß man nie, wer den anderen anschmiert."

Freud hat auch die zweite Phase seiner kathartischen Methode verlassen. Das Handauflegen und gleichmäßige Zureden war ein direkter Abkömmling der Hypnose und in mehr als einem Stücke mit ihr verwandt. Wenn sie half, so mußte das bis zu einem hohen Grade der Suggestivwirkung des Arztes zugeschrieben werden. Wir haben im ersten Kapitel von der Suggestion gesprochen und daß es Fälle genug gibt, in denen Suggestion heilsame Wirkung ausüben kann. Es liegt aber im Wesen der Suggestion, daß sie in jedem Falle zudeckt, und wie sollte eine zudeckende Methode mit einer so exquisit aufdeckenden Methode wie die Psychoanalyse vereinbar sein? Freud erzählt, daß ihm seine Patienten oft trotz des Auflegens der Hand und trotz allen Zuredens gar nichts sagten. Ein andermal wieder sagten sie ihm Dinge, die ihn wegen ihrer Unglaubwürdigkeit immer mehr stutzig machten. Als er schließlich die furchtbarsten Greuel hörte, welche dem Patienten von Leuten zugefügt worden sein sollten, die Freud genau kannte und denen er etwas Derartiges unmöglich zutrauen konnte, war er nahe daran, die Richtigkeit der von ihm in die Welt gesetzten Lehre zu bezweifeln. Was waren das für psychische Traumen, von denen er mit Sicherheit annehmen konnte, daß sie von seinen Patienten erfunden wurden? Dabei mußte er nur über die große Sicherheit und Hartnäckigkeit staunen, mit der seine Patienten diese offenbar erfundenen Sachen wiederholten und auf ihnen bestanden. Endlich entdeckte Freud, daß die psychischen Traumen gar nicht vorgefallen sein mußten, um eine pathogene Wirkung auszuüben. Die Phantasie der Patienten waren unter Umständen wirklichen Erlebnissen ungefähr gleichwertig. Mit dieser Annahme aber hatte Freud den Boden unter den Füßen verloren. Was einem jungen Menschen wirklich passieren kann, ist immerhin beschränkt. Wenn es sich aber um Phantasien handelt, so ist hier eine unübersehbare Mannigfaltigkeit zu erwarten, und es handelt sich auch nicht mehr um ein direktes Erinnern, sondern um ein Herausarbeiten der phantastischen Neurose, die mit der Realität zu einer unlösbar scheinenden Einheit verbacken ist, ähnlich wie das Forum Romanum mit seinen glänzenden Ruinen bis vor kurzem in der neurömischen Erde steckte. Um dieses komplizierte Gebilde auszugraben, genügte die kathartische Methode nicht mehr und Freud erfand eine andere Methode, mittels welcher er zu den „Müttern" hinabstieg.

b) Der freie Einfall.

Es gib t Patienten, die auf den Arzt einen unendlichen Redestrom loslassen, den man nur mit Mühe oder gar nicht eindämmen kann. Solange Freud von seinen Patienten verlangte, daß sie sich an bestimmte Traumen erinnern sollten, mußte er gegen diesen Redestrom ankämpfen. Durch eine Eingebung, deren Ursprünge sich nicht vollkommen erkennen lassen, die aber jedenfalls Freuds Königsgedanken darstellt, entdeckte er, daß man am besten vorwärts kam, wenn man die Patienten reden ließ, was sie wollten. Sie kamen vom Hundertsten ins Tausendste, und je weniger Kritik man an dem übte, was sie sagten, desto sicherer und desto schneller stieß man auf die für den Patienten und den Arzt wichtigen verdrängten Erlebnisse und Triebrichtungen. Der Psychoanalytiker läßt also gerne auch heute noch seinen Patienten auf einem Sofa liegen und setzt sich hinter ihn, um den Patienten nicht zu stören und ihn mit seinen Gedanken und Assoziationen wie allein zu lassen. Die meisten Analytiker halten an dieser Stellung fest: Patient auf einem Sofa liegend und der Arzt in einem bequemen Stuhle dahinter. Freud hat einmal mitgeteilt, daß er es nicht verträgt, seinen ganzen Arbeitstag acht Stunden lang von Menschen angestarrt zu werden. Ich selbst ziehe es vor, dem Patienten Aug in Auge gegenüber zu sitzen und verwende das klassische Kanapee nur gelegentlich. Es kommt mir vor, als wäre dieses Kanapee noch ein letzter Überrest aus den Zeiten der Hypnose und der kathartischen Methode. Die Psychoanalyse ist eine durch ihre stolze Einfachheit so großartige Methode, daß sie es nicht nötig hat, irgend etwas zu verwenden, was an den Hokuspokus früherer Zeiten erinnert. Sie ist heute schon so bekannt, daß die Patienten gleich nach dem Sofa schielen, wenn sie das Ordinationszimmer betreten. Andere sagen: „Ich muß auf einem Sofa liegen und Sie setzen sich dahinter. Kenne schon den — entschuldigen Sie schon — Schwindel." Die Menschen nehmen also eine Äußerlichkeit für das Wichtigste und vergessen, daß die Form und das Ritual in der Psychoanalyse für nichts zählt.

Die meisten Patienten legen sich gerne auf das Sofa. Neurotiker sind ruhelose Menschen, und wenn sie eine Stunde lang bei sich selber gewesen sind, während dieser Stunde immerhin liegen konnten und einem halb bewußten Zustande nahekommen, so empfinden sie ein vorübergehendes Gefühl der Befreiung. Nach jeder Stunde, ausgenommen wenn man ihren Widerstand besonders stark wachgerufen hat, fühlen sie sich eine Zeitlang wohl. Es gibt andere Fälle, die sich nur mit deutlichen Zeichen des Mißbehagens auf das analytische Sofa legen. Sie empfinden in der Aufforderung dazu eine Nötigung, und diese Nötigung reizt sie zum Protest. In dem Verhältnis von Arzt zu Patienten liegt ja an und für sich eine freiwillige Unterordnung des Leidenden und die Anerkennung einer Autorität. Rebellische Menschen soll man im Anfange nicht reizen. Es ist am besten, dem Patienten mitzuteilen, daß die klassische Psychoanalyse ein Niederlegen auf das Kanapee verlangt. Man kann dann warten, bis der Patient selbst fragt, warum man ihn denn nicht auffordere, sich zwecks Assoziationsversuches niederzulegen.

Die Grundregel der Psychoanalyse ist, dem Patienten zu eröffnen, daß er die reine Wahrheit und die volle Wahrheit sagen müsse. Er solle einfach sagen, was ihm durch den Kopf schieße. Jeder Einfall sei wichtig. Er dürfe nicht einen Einfall zurückhalten, weil er ihm unwichtig, einfältig oder demütigend erscheine. Die Wohltat, welche das Gesetz für den Beschuldigten enthält, daß er nämlich nicht gezwungen sei, die Wahrheit zu sagen, und auch jene Wohltat des Gesetzes für Zeugen, daß sie nicht auszusagen brauchen, wenn die Aussage ihnen Schimpf oder Nachteil bringen könnte, und daß sie sich der Aussage gegen nahe Verwandte entschlagen dürften: diese Wohltat kann die Psychoanalyse ihren Kranken nicht einräumen. Sie steht auf dem Standpunkt der katholischen Beichte und unterscheidet sich von ihr nur dadurch, daß wir von unseren Patienten keineswegs verlangen, sie sollten ihre Sünden beichten, sondern die bei Ausschaltung aller Kritik aus ihnen herausfallenden Einfälle und Gedankenverbindungen zu wissen verlangen. Wir schließen also mit dem Patienten einen Pakt, wonach er uns die ganze Wahrheit zu sagen hätte. Wir haben natürlich infolgedessen kein Recht, uns zu beleidigen, wenn in dieser Wahrheit manches enthalten ist, was sich gegen die Person des Analytikers richtet, z. B. daß er ein Schwindler sei, daß er viel zu teuer sei, daß die Tante Resi gesagt habe, alle Psychoanalytiker seien Juden oder Schweine oder beides, daß sie Ehen auseinanderreißen, den Männern raten, ihre Frauen zu verlassen, den Frauen, daß sie sich Liebhaber nehmen und vieles andere mehr.

Man muß sich auch klar darüber sein, daß die Unterstellung der absoluten Wahrhaftigkeit durch einen großen Teil der Analyse eine Fiktion bleibt. Wir sind alle nicht gewohnt, die Wahrheit zu sprechen und das Lügen und Verbergen ist so sehr unsere zweite Natur geworden, daß man sie durch einen einfachen Pakt und durch ein Sofa nicht aus der Welt schaffen kann. Man wird den Patienten immer wieder an sein Versprechen erinnern müssen.

Außerdem ist für den ungeübten Patienten die Technik des freien Einfalles und seiner Assoziation gar nicht so einfach. Die Konservation des gewöhnlichen Lebens verlangt gerade das Gegenteil. In der Gesellschaft muß man auf den logischen Zusammenhang achten und nichtige Bemerkungen, oder solche, die anstößig wirken könnten, muß man unterdrücken. Leute, die sich solchen Beschränkungen nicht fügen, sondern vom Hundertsten ins Tausendste kommen, setzen die Gesellschaft in Erstaunen und machen sich als zerstreut und als Sonderlinge unbeliebt. In der Analyse soll der logische Zusammenhang soviel als möglich in den Hintergrund treten und die Bilder sollen einander nach anderen Gesetzen folgen als denen der Logik und des guten Geschmackes. Um dem Patienten das Gefühl der Haltlosigkeit zu nehmen, haben C. G. Jung und die Schweizer Schule diese Methode nach dem Vorgang der experimentellen Psychologie mit Reizworten geübt. Sie haben sich eine Reihe von Reizworten, etwa zwanzig, aufgeschrieben und dem Patienten zugerufen. Auf jedes Reizwort muß der Patient mit einem anderen Worte antworten, wie es ihm gerade einfällt. Die Antworten des Patienten werden notiert, und es wird auch die Zeit gemessen, die zwischen dem Zuruf des Reizwortes und der Antwort des Patienten verstreicht. Analytiker, die von der experimentellen Psychologie herkommen, finden diese Methode angenehmer und exakter. Man kann sich an etwas Meßbares halten. Die Wiener Schule verzichtet auf solche Anhaltspunkte und läßt dem Patienten vollständig freie Bahn. Es ist aber kein Zweifel, daß man auch mit der Jungschen Methode bald die Grenze zwischen bewußt und unbewußt durchbricht und die Komplexe entdecken kann, die im Unterirdischen des Patienten wirksam sind.

Die Analyse ist heute so weit, daß der erfahrene Analytiker schon bei den ersten Worten, die der Patient spricht, manchmal erraten kann, von wo der Wind weht. Er wird aber schweigen, weil er weiß, daß er seinem Patienten gar nicht nützt, sondern meistens schadet und den glücklichen Fortgang der Analyse in Frage stellt, wenn er die schönsten Wahrheiten seinem Patienten unvorbereitet an den Kopf schleudert. Es ist schwer, theoretisch und allgemein zu sagen, wann man dem Patienten eine Wahrheit, die man entdeckt und genügend sichergestellt hat, aufdecken darf. Es ist am besten, den Patienten so zu führen, daß er selbst auf seine Wahrheit stößt. Mindestens muß man ihn aber so nahe als möglich heranführen, so daß nur — wie Freud sagt — eine dünne Scheidewand zu durchstoßen bleibt. Es gibt aber gewisse Deutungen, die man dem Patienten sogleich sagen muß, nur braucht es Takt und Vorsicht, um die richtigen Worte zu finden. Weibliche Patienten und auch Männer mit starker homosexueller oder masochistischer Komponente zeigen oft Unruhe, manchmal sogar Zittern, Kopfschmerzen und andere Symptome, wenn sie sich auf das Kanapee legen sollen. Die Ursache davon ist regelmäßig der kaum bewußte Gedanke, daß sie sich hier in eine Position begeben, die der Vorbereitung zu sexuellen Handlungen ähnlich ist. Sie nehmen, ohne es zu wissen, den Arzt zum Sexualziel und kämpfen gegen eine Erwartungsvorstellung, die sich in Angst oder deren Äquivalente verwandelt. Der taktvolle Arzt wird die Worte finden müssen, um den Patienten aufzuklären, worauf dieses unangenehme Anfangsgefühl mit Sicherheit verschwindet.

Wenn man seinen Patienten nunmehr zum Sprechen auffordert, so kann man häufig hören: „Mir fällt gar nichts ein." — Darauf ist zu sagen: „Es ist vollkommen unmöglich, daß Ihnen gar nichts einfällt. Lassen Sie sich Zeit, es wird schon etwas kommen." Der Widerstand mancher Patienten ist so groß, daß sie stundenlang gar nicht sprechen, und es gibt Analytiker, die dem schweigenden Patienten ihr eigenes Schweigen entgegensetzen und so tatsächlich die Stunde verstreichen lassen, ohne daß von den beiden Partnern etwas gesprochen wird. Sie nennen das: dem Widerstand des Patienten den Widerstand des Arztes entgegensetzen. Höchstens daß sie das Schweigen unterbrechen mit den Worten: „Nun? Kommt denn gar nichts? Jetzt müßte aber doch endlich einmal etwas aufsteigen?"

Ich übe diese Technik nicht. Wenn der Patient nicht spricht, so reize ich ihn, bis er spricht, und habe die Erfahrung, daß man diesen anfänglichen Widerstand leicht durchbrechen kann. Meistens beruht auch er auf Übertragung, die man durch Aufdeckung beseitigt.

Manche Patienten beginnen ihre Assoziation mit Gegenständen, die zu der Person des Arztes gehören: „Mir fällt ein, daß dieses Zimmer sehr hoch ist." Oder: „Dieses Bild an der Wand sieht einem Bilde ähnlich, welches usw." Oder: „Ich bin auf der Stiege einem kleinen Knaben begegnet und habe mir gedacht, ob das nicht der Sohn des Herrn Doktors ist." Aus solchen Einfällen entnimmt der Arzt, daß der Patient sich vom Anfang an stark mit seiner Person beschäftigt.

Andere Fälle beginnen gleich so, daß man das mitgeteilte Material als wichtig, wenngleich als nicht vollkommen durchsichtig, erkennt. Freud verlangt, daß man dem, was der Patient bringt, eine „gleichmäßig schwebende Aufmerksamkeit" entgegensetze. Man kann erst am Ende der Analyse wissen, was für eine symbolische Bedeutung die Mitteilungen des Patienten für die Gesamtstruktur der Neurose besitzen. Hier ist die Frage zu erörtern, ob man das, was der Patient sagt, in der Sitzung mitschreiben solle. Freud warnt davor. Andere

Analytiker legen ungeheuere stenographische Protokolle an. Es hat sich aber gezeigt, daß die stenographischen Protokolle keine Gewähr für Richtigkeit und objektive Wahrheit sind. Der Analytiker kann, wenn er ein schlechter Analytiker ist, die Reden des Patienten durch Suggestivfragen in eine Richtung drängen, in welche er will. Freud gibt an, daß er am Abend nach Beendigung seiner Sitzungen einige Worte aufzeichnet. Er hat mehrfach Proben seines ungeheuren Gedächtnisses gegeben. Nicht jeder Analytiker wird sich auf die Treue seiner Erinnerung genügend verlassen können. Ich pflege während der Sitzung Schlagworte zu notieren und unterlasse diese Übung nur, wenn ich bemerke, daß ein Patient unruhig wird und Angst vor Indiskretion hat. Es gibt aber Patienten genug, die sich durch Notierungen des Arztes geehrt fühlen. Träume lassen wohl alle Analytiker von Patienten aufschreiben. Die Patienten tun das meistens gerne, nur daß sie gerade die wichtigsten Träume aus irgendeinem Versehen nicht zu Papier bringen. Das ist wieder eine Form des Widerstandes. Solche Träume halte ich stenographisch fest.

Außer der gleichmäßig schwebenden Aufmerksamkeit, die der Analytiker dem Materiale, das der Patient liefert, entgegenzubringen hat, muß der Analytiker seinen Patienten auch kontrollieren, ob er im Geleise der vorgeschriebenen Regeln der Analyse bleibt. Der geübte Analytiker wird bewußte Lügen des Patienten, ungefähr wie ein anderer scharfsinniger Zuhörer und Menschenkenner, häufig als solche erkennen. Er braucht sich aber vor Lügen nicht zu fürchten und auch nicht vor fingierten Träumen. Die Analyse hat längst entdeckt, daß Lügen und erfundene Träume ebenso als Material zu werten sind, wie alles andere, was dem Gehege der Zähne entströmt. Es ist alles determiniert, kommt alles nach fest umschriebenen Gesetzen des unbewußten Ichs zutage, und wenn man den Ablauf des Materiales nur nicht künstlich einengt, kommt man auf Wegen zum Ziel, die man nicht einmal Umwege nennen kann. Denn der Patient erfindet nur, weil er muß. Von Freiheit des Willens ist da keine Spur. Dem Analytiker kann es gleich sein, ob der Widerstand die Form der Lüge annimmt oder die Form des trotzigen Stillschweigens, des Zuspätkommens, des Zweifels oder irgendeine andere. Ein halbes Dutzend Lügen sagen immerhin etwas über die Persönlichkeit des Patienten aus, und es ist besser, daß ein Patient lügt, als daß er gänzlich davonläuft, weil es ihm zu schmerzhaft ist, die Wahrheit zu sagen. Übrigens ist die bewußte Lüge um ihrer selbst willen Seltenheit und muß es sein. Der Patient gibt sich Mühe und bezahlt den Arzt, um gesund zu werden. Er kann sich selber sagen, daß ein Arzt, der das Aussprechen der Wahrheit für das Gelingen seiner Kur zur Bedingung macht, lieber nicht anzulügen ist. Die Kosten dieser Lüge trägt der Patient und nicht der Arzt.

Die größere Schwierigkeit findet der kontrollierende Analytiker darin, daß eine andere Regel mehr oder weniger zwangsmäßig durchbrochen wird. Es gehört Übung und guter Wille dazu, um sich dem Ablauf der freien Einfälle hinzugeben. Der Patient soll gleichgültig zuhören und zuschen, wie Bilder, Gedanken und Erinnerungen filmartig an ihm vorüberziehen. Dazu ist an und für sich eine gewisse Übung notwendig. Wer nicht selbst analysiert worden ist, dem kann gar nicht mit Worten beigebracht werden, was für ein Ausnahmezustand des Gemütes hier von ihm verlangt wird. Es ist ein Zustand, der in seinen tieferen Schichten der Hypnose nahesteht. Auch ist die Fiktion, daß der Patient mit sich allein sei, weil er den Analytiker hinter sich nicht sieht, keineswegs vollständig aufrechtzuerhalten, und der Widerstand des Patienten wird durch das Bewußtsein verstärkt, daß da immerhin ein anderer zuhört. Der andere ist immer bis zu einem gewissen Grade ein Feind. Dazu brauchen wir ja die Übertragung, um dem Patienten dieses Gefühl zu nehmen. Er darf den Analytiker nicht für seinen Feind halten oder, wenn das Gefühl der Feindschaft des anderen vielleicht so tief in allem Lebendigen wurzelt, daß es sich niemals ausrotten läßt, soll wenigstens durch die Zuneigung und das Vertrauen, welches der Patient dem Analytiker entgegenbringt, ein Gegengewicht zu jenem Gefühl geschaffen werden. Der Patient verfällt immer wieder aus dem Zustande der freien Assoziation in den Zustand der durch Logik, Moral, Eitelkeit und Vorsicht gedeckten Konversation. Er beginnt so, wie man es von ihm verlangt hat. Wenn aber der Analytiker die Dämme nicht beachtet, gelangt der andere alsbald in eine Erzählung, die sich durch nichts von den Erzählungen des Alltags unterscheidet. Ein Beispiel: „Ich denke, daß Sie einen schönen Bronzelüster haben. Gestern war ich im Museum und habe die Waffen aus der Bronzezeit angesehen. Jetzt kommt etwas Dummes. Muß ich das sagen?" — „Sie müssen alles sagen. Es gibt in der Analyse nichts Dummes. Man kann nicht wissen, was dahinter steckt." — „Das Wort angesehen bringt mich darauf, daß einer meiner Freunde, von dem ich glaube, daß er tief unter mir steht, ein größeres Ansehen erlangt hat als ich." Man bemerkt hier, daß der Patient nach kurzem Verweilen bei gleichgültigem Thema sich seinem Komplexe, das heißt der leicht verwundbaren Stelle nähert. Da das Unbewußte des Patienten nicht beabsichtigt, diese verwundbare Stelle preiszugeben, springt er hier von der angegebenen Regel, ausschließlich auf seine freien Einfälle zu achten, ab und beginnt zu erzählen: „Das Museum ist fast immer leer und dennoch enthält es eine Fülle von außerordentlich interessanten Funden. Die Ausgrabungen von Hallstatt sind hierher gebracht worden und ich für meinen Teil finde ein besonderes Vergnügen daran, aus den vereinzelten Funden das Leben der Vorzeit zu rekonstruieren. Nehmen Sie z. B. die Venus von Willendorf. Sie stellt ein Schönheitsideal jener Zeiten dar und dennoch ist sie nach unseren Begriffen häßlich..." Man sieht, daß der Patient, anstatt seine freien Einfälle und deren Assoziation kritiklos aufzunehmen, einen Vortrag hält, der ja für die meisten Menschen interessanter sein mag als die scheinbar zusammenhanglosen Assoziationen. Solchen Redeschwall muß man unterbrechen und den Patienten vorsichtig in die angegebenen Geleise zurückführen. Ich sage dann gewöhnlich: „So angenehm es wäre, Ihren geistreichen und belehrenden Ausführungen zu folgen, muß ich doch darauf aufmerksam machen, daß sie von dieser Art zu sprechen keinen analytischen Vorteil haben werden. Sie befinden sich im Widerstande und der Widerstand hat die Form der zusammenhängenden Rede angenommen." Kluge Patienten finden in diesem meinem Vorgehen einen Widerspruch: „Zuerst sagen Sie, daß ich alles sagen soll, was mir in den Sinn kommt, und jetzt, wo mir das Museum und seine Sammlungen in den Sinn gekommen sind, wollen Sie nicht haben, daß ich spreche." Diese Kritik ist teilweise berechtigt und teilweise unberechtigt. Man könnte ja in der Tat den Patienten weitersprechen lassen, und er wird schließlich unter der Gewalt der Suggestion, weil er ja weiß, daß er nicht zu mir gekommen ist, um mit seinen anthropologischen Kenntnissen zu brillieren, stocken, und man kann auf solche Stockungen, die regelmäßig eintreten, warten. Ich glaube sogar, daß geduldige Analytiker es nicht anders halten. Es steckt ja auch in der zusammenhängenden Rede Material genug und die Venus von Willendorf taucht nicht auf, ohne daß sie im Unbewußten eine entsprechende Vertretung hätte. Wenn man aber einige Übung hat und deutlich bemerkt, wo ein Patient die Hauptlinien des freien Einfalles verläßt, um in Konversation zu verfallen, wird man diese Grenze nicht leicht anstandslos überschreiten lassen.

Eine andere Frage ist, wann man in den Ablauf der Assoziation mit der Kunst der Deutung eingreifen soll. Darauf ist zu antworten: So spät als möglich. Ich behandelte einen Homosexuellen, 40 Jahre alt, der sich in einem Zustande von Verzweiflung und Lebensüberdruß befand, weil ein ihm teurer Mann, mit dem er viele Jahre zusammen gelebt hatte, gestorben war. Die Verzweiflung des Patienten schien ihm selber die normalen Grenzen weit zu übersteigen. Der Verstorbene war um 25 Jahre älter gewesen als er und sie hatten seit 10 Jahren keine sexuellen Beziehungen mehr gepflogen. Der Patient fürchtete sich, das Haus zu betreten, in welchem sein Bett stand und in dem eine Tochter des Verblichenen allein hinterblieben war. Er war ins Hotel übersiedelt und konnte sich nicht einmal entschließen, dem trauernden Mädchen mitzuteilen, wo er war. Der erste Assoziationsversuch verlief folgendermaßen: „Ich denke daran, was ich morgen tun werde. Ich werde morgen vielleicht zur Frau Horak gehen (die Horak war die Witwe eines ehemaligen Bureaukollegen)..." Ich konnte erraten, daß dieser Mann sich, ohne daß er es wußte, mit dem Morgen, d. h. mit der nächsten Zukunft beschäftigte und daß er seine Homosexualität, die er seit mehr als 20 Jahren als endgültig hingenommen hatte, neuerdings zur Diskussion gestellt sah. Frau Horak steht hier für das ganze weibliche Geschlecht. Dieser Homosexuelle hat Angst vor der Möglichkeit, daß er nach dem Hingang seines langjährigen Freundes zum Kampfe der Geschlechter gezwungen sein könnte, dem er durch seine Übersiedlung in die Inversion den größeren Teil seines Lebens ausgewichen war. Eine solche Entdeckung kann ich dem Patienten in diesem Anfangsstadium der Analyse gewiß nicht mitteilen. Zunächst schon deshalb nicht, weil ich mich irren kann. Ich muß meinen Gedankenblitz für mich behalten und auf Bestätigungen meiner Deutung warten, die nicht ausbleiben können, falls ich richtig gedeutet habe. Ich hatte noch einen zweiten Anhaltspunkt, und das war die Angst vor der hinterbliebenen Tochter des verstorbenen Freundes. Er traute sich nicht, mit ihr unter einem Dache zu bleiben. Weitere Bestätigungen kamen später in zahlreichen Träumen. Er träumte, daß er im Gasthaus sitze und dieses Mädchen käme, um ihn zu holen. Ein andermal träumte er, daß er einem homosexuellen Freund ein schön geschnitztes Kästchen übergab, das mit wohlriechenden Blumen angefüllt war. Dieser Traum ist bipolar. Er bedeutet einen Annäherungsversuch an diesen Freund, bedeutet aber auch, daß er seine feminine Komponente, dargestellt durch ein weibliches Sexualsymbol, weggab.

Ich hätte aber meine Deutung diesem Patienten auch dann nicht sagen können, wenn ich ihrer bis zu 100% sicher gewesen wäre. Der Patient hätte sie nämlich nicht angenommen. Die Zwischenschicht zwischen dem unbewußt drängenden Komplexe (das ist in diesem Falle das Wiedererwachen des normalen Triebes) und dem Bewußtsein des Patienten war zu Beginn unserer Besprechungen sehr dick und die Möglichkeit hindurchzukommen nicht gegeben. Was durch vorzeitige Erklärungen erreicht werden kann, ist eine Vermehrung der Unruhe des Patienten, eine Warnung an die Mächte der Unterwelt, sich noch tiefer zu verkriechen, den Verrat durch eine „sekundäre Verdrängung" zu überbauen. Der Analytiker ist wie ein Feldherr, der wissen muß, wann eine Stellung sturmreif geschossen ist. Ein mißglückter Angriff ist schlimmer als gar kein Angriff und der Gegenangriff kann die schon gewonnene Position über den Haufen werfen.

c) Der Traum.

Als Freud sich entschlossen hatte, seine Patienten sagen zu lassen, was sie wollten [1], bemerkte er, daß sie ihm hie und da auch Träume erzählten. Entschlossen, alles Material zu beachten, begann Freud auch die Träume seiner Patienten zu studieren und las, was in der Literatur über Träume geschrieben war. Daraus entstand eine der großartigsten Entdeckungen Freuds. Während man bis zu Freuds Entdeckung (seine erste große Publikation darüber erschien 1900) Träume durchaus für sinnlos gehalten hatte, besitzen wir heute eine komplizierte Technik der Traumdeutung. Nur mehr ganz dumme Menschen glauben, daß der Traum sinnlos sei. Es gibt einige Bücher, die eine Beschreibung der Sprache des Traumes enthalten. Man kann diese Sprache aber aus Büchern nicht lernen. Es ist durchaus notwendig, daß man seine eigenen Träume mit einem erfahrenen Analytiker durchspricht, wenn man einen Eindruck vom Wesen des Traumes bekommen will. Die Lehre vom Traum muß theoretisch und praktisch studiert werden. Zum theoretischen Studium stehen genügend Bücher zur Verfügung, so daß ich mich hier damit nicht abzugeben brauche [2].

Wir sagen unseren Patienten, daß sie auf ihre Träume achten sollen. Manche Menschen erwidern, daß sie niemals träumten. Darauf ist zu sagen, das könne nicht sein, jeder Mensch träume in jeder Nacht, sie hätten nur ihre Träume vergessen. Man kann es als Regel hinstellen, daß selbst Patienten, die von ihren Träumen sonst nichts wissen, Träume produzieren, wenn man sie darauf aufmerksam gemacht hat, daß man beabsichtige, die Träume zu beachten. Es ist, als ob der Traumgott sich geehrt fühlte, wenn man seine Produkte nicht mehr als Schäume, sondern für beachtenswert ansieht. Die Traumdeutung nimmt einen immer größeren Platz in unseren Analysen ein, und es gibt Analysen, die fast ausschließlich aus aneinandergereihten Träumen und deren Deutung bestehen. Der Widerstand nistet sich natürlich auch in diese Angelegenheit. Es gibt Patienten, die uns zu jeder Sitzung so viel Traummaterial mitbringen, daß wir uns gänzlich überschwemmt fühlen und gar nicht wissen, was wir in dem kurzen Zeitraum einer Stunde damit anfangen sollen. Auch das ist eine Form des Widerstandes. Endlich gibt es Patienten, die Tag für Tag erscheinen und mit steinernem Gesichte mitteilen, sie hätten keinen Traum gehabt. Diese Patienten fassen das Mitbringen von Träumen so auf, wie die Schulbuben das Mitbringen ihrer Aufgabe. Freud hat wiederholt darauf aufmerksam gemacht, daß man beim Patienten die Ansicht nicht aufkommen lassen dürfe, als hinge der Fortgang der Analyse davon ab, daß er Träume mitbringe. Diese Ehre darf man dem Widerstand nicht antun. Fühlt man sich von der Fülle des Traummaterials überschwemmt, so legt man am besten die vollgeschriebenen Papiere mit Träumen beiseite und sagt, daß man für heute vorziehe, den freien Einfall zu beachten. Alles das ist Angelegenheit des Taktes, und man kann bestimmte Regeln, die für jeden einzelnen Fall passen, nicht aufstellen.

Es ist, wie ich schon sagte, nicht Aufgabe dieses Buches, die Gesetze der Traumdeutung und das Wesen des Traumes abzuhandeln. Hingegen gehört zur Technik der Analyse, was man dem Patienten in bezug auf Träume zu sagen

---

[1] Näheres hierüber siehe Sigmund Freud, S. 74ff..

[2] Sigmund Freud, Die Traumdeutung, zahlreiche Auflagen und in mehrere Sprachen übersetzt. Sigmund Freud, Vorlesungen, zweiter Band. Wilhelm Stekel, Die Sprache des Traumes, Wiesbaden bei Bergmann. Herbert Silberer, Der Traum, 1918, bei Enke in Stuttgart. Vollständiges Literaturverzeichnis bei Silberer.

hat. Denn der Patient ist ja im allgemeinen der Ansicht, daß der Traum kein Material ist, das man bearbeiten könnte und in dem ein tieferer Sinn zu finden wäre. Theoretische Auseinandersetzungen sind auch hier auf das Mindestmaß einzuschränken. Es genügt, wenn der Patient erfaßt, daß die Sprache des Traumes eine Symbolsprache ist und daß der vorliegende Traum einer Chiffrenschrift gleichzusetzen sei. Mit einem bestimmten Schlüssel muß man die Chiffrenschrift deuten. Man kann die Situation, sowohl was die Symbolik, als was die Chiffrenschrift anbelangt, mit den ägyptischen Hieroglyphen vergleichen. Die Ägypter bedeckten ihre Steine mit seltsamen Bildern, Vögeln, Schlangen, anderen Tieren und Gegenständen. Das war ihre Schrift. Der Vogel bedeutete fliegen und alle abstrakten Begriffe waren durch symbolische Gegenstände ausgedrückt. Zwei nebeneinanderstehende Frauen bedeuteten: Zanken. Diese Schrift war uns unlesbar, bis man anläßlich des Zuges Napoleons nach Ägypten bei Rosette einen Stein fand, auf dem eine Urkunde in Hieroglyphen und daneben in griechischer Sprache aufgeschrieben war. Mit Hilfe dieses Steines gelangte die Wissenschaft (Champollion) in den Besitz des Chiffrenschlüssels. Andere Schriften des Altertums sind bis auf den heutigen Tag unlesbar geblieben. Wir benützen seit 25 Jahren Freuds Schlüssel, um Träume lesen zu können, und haben in dieser Kunst einige Fortschritte gemacht. Auch der Traum ist meistens nicht imstande, abstrakte Begriffe darzustellen. Er wählt dazu einen Umweg über das bildhaft Anschauliche, z. B. ein Riese setzt über eine Stadtmauer hinweg. Dieses Bild bedeutet, daß der Träumer sich über eine Schranke, die unüberwindlich schien, hinwegzusetzen beabsichtige. Man wird im Anfang der Behandlung die schwierigen Formen der Traumdeutung zwar ausüben, aber für sich behalten. Ich hatte einen Patienten, der sehr an seiner Schwester hing. Als die Schwester heiratete, war er unglücklich. Als die Schwester ein Kind bekam, brach seine Krankheit aus. Er hatte die Ehe seiner Schwester annulliert bis zur Ankunft des Kindes. Nach der Geburt des Kindes konnte er die Annullierung nicht mehr fortsetzen, und er mußte den Verlust der Schwester als definitiv hinnehmen. Ich konnte diese Verhältnisse aus einem Traum herauslesen, in welchem der Patient träumte, daß er mit seiner Schwester spazieren ging. Der Traum schloß mit den Worten: „Wir kommen nach Niederdorf.“ In diesem Traumstücke steckt das Wort und der Begriff des Niederkommens. Nach den strengen Regeln der Traumdeutung mußte man den Patienten zu seinem Traumstücke assoziieren lassen, und wenn man Glück hat, dann fällt ihm tatsächlich die Niederkunft der Schwester dazu ein. Man kann ihm dann begreiflich machen, daß dieses Ereignis für ihn von großer Wichtigkeit gewesen sein müsse. Da die Niederkunft der Schwester den Kern seines Komplexes bildet, ist kaum zu hoffen, daß der Patient zu Beginn der Analyse die richtige Assoziation bringen kann. Das Material ist noch zu tief verdrängt. In einem solchen Falle muß der Analytiker schweigen, wenn er seine Vorwitzigkeit nicht mit einem Achselzucken des Patienten oder mit dem Ausrufe: „Das scheint mir aber weit hergeholt“ abgelehnt sehen will. Es ist wiederum Sache des Taktes, wie weit man die erkannte Deutung eines Traumes dem Patienten mitteilen soll und was zu verschweigen ist. Nach der klassischen Regel Freuds wäre überhaupt gar nichts von dem, was der Analytiker errät, mitzuteilen, man hätte rein passiv zu bleiben und die Deutung des Traumes ausschließlich den Einfällen des Patienten zu überlassen. Für den erfahrenen und intuitiv begabten Analytiker ist aber das ein Ding der Unmöglichkeit. Wo die Intuition anfängt, dort geht die Wissenschaft in Kunst über und wer wollte dem Künstler, der in einem Analytiker steckt, Vorschriften machen. Andererseits bedeutet die Wissenschaft Sicherheit und die Intuition bewegt sich auf schwankendem Boden. Eine Patientin von 43 Jahren träumte von einem Taschentuch, das ihr abhanden gekommen. Sie kränkte sich sehr darüber, weil es ein ganz besonderes Taschentuch gewesen sei, und erwachte traurig. Ich fragte sie, was für eine Besonderheit dieses Taschentuch gehabt habe. Sie sagte, es sei blaßrosa gewesen. In diesem Augenblicke wußte ich auch, was für eine Bewandtnis es mit diesem Verluste habe. Ich ließ sie aber dennoch assoziieren und sie sagte, das Taschentuch erinnere sie in der Farbe an ihre Monatsbinde. Diese unverheiratete Patientin fürchtete, daß sie unweit vom Klimakterium stehe, in Bälde ihre verlorene Jugend zu beweinen haben würde. Diese Deutung des Traumes, auf die ich sie durch ihre eigenen Einfälle hinführen konnte, machte auf die Patientin einen großen Eindruck. Hätte ich, ohne die Einfälle der Patientin abzuwarten, die gleiche Deutung gebracht, so hätte ich vielleicht mit einer abfälligen und ablehnenden Kritik zu rechnen gehabt. Vielleicht auch nicht. Manche Patienten lassen sich anschießen und schenken dem Analytiker das Vertrauen, welches zur Annahme von Deutungen notwendig ist.

Die Träume werden in den meisten Analysen nur oberflächlich gedeutet. Es ist ein Unterschied, ob man einen Traum zu wissenschaftlichen Zwecken bearbeitet oder zu Heilzwecken. Man kann — und Freud ist mit dieser Ansicht einverstanden — unmöglich bei der Deutung eines Traumes, die viele Stunden beanspruchen würde, verharren, wenn der Patient neues Material bringt. Man muß den alten Traum zugunsten eines neuen zur Seite legen. Man muß ja auch die Erforschung der Vergangenheit unterbrechen, wenn der Patient erregt mit neuen Erlebnissen aufwartet. Einmal kam ein Patient zu einem Analytiker und sagte, daß er es zu Hause nicht aushalten könne. Gestern sei wieder so eine schreckliche Familienszene gewesen. Worauf der Analytiker antwortete, das interessiere ihn gar nicht, der Patient möge sich auf das Sofa legen und sie wollten in der Erforschung der Kindheit des Patienten fortfahren. Ein solches Vorgehen ist unbedingt falsch. „Daran erkenn' ich den gelehrten Herrn." Er sucht das Meilenferne und will sich durchaus nicht mit dem blühenden Leben befassen, das ihm entgegengetragen wird.

Man kann den Traum von verschiedenen Seiten her attackieren. Die wissenschaftliche Traumdeutung wählt nacheinander alle diese Wege. Die praktische wird sich meistens mit einem oder dem anderen begnügen müssen. Stekel geht gerne auf den Affekt los, der im Traum lebendig war. Er fragt: „Welchen Affekt haben Sie in diesem Traume verspürt?" Der Affekt nämlich besitzt nur eine einzige Möglichkeit der Entstellung: er kann in sein Gegenteil verkehrt sein. Er ist entweder echt oder aus seiner Fälschung durch einfache Umkehrung leicht in die Echtheit zu verwandeln. Trauer kann nur entweder Trauer oder Freude bedeuten. Mitleid kann Schadenfreude sein und Angst vor etwas kann den Wunsch bedeuten, gerade das zu tun, wovor man scheinbar Angst hat. Wenn wir den Affekt sichergestellt haben, ist es etwas leichter, aus dem Traummaterial herauszufinden, zu welcher verdrängten Vorstellung der Affekt gehört.

Jeder Traum enthält eine Beziehung zur Analyse und zum Analytiker. Das kann gar nicht anders sein, sobald der Träumende einmal weiß, daß er seine Traumgebilde am anderen Tage dem Analytiker vorzulegen hat. Im Traume kann man lesen, in welchen Beziehungen der Träumer zum Analytiker steht oder stehen möchte. Wenn die Person des Analytikers im Traume erscheint,

so ist das ohne weiteres klar. Aber auch wenn sie nicht manifest ist, steckt
sie darin. Ein Beispiel:

Ein junger Mann, den ich in Behandlung habe, träumt:

Ich stehe vor der Assentierungskommission und werde von einem Arzte
untersucht, den ich schon irgendwo gesehen habe. Ich bin für tauglich befunden.
Denselben Arzt treffe ich nach einiger Zeit auf der Straße. Ich grüße sehr höflich, er dankt freundlich. Dadurch ermutigt, spreche ich ihn an und frage ihn,
ob er tatsächlich glaube, daß ich den Strapazen gewachsen bin. Er sagt, es seien
noch drei Monate Zeit (Analyse) zum Einrücken, ich solle bis dahin fleißig trai-
nieren, dann werde es bestimmt gehen (dieser Patient litt an psychischer Impotenz)....

Es findet die mathematische schriftliche Matura (Reifeprüfung) statt. Der
Professor gibt sich den Anschein, als würde er uns genau überwachen; in Wirklichkeit duldet er alles. Er sieht sehr schlecht und ist ungeschickt. Der Schwindel
gedeiht prächtig....

Daß der Traum die körperlichen Zustände des Schläfers, wie Schmerzen,
Gasgeruch im Zimmer, den Druck der Decke und Ähnliches zu seinem Gespinst
verwendet, war schon zuzeiten klar, als man noch sagte, Träume kämen aus
dem Bauch. Ebenso, daß Erlebnisse der letzten Zeit, Eindrücke von Lektüre,
von geführten oder angehörten Gesprächen zum Materiale des Traumes verwendet werden. Die Aufdeckung der Tagesanknüpfung ist nur von bedingter
Wichtigkeit. Wenn ein Patient sagt, ein bestimmter Traum sei ihm vollkommen
verständlich, er habe von einem Eisenbahnunglück gelesen und nun habe er
davon geträumt, so ist er dahin aufzuklären, daß man diesen Zusammenhang
gar nicht leugnen wolle. Aber warum verwendet der Traum unter den unzähligen
Erlebnissen aus der Wachzeit gerade dieses eine? Antwort: Weil gerade dieses
Erlebnis geeignet ist, einen Komplex aus dem Unbewußten des Patienten zu
symbolisieren. Ein Kollege träumte von einem Kanoe, wie es die Eingeborenen
auf den Südseeinseln, verwenden und sagte, er sei damals über der Lektüre einer
Reisebeschreibung eingeschlafen. Es handelt sich um ein Boot aus einem einzigen ausgehöhlten Baumstamm, in dem auch nur eine Person Platz hat. Solche
Boote kippen leicht um. Der Kollege hat nur ein einziges Kind und geht mit
dem Gedanken um, ob er sich nicht ein zweites anschaffen solle. Ein einziges
Kind (einziger Baumstamm, einziger Insasse des Bootes) ist eine zitternde
Freude. Aber man lebt nicht in der Südsee, wo Gott die Menschheit speist
wie die Lilien auf dem Felde. Zwei Kinder kosten doppelt soviel als eines. In
diesem Sinne war die Lektüre des Kollegen geeignet, seine Sorgen zu symbolisieren.

Der Traum enthält ferner eine symbolische Darstellung der seelischen
Situation, in der sich der Träumer befindet, soweit er sie beurteilen kann. Er
beurteilt sie aber im Schlafen etwas anders und meistens richtiger als im Wachen.
Zu Beginn der Analyse wird häufig von Zimmern geträumt, die sich in der größten
Unordnung befinden, von Chaos, Sümpfen mit ekelhaftem Getier, von gefährlichen Abgründen u. dgl. Diese Seite der Traumdeutung ist von Herbert
Silberer die funktionale Traumdeutung genannt worden. Die Bedeutung der
funktionalen Traumdeutung wird verschieden eingeschätzt. Sie ist meistens
am leichtesten zu finden, und man kann sie zu Beginn der Analyse am ehesten
dazu verwenden, um dem Kranken die Ansicht beizubringen, daß der Traum
wirklich einen Sinn habe. Sie bringt aber eigentlich nichts Neues. Man dreht
sich im Kreise, wenn man, wie manche Analytiker es tun, sich mit der funk-

tionalen Traumdeutung begnügt. Anders ist es, wenn man mit der funktionalen Deutung die retrospektive und prospektive (M a c d e r) Deutung des Traumes verbindet. Unter Retrospektive verstehen wir die vergessene Vergangenheit, die im Traume ihre Vertretung hat und die wir durch Deutung des Traumes aufdecken. Jeder Traum führt in die Vergangenheit und hat seine Wurzeln in der frühesten Kindheit. Psychische Traumen aus der Kindheit (und der Vergangenheit überhaupt) erscheinen von der Traumzensur entstellt und müssen vom Analytiker aus dem Schutt und der Verballhornung rekonstruiert werden. Unter Prospektive verstehen wir den Blick in die Zukunft, die geheimen Leitlinien des Träumers, was er von der Zukunft erwartet, was er gerne tun möchte und was er fürchtet. Da jeder Mensch ein Doppelideal im Innern trägt und zugleich eine Bestie und ein Idealmensch sein will, wird man in der prospektiven Sphäre sowohl nach abwärts als nach aufwärts geführt werden. Der langjährige Streit zwischen F r e u d und der Züricher Schule läuft darauf hinaus, daß F r e u d in der ersten Periode der Psychoanalyse den verdrängten antikulturellen Trieben nachging, während die Schweizer die „anagoge" Richtung bevorzugten. Heute ist Frieden geschlossen und das Vorhandensein einer anagogen Tendenz im Traum von allen Parteien zugegeben.

Eine Patientin träumte, sie und ihre Schwester hätten rote Kleider an, aber ihr eigenes Kleid sei aufgetrennt und das ihrer Schwester sei unversehrt. Darüber kränkte sie sich sehr. Die Bearbeitung dieses Traumes führte zur Aufdeckung eines schrecklichen Traumas, das die Patientin in ihrem zwölften Lebensjahre erlebt hatte. Sie war damals von einem Bauernburschen defloriert worden. Sie fühlte sich der Schwester gegenüber minderwertig. Das war die r e t r o s p e k t i v e Tendenz in diesem Traume. Diese Patientin führte das Leben einer Büßerin. Aber im Unbewußten steckte der Wunsch nach Wiederholung des Erlebnisses. Die beiden Schwestern im Traume bedeuten auch die beiden Naturen dieses Mädchens, deren eine genießen wollte, während die andere dem Genusse abgesagt hatte. Das ist die f u n k t i o n a l e Bedeutung dieses Traumes [1].

Sehr schön vermischen sich funktionale, retrospektive und prospektive Tendenz in folgendem Traume eines Gelehrten, der heute an die fünfzig Jahre alt ist. Er träumte, daß er mit dem Schnellzug von Wien nach Graz fahre. Auf dem Semmering, das ist in der Hälfte des Weges, verließ er den Zug und beschloß, den Rest des Weges zu Fuß zurückzulegen. Er kam nur mühsam und langsam vorwärts. Da beschloß er, die nächste Station aufzusuchen, um doch mit der Eisenbahn weiterzufahren. Er konnte auf dieser Station zwar nur auf einen Bummelzug rechnen, aber er würde immerhin schneller vorwärts kommen als zu Fuß.

Dieser Philosoph hatte in seiner Jugend zu den größten Hoffnungen berechtigt. Eine Professur an der Universität schien ihm sicher. Er konnte es aber in der Disziplin des philosophischen Seminars nicht aushalten und machte sich beim Kollegium unangenehm bemerkbar, indem er über die wissenschaftlichen Stränge schlug. Er wollte seinen eigenen Weg gehen. Heute, nahezu ein Fünfziger, bedauert er das. War er doch schon im Schnellzug gesessen, der ihn mit großer Geschwindigkeit nach der Universitätsstadt beförderte. Auf einem scheinbaren Höhepunkt (Semmering 1000 m hoch) hat er diesen bequemen Zug verlassen, um seinen eigenen Weg zu gehen. Jetzt ist er bereit, irgendeine

---

[1] S i l b e r e r versteht nicht ganz dasselbe unter „funktional" wie ich. Er macht noch eine Unterteilung, die ich zwecks Vereinfachung fallen lasse.

Gelegenheit zu benützen, die ihn doch noch nach Graz bringt. Auf seinem eigenen Wege kann er nicht dahin gelangen. (Die Mitteilung stammt von Stekel.)

Von ganz besonderer Wichtigkeit sind die ersten Träume, die Patienten in die Analyse mitbringen. So ziemlich jeder Mensch hat einzelne Träume in Erinnerung, die entweder besonders eindrucksvoll waren oder durch häufige Wiederkehr (typische Träume) sich der Erinnerung aufgezwungen haben. Solche Träume sind immer bedeutungsvoll. Eine eigenartige Stellung nimmt der Traum ein, der vor der ersten Unterredung mit dem Analytiker oder zwischen einer Vorbesprechung und der ersten Sitzung geträumt wird. Dieser Traum entsteht nämlich bereits unter dem Eindruck, daß man einem anderen Menschen die geheimsten Regungen seines Innern mitzuteilen habe. Sowohl der Wille, dieser Kardinalbedingung der Analyse zu genügen, ist am Werke, als auch der Gegenwille, der sogleich beschließt, das Innere nicht preiszugeben. Durch die Spannung zwischen dem Gesundheitswillen und der anderen Tendenz, die Neurose nicht herzugeben, entsteht ein Traumgebilde, in welchem das andere Ich in der Sprache des Traumes alles mitteilt, was der Analytiker erfahren will. Es wird aber in einer solchen Form mitgeteilt, daß man die Chiffrenschrift zunächst nicht lesen kann. Immerhin kommt der Patient in die erste Sitzung ziemlich naiv, kennt noch nicht unseren Chiffrenschlüssel und dessen Anwendung, so daß er dem erfahrenen Analytiker manches verrät. Die Entstellung kann in diesem Stadium der Analyse leichter durchschaut werden als später, wenn der Patient unsere Fähigkeit, die Entstellung aufzulösen, erkannt hat und der Widerstand vorsichtiger geworden ist. Hier ist die Regel zu wiederholen, daß es ganz unangebracht ist, einem Patienten die Deutung eines Traumes ins Gesicht zu schleudern. So wird man die Neurose niemals aus einem Kranken, der die Analyse erst beginnt, austreiben, sondern man jagt die Komplexe in das, was man sekundäre Verdrängung genannt hat, zwingt sie zu einem Rückzug in Stellungen, die von dem gewitzigten anderen Ich besonders ausgebaut werden. Man darf nie vergessen, daß die analytischen Beziehungen zwischen Arzt und Patient durchaus einem Kampfe gleichen, in dem der Analytiker seinen Scharfsinn, seine Geschicklichkeit, seine Energie und Beharrlichkeit einsetzt, der Patient aber seinem Arzte den dämonischen Willen des anderen Ichs entgegenstellt, als wäre die Neurose ein Wertgegenstand, den er nicht hergeben will. Man wird also die ersten Träume sorgfältig notieren, einige Einfälle des Patienten dazu sammeln, jedoch von einer tiefergehenden Deutung lieber Abstand nehmen. Später kommt man immer wieder auf diesen Traum zurück und gegen Ende der Analyse entpuppt der Traum sich oft in seiner ganzen Schönheit einer verwickelten Struktur, die den Kern der Neurose in zierlich verschlungenen symbolischen Arabesken zutage treten läßt.

Einer meiner Patienten, ein Sozialist, der starken Ehrgeiz hatte, in seiner Partei etwas zu werden, jedoch das nötige Talent und die nötige Energie zur Erreichung seines Zieles nicht besaß, hatte folgenden Traum als ersten: „Ich war in einer großen Versammlung. Entweder war ich der Bebel oder hat der Bebel gesprochen. Die Leute waren begeistert." Zu Bebel assoziierte er: Bebels Hauptwerk, Die Frau und der Sozialismus. In der Analyse dieses Mannes, der an epileptischen Anfällen litt, stellten sich die beiden Motive, die Frau und der Sozialismus als Brennpunkte der Neurose heraus. Er besaß einen Freund, der ihn in seiner Jugend zum Sozialismus bekehrt hatte und selbst vermöge einer besonderen Rednergabe von Stufe zu Stufe bis zu einer sehr hohen Stellung in der Partei aufstieg. Diesem Freunde zu gleichen, mit ihm das Leben zu teilen, eine Art Bebel zu werden, war die eine geheime Leitlinie des Patienten. Dieser Patient hatte aber auch in seinem sexuellen Leben Schiffbruch erlitten, war an seine Schwester fixiert und seine Krankheit begann, als die Schwester heiratete und ein Kind zur Welt brachte. So konnte er den Sozialismus nicht erobern und die Frau auch nicht. Im Gegenteil, er hatte eine stark feminine Tendenz, war selbst eine Frau und der Sozialismus bedeutete für sein anderes Ich nicht so sehr einen abstrakten Begriff als einen bestimmten Sozialisten, eben seinen Freund, der sich nicht mehr viel um ihn kümmerte, seitdem er in der Partei so hoch gekommen war. Diese Deutung und noch weit mehr, was über den Rahmen der vorliegenden technischen Bemerkungen hinausgeht (siehe die ausführliche Mitteilung dieses Falles in Kapitel XIX), wurde in einer Analyse, die acht Monate dauerte, mühselig aus dem Materiale des Patienten gewonnen. Aber die Partie zwischen mir und dem Patienten war doch mit zwei bestimmten Schachzügen eröffnet, und ich konnte mir Zielvorstellungen bilden. Man soll voraussetzungslos arbeiten und der Analytiker muß immer bereit sein, seine Zielvorstellungen fallen zu lassen, aber ganz ohne solche Ziele ist die Arbeit im Finstern und Bodenlosen fast unmöglich.

Ein anderer Patient eröffnete die Analyse mit folgendem Traum: „Meine Mutter ist irgendwo am Meere und ich bin im Gebirge. Sie schreibt mir oder verständigt mich auf eine andere Weise, daß ich morgen bei ihr sein soll. Ich denke mir, das ist unmöglich. Ich gehe dann auf einer schiefen Ebene und falle. Dieser Teil des Traumes ist verschwommen, aber ich weiß schon, daß Fallen ein sexuelles Motiv ist." Es handelte sich hier um einen gebildeten Patienten, der schon einiges von der Psychoanalyse gehört hat. Deshalb sagte er, daß Fallen ein sexuelles Motiv sei. In Wirklichkeit spricht man von Fallen im sexuellen Sinn nur bei Frauen. Mir war also von Anfang an klar, daß hier eine stark feminine Komponente vorhanden sei. Der Patient hatte vor etwa einem halben Jahre seine Mutter durch den Tod verloren. Sein Leiden bestand in tiefer Verstimmung und einem auffälligen Nachlassen der Potenz. Aus dem Traume konnte man entnehmen, daß seine Mutter ihn zu sich rufe. Da sie tot ist, hatte er recht, wenn er das Verlangen der Mutter unmöglich nennt. Eine starke Fixierung an die Mutter ist hier als sicher anzunehmen. Dieser Patient brachte mir nach einigen Wochen Analyse eine merkwürdige Illusion. Als er eines Tages nach der Sitzung von mir nach Hause fuhr, kam plötzlich eine Klarheit über ihn und er sagte sich: „Warum habe ich dem Doktor nicht gesagt, daß ich mit meiner Mutter ein Verhältnis habe?" Diesem Gedanken stand er vollständig kritiklos gegenüber. Er versetzte seine Illusion in die Gegenwart, wobei er den Tod der Mutter annullieren mußte. Aber auch in der Vergangenheit war natürlich nichts vorgefallen, was einer solchen Ungeheuerlichkeit auch nur in die Nähe gekommen wäre. Ein zärtlicher Sohn und nichts weiter. Jeder Sonntag sah ihn auf dem Friedhofe bei dem Grabe seiner Mutter. Seine erste Liebe, die ihn sehr enttäuschte, war um viele Jahre älter als er. Auch ein Verhältnis, das er in den letzten Jahren pflegte, war so alt, daß sie seine Mutter hätte sein können. Bei ihr funktionierte er immer. Bei anderen war er sehr unverläßlich. In einem zweiten Stadium der Analyse brachte er eine ganze Reihe von Ödipusträumen, die er aber nicht jetzt geträumt hatte, sondern die aus früherer Zeit stammten und die er vergessen hatte. Die Mutter rief ihn aber noch in einem anderen Sinn zu sich. Er lebte mit seinem verwitweten Vater zu zweit in der vereinsamten Wohnung. Alle anderen Kinder hatten längst hinausgeheiratet. Er hatte dem Vater die verstorbene Mutter zu ersetzen, stand an Stelle der dahingegangenen Lebensgefährtin und verwandelte sich so in die Mutter. Mit eifersüchtiger Aufmerksamkeit verfolgte er das bescheidene Sexualleben seines Vaters und hegte heimlich Angst, daß der Vater wieder heiraten könnte. Alle diese Aufdeckungen erforderten die Arbeit von mehreren Monaten. Aber sie waren doch schon im ersten Traume enthalten, wenn man nur imstande gewesen wäre, ihn zu deuten.

Interessant sind Seriendeutungen von Träumen (Stekel). Gewisse Elemente des Traumes kehren immer wieder und verschwinden erst, bis ihr Sinn deutlich erkennbar ist. So kehren gewisse Ortsbezeichnungen häufig wieder und man kann sicher sein, daß an solchen Orten etwas für den Patienten Wichtiges geschehen ist. Manche Patienten träumten von historischen Persönlichkeiten oder anderen, die in der Gesellschaft oder in der Zeitung eine Rolle spielen. Diese Persönlichkeiten stellen das Ideal des Patienten dar. Es ist sehr natürlich, daß Frauen gerne von berühmten Schönheiten oder von stolzen, sieghaften Frauen träumen. Derartiges dringt ja auch in die Wachträume und je bescheidener einer ist, desto sicherer ist Napoleon sein Ideal. Bei manchen Patienten sind die Wachträume wichtiger als die des Schlafes. Aber die Wachträume gibt der Mensch viel schwieriger preis als die eigentlichen Träume. Während er nämlich für die Träume seines Schlafes keine Verantwortung spürt, schämt er sich seiner Wachträume und verbirgt sie vor dem Analytiker und sogar vor sich selbst. So mancher träumt im Wachen von großen Heldentaten, Erlösungen, Reichtum oder Grausamkeit und weiß es nicht. Soferne er aber die Grundregel der Psychoanalyse, immer bei der Wahrheit zu bleiben, tatsächlich befolgt, wird er nicht lange auf dem Kanapee liegen bleiben können, ohne daß solche Wachträume als freier Einfall zutage treten. Besonders das Kindesalter ist reich an Wachträumen und das Kind ist stumm. Es ist schwer, den Schlüssel zur verschlossenen kindlichen Seele zu finden. Die Technik der Kinderanalyse ist ein Kapitel für sich.

d) Die Fehlleistungen.

Es gibt keinen Menschen, der sich nicht gelegentlich durch sein Benehmen verriete. Freud hat über die Ursachen für Vergessen, Versprechen, Verlieren und ähnliches sein reizendes Buch „Psychopathologie des Alltagslebens" geschrieben. In der eigentlichen Analyse treten derartige Fehlleistungen, von Freud auch Symptomhandlungen genannt, mehr in den Hintergrund. Wo sie vorkommen, lassen sie sich direkt packen. Eine der häufigsten Fehlleistungen der Patienten ist das Zuspätkommen oder das Absagen einer Sitzung. Wir fassen derartige Ereignisse durchaus als Widerstand auf und haben uns zur Regel gemacht, Aufklärungen von seiten des Patienten nicht zu akzeptieren. Ähnlich gehen manche Mittelschulprofessoren vor, welche das Vergessen oder Verlieren des Aufgabenheftes unbarmherzig mit einem Ungenügend beantworten, ohne die Entschuldigung des unglücklichen Schülers anzuhören. Sie haben die Erfahrung gemacht, daß sie durch diese Methode die Aufgabenlosigkeit dieser Schüler auf eine Minimum reduzieren. Aus ähnlichen Gründen empfiehlt Freud, der Analytiker möge sich eine abgesagte Stunde ebenso bezahlen lassen wie eine durchgeführte. Seitdem er das so hält, kommt er selten in die Lage, die Freiheit einer abgesagten Stunde zu genießen. Ich hatte Patienten, die auf Zuspätkommen als Form des Widerstandes so gut dressiert waren, daß sie die quantitative Angabe machten: „Heute 25% Widerstand", wenn sie um eine

Viertelstunde zu spät kamen. Man versteht, daß in dieser humoristischen Wendung eine Verhöhnung des Arztes liegt.

Genau genommen ist jedes Vergessen eines Traumes als Fehlleistung zu buchen. Wenn ein Patient mehrere Träume aufschreibt und einen anderen, den er geträumt hat, nur nebenbei erwähnt, weil er ihn für unwichtig hält, so enthält gerade dieser vernachläßigte Traum regelmäßig wichtigeres Material als die ausführlich notierten. Wenn in einem schriftlich mitgebrachten Traumtext etwas korrigiert ist, so steckt im durchstrichenen oder überschriebenen Teil ein Knoten, den man womöglich auflösen soll. Alles das versteht sich aus der Theorie des Widerstandes von selbst.

Wenn der Patient immer nur von der Tür bis zum Kanapee kommt und nach der Stunde wieder zurück, begibt man sich fast aller Möglichkeiten, die Sonderbarkeiten seines Benehmens zu konstatieren. Es gibt Analytiker, die ihren Patienten kaum ansehen. Sie merken nicht einmal so charakteristische Symptomhandlungen, wie das Spielen von Frauen mit ihrem Täschchen oder mit ihrem Ehering und vieles andere, wovon man eine ergötzliche Zusammenstellung bei Groddeck finden kann. Ich hatte einen Patienten, bei dem ich nach längerer Analyse eine starke homosexuelle Komponente feststellte. Erst später bemerkte ich, daß er einen weiblichen Gang mit kurzen, trippelnden Schritten hatte. Hätte ich von Anfang an auf diesen Gang geachtet, so wäre ich um eine wichtige Zielvorstellung reicher geworden. In diesen Zusammenhang fällt auch die Frage, ob man seinen Patienten außerhalb der Sitzung ausweichen soll, oder ob man es so halten soll wie manche Analytiker, die in Sanatorien oder an anderen Orten mitten unter ihren Kranken leben. Die Wiener Schule zieht nach dem Beispiele Freuds die erste Einstellung vor. Aber es ist kein Zweifel, daß man den Patienten manches ansehen kann, was sie während der Sitzung unterdrücken, aber doch herzeigen müssen, wenn man sie in ihrem natürlichen Leben beobachtet. Die Sitzung mit ihren zeitlichen und räumlichen Notwendigkeiten ist eine künstliche Konstruktion und der Kranke benimmt sich auch künstlich. Es ist leicht, eine Stunde zu dissimulieren, es ist unmöglich, die Dissimulation den ganzen Tag fortzusetzen. Andererseits stellt das Leben mitten unter neurotischen Menschen, die man analysiert, an die Person des Analytikers Ansprüche, denen nicht jeder Mensch gewachsen ist. Es gehört viel Geschicklichkeit und Diplomatie dazu, um eine größere Gesellschaft, deren Interessen auf den Analytiker konvergieren, ordentlich auseinander- und zusammenzuhalten. Endlose Träume und Verstocktheiten, die auf Eifersucht und andere persönliche Kränkung zurückgehen, bleiben da aufzulösen. Immerhin kann ich mir vorstellen, daß ein unverdrossener Analytiker dieser Schwierigkeiten Herr wird und dadurch einen Vorteil gewinnt, dessen sich ein anderer Analytiker begibt, wenn er seine Tätigkeit auf die eine Stunde im Ordinationszimmer beschränkt.

Die wichtigste Regel, die man zusammenfassend aufstellen muß, ist: alles, was der Patient bringt, ist als Material aufzufassen. Es gibt keine Einteilung der Arbeit in offiziell und gemütlich. Der Analytiker darf sich nicht einbilden, er könnte die Sitzung beendigen und nachher einen gemütlichen Plausch durchführen, der mit der Analyse in keinem Zusammenhang stehen soll. So etwas ist schon in der gewöhnlichen Praxis zwischen Arzt und Patient nicht gut und wird dem Arzt übelgenommen. Man verspottet Ärzte mit Recht, die sich im Krankenzimmer schöne Gemälde anschauen oder gar den Kranken nach der Behandlung um finanzielle Ratschläge ersuchen, wenn dieser etwa ein Bankier ist. In der Analyse liegen die Verhältnisse noch empfindlicher, und man hat mit Recht einen scharfen Unterschied zwischen der analytischen und realen Situation gemacht. Wer diesen Unterschied nicht erfaßt, der ist kein Analytiker, und ein gutes Stück Widerstand von seiten der Gegner der Analyse beruht darauf, daß man den Unterschied zwischen der analytischen und realen Situation nicht erfassen will. Ein Beispiel: Eine meiner Patientinnen kam von weither nach Wien, um den Professor Freud aufzusuchen. Sie hatte ihm schon ein halbes Jahr vorher geschrieben und die Antwort erhalten, sie könne im nächsten Frühjahr wieder anfragen. Als sie um diese Zeit neuerdings schrieb, erhielt sie keine Antwort und begab sich zu einem Schüler Freuds. Dieser Schüler erklärte ihr nach Anfrage bei seinem Meister, daß Freud sich nicht erinnern könne, ihren Namen jemals gehört zu haben. Diese unerklärliche Haltung Freuds verstimmte die Patientin derart, daß sie auch den Schüler nicht mehr sehen wollte und zu mir kam. Sie sagte mit rotem Kopf und blitzenden Augen, daß sie immer gehört habe, wie höflich Freud sei, jetzt aber hätte sie sich vom Gegenteil überzeugt. Ich erwiderte, daß hier ein Mißverständnis vorliegen müsse, derartige Unhöflichkeiten lägen durchaus nicht im Charakter des Meisters und ich sei gerne bereit, das Mißverständnis durch Anfrage bei Freud aufzuklären. Sie sagte aber in höchster Erregung, daß ich das ja nicht tun solle, sie wolle nicht, daß ihr Name jemals vor Freud genannt werde.

Wenn wir dieses unbedeutende Ereignis in seiner Realität betrachten, so kann man nicht leugnen, daß die Patientin über ihre Erfahrungen mit Recht befremdet war. Die Sache hat sich übrigens später vollkommen aufgeklärt und war tatsächlich nichts als ein Irrtum. Auffallend an dieser Situation war nur die maßlose Erregung der Dame, die mein Angebot, alles aufzuklären, mit übermäßigem Affekte ablehnte. Ich hatte die ganze Situation als Material entgegenzunehmen und konnte aus diesem einzigen Affekte auf das Vorhandensein eines heftigen Vaterkomplexes (Elektra) schließen. Ich gewann also durch Beachtung des mir unwillkürlich dargebotenen Materiales eine wichtige Zielvorstellung, die sich später immer wieder bestätigte und als Grundlage der Neurose erwies.

Im weiteren Verlaufe der Analyse, aber noch in den ersten Tagen, hatte ich mit der Patientin einen kleinen Zusammenstoß. Es ist niemals angenehm, Patientinnen zu übernehmen, die eigentlich zu einem anderen Analytiker wollten und gewissermaßen par dépit zu einem gekommen sind. Ist der andere gar Freud selber, so sind die dimensionalen Unterschiede — von den qualitativen ganz abgesehen — fast unüberbrückbar. Meine Patientin war also schlecht aufgelegt, träumte von einem Arzt, der zwar ein ganz anständiger Mensch war, aber von seinem Geschäfte nicht viel verstand und ärgerte sich über mich, so oft sie konnte. Sie nahm übel, wenn ich zum Telephon gerufen wurde, wenn ich mir über irgend etwas Notizen machte oder wenn ich ihr eine Aufklärung gab, die sie womöglich als weit hergeholt bezeichnete. Sie erzählte mir von ihrem Bruder, der viel jünger als sie war und im Kriege gefallen ist. Mit diesem Bruder lebte sie in Feindschaft. Er schrieb ihr aus dem Felde und sie antwortete nicht einmal. Ich trat aus meiner Reserve heraus und glaubte, die menschliche Bemerkung wagen zu dürfen: „Da machen Sie sich aber gewiß Vorwürfe, daß Sie ihn so schlecht behandelt haben." — Die Patientin wurde wütend und sagte, sie finde es unerhört, daß ich ein Urteil abgebe, bevor ich gründlich in die Sachlage eingeweiht sei. Ich könne nicht wissen, ob sie mit ihrem Verhalten dem Bruder gegenüber im Unrecht oder im Rechte gewesen sei. Ich sei ungerecht und voreilig und sie hasse ungerechte Menschen. Dieses Erlebnis war ebenfalls als Material zu werten, zum Teile als allgemeiner Widerstand gegen meine Person, mit der sie sich an Stelle Freuds begnügen mußte, zum anderen Teile war es die Übertragung ihres Verhältnisses zum Bruder, das sie im Verhältnis zu mir von neuem erlebte. In solchen Fällen heißt es unerschütterliche Ruhe bewahren, um der Patientin die Sonderbarkeit ihres Benehmens möglichst deutlich vor Augen zu führen. Ist es nicht eigentümlich, daß eine Person, die man drei Tage vorher noch gar nicht gekannt hat, einem ins Gesicht schleudert, daß sie einen hasse? Da muß ein Resonanzboden mitschwingen, den die Patientin in die Sitzung schon mitgebracht hat und der von lange her ist. Auf diese Weise gewann ich eine zweite Zielvorstellung: dieser Patientin geschieht immer wieder Unrecht und das ist der Rhythmus ihres Lebens. Vom analytischen Standpunkte ist es ganz gleichgültig, ob ihr wirklich Unrecht geschieht, oder ob sie es sich nur einbildet. Sie mag im Lichte der Realität vollkommen in ihrem Rechte sein, für den Analytiker ist das, was sie bringt, immer nur Material und nichts anderes.

Viertes Kapitel

Die Übertragung

Die Regel der Analyse, alles als Material aufzufassen, gehört eigentlich schon ins Kapitel der Übertragung. Die Theorie der Übertragung fällt außerhalb des Rahmens dieses Buches und in den Rahmen fällt nur, was man seinen Patienten von der Übertragung im Laufe der Besprechungen mitteilen muß. Man hat den Analytikern aufgebracht, sie behaupteten, daß jeder Patient sich in sie verlieben müsse, sonst könnten sie ihn nicht heilen. Der Analytiker wird durch diese Unterstellung zu einer lächerlichen Figur und die Patienten werden abgeschreckt. Man könnte beinahe sagen, das Gegenteil sei wahr und was ein Patient zum Analytiker empfinde, sei niemals ein echtes Gefühl, sondern immer nur die Übertragung eines Gefühles, das ursprünglich einer anderen Person gegolten habe. In dem letzten Beispiel des vorigen Kapitels wurde klar, daß die Dame auf mich Gefühle übertrug, die ihrem Bruder gegolten haben, und solche, die von ihrem Vater stammen. Die Übertragung ist keine Besonderheit und keine Zauberei, die der Psychoanalyse eigentümlich wäre. Sie spielt die breiteste Rolle in allen Beziehungen der Menschen zueinander, so besonders in den Beziehungen zwischen Arzt und Patient. Der Arzt lebt davon, daß ihm der Patient Vertrauen entgegen bringt und der Arzt tut, was er kann, um dieses Vertrauen zu erhalten und zu verstärken. Sein würdevolles Benehmen, sein langer Bart soll den Eindruck eines Aldermann erwecken und um desto leichter den Vater spielen zu können, legt er in seinen Tonfall ein beruhigendes Register, wie es in Kinderstuben gewöhnlich ist. Er beruhigt seinen Patienten, indem er ihn zum Kinde macht. Die Besonderheit der Psychoanalyse liegt aber darin, daß sie diese Übertragung, von der jeder andere Arzt und auch jeder andere Psychotherapeut profitiert, zuungunsten des Analytikers aufdeckt und womöglich auf die frühere Situation, von der sie stammt, zurückführt. Ich muß als Analytiker meiner Patientin sagen, daß ich nicht ihr Bruder bin und Freud nicht ihr Vater ist. Sie erkennt so, daß die maßlose Kränkung, die sie scheinbar von Freud erfahren hat, in Wirklichkeit auf eine andere Kränkung zurückgeht, die vom Vater ausging und ihre Kindheit vergiftet hat.

In der Tat brauchen wir die Übertragung des Patienten und können Patienten, die auf uns nicht übertragen, nicht heilen. Der Neurotiker ist ein Narziß, der mit sich allein ist, einsam wie eine Auster und den Eindrücken dieser Welt verschlossen. Wenn er zum Arzt geht, um sich ihm zu eröffnen, so ist damit wenigstens ein einziges Interesse lebendig, das Interesse an seiner Gesundheit, welches sich naturgemäß auf den Arzt überträgt, mit dem zusammen er die Gesundheit erobern will. Es ist alles daran gelegen, daß so ein Patient die Analyse und den Analytiker wirklich erlebt, daß er aktiven Anteil daran nimmt, mit dem Analytiker in Kontakt zu kommen. Deshalb hat Freud die Neurosen in narzistische und in Übertragungsneurosen eingeteilt.

Ein Musterbeispiel für eine narzistische Erkrankung des Gemütes, die einen
Kontakt zwischen Arzt und Patient vollkommen ausschließt, ist die echte
Melancholie. Die gleichen Klagen werden in eintönigen Sätzen ewig wieder-
holt, es ist für die Patientin vollkommen gleichgültig, wem sie gegenübersitzt,
und sie hört nicht auf das, was man zu ihr sagt. Gebildete Kranke hören zwar
höflich zu, aber man erkennt an ihrem ganzen Benehmen, an der Starrheit ihres
Blickes und anderen Kennzeichen, daß die Schallwellen nicht weit über das
Trommelfell hinausgelangen, das sie in Schwingungen versetzen. Bei einem
solchen Falle ist eine Analyse ausgeschlossen. Ohne Übertragung gibt es keine
Analyse.

Wo aber ein Kontakt zwischen Patient und Arzt möglich ist, nimmt er in
jedem Falle die Form an, die für den Charakter des jeweiligen Patienten bezeichnend ist. Jähzornige Personen werden auch in der Analyse zornmütige
Stimmungen entwickeln und zärtliche Naturen werden diese Zärtlichkeit auf
ihren Arzt übertragen. Wenn man also die Regel befolgt, die Beziehungen,
wie sie sich zwischen Arzt und Patienten entwickeln, als Material zu nehmen,
wird die Übertragung zur eindeutigsten Form, um den Charakter eines Patienten,
den Rhythmus seines Lebens und von da aus sein Schicksal zu studieren, wie es
sich auf den Komplexen, die er von Kindesbeinen an erworben hat, aufbaut.
Das Arbeiten mit der Übertragung ist, neben der Traumdeutung und dem
direkten Aufdecken von Erinnerungen durch freien Einfall, zur Hauptarbeit des
Analytikers geworden, und man erkennt den guten Analytiker daran, wie er die
Übertragung seiner Patienten handhabt und beherrscht. Freud hat in einem
Gespräche mit mir die Übertragung mit dem Erhitzen von Wasser in einem
Kolben verglichen. Der Chemiker muß die Siedehitze erzeugen, er braucht sie
zu seinen Reaktionen. Es kommt gelegentlich vor, daß bei dieser Prozedur der
Kolben zerspringt. Man muß das riskieren, kann nicht auf die Siedehitze verzichten, weil Glaskolben dabei zerspringen könnten. Der geschickte Chemiker
wird sich bis zu einem hohen Grade vor solchen Ereignissen zu schützen verstehen. So muß auch der geschickte Analytiker sich und den Patienten davor
bewahren, daß die Übertragung nach irgendeiner Richtung zu heftig wird. Das
kann nach beiden Richtungen geschehen: in Haß und in Liebe. Es kommt vor,
daß man Patienten wegschicken muß oder daß sie von selber ausbleiben, weil
die Übertragung zu stark geworden ist. Das ist eigentlich in jedem Falle ein
Fehler des Analytikers. Aber ich glaube nicht, daß irgendein Mensch imstande
ist, diesen Fehler in $100\,^0/_0$ seiner Fälle zu vermeiden. Die Analyse ist ein Spiegel-
bild des Lebens. Da das Leben ein Kampf ist für jedermann, wird auch die
Analyse im übertragenen Wirkungskreis zu einem Kampfe und in einem Kampfe
muß immer einer unterliegen, wenn der Kampf zu Ende geführt wird. Es gibt
Sitzungen im Verlaufe mancher Analysen, die deutlich einem Kampfe ähnlich
sind. Der ruhige Fluß der Aufdeckung verwandelt sich in heftige Argumentation, der Patient will recht behalten, der Analytiker verfällt leicht in den
Fehler, seinerseits recht behalten zu wollen und das Ende ist, daß der Patient
sich entweder geschlagen fühlt oder den Eindruck hat, daß er selbst im Argu-
mentieren Sieger geblieben ist. Beides ist schlecht für den Ablauf der Analyse,
wenn man nicht immer wieder aufdeckt, daß in der Analyse Recht oder Unrecht des gewöhnlichen Lebens vollkommen gleichgültig ist. Wesentlich für den
Analytiker ist nur, in welchem verborgenen Komplexe die Kampflust des Patienten sich entzündet. Wenn der Patient den Vaterkomplex im Vordergrund
trägt, muß man ihn darauf aufmerksam machen, daß er nur scheinbar mit dem

Analytiker argumentiert, in Wirklichkeit aber mit der Imago seines Vaters. Man muß ihn aber auch darauf aufmerksam machen, daß der Gegenstand des vorliegenden Streites keineswegs geeignet wäre, den Patienten zu solcher Siedehitze des Eiferns zu bringen, wenn nicht frühere Erlebnisse mit dem Vater den Resonanzboden für den an sich ziemlich bedeutungslosen Streit des Augenblickes hergeben. Nur der praktische Analytiker weiß, wie schwer und dennoch notwendig es ist, den Konflikten mit seinen Patienten immer wieder die Spitze abzubrechen, indem man sie als Material und nur als Material zur Aufdeckung unbewußter Komplexe verwendet. Nicht immer ist der Analytiker klüger und schlagfertiger als sein Patient. Es ist immer gut, wenn der Arzt gescheiter ist als sein Patient, aber es trifft naturgemäß nicht immer zu. Wenn mir ein Patient mit intellektueller Argumentation heftig zusetzt, sage ich gerne: „Welche Verpflichtung habe ich, gescheiter zu sein als Sie. Es ist für die Analyse gleichgültig, ob Sie recht oder unrecht haben. Wichtig ist nur herauszubringen, welche Situation Sie derzeit in Übertragung konstruieren." Wenn man einen Patienten hat, dessen Sport es geworden ist, immer recht zu behalten, so kann man ihn besonders schwer davon überzeugen, daß es einen Fall geben könne, eben die analytische Situation, für den es gleichgültig ist, ob er recht oder unrecht hat.

Am anderen Ende der Übertragung liegt die zärtliche Zuneigung zum Analytiker. Man hat vorgeschlagen, Frauen von weiblichen Analytikern behandeln zu lassen, um Siedehitzen nach dieser Richtung hin zu vermeiden. Es ist aber in den meisten Fällen ganz gut möglich, über den Unterschied der Geschlechter hinwegzukommen, und wenn man die Übertragung geschickt als Material zu werten versteht, dann wird das Andrängen der Patienten die Analyse vorwärts treiben, anstatt sie zu schädigen. Es gibt Frauen genug, welche die weibliche Koketterie in der Analyse nicht ablegen können und auf den Analytiker losgehen, um ihn zu erobern. Wenn sie schön sind, dann verwenden sie ihre Reize zielbewußt dazu, um den Analytiker aus der Ruhe zu bringen, die er zur Durchführung seiner Arbeit unbedingt nötig hat. Je unerschütterlicher der Analytiker bleibt, desto heftiger gehen sie ins Zeug, und es wäre ein Fehler, welcher der Analyse schließlich das Genick bricht, wenn man das Benehmen solcher Patientinnen scheinbar ignorieren würde.

Man muß es immer wieder aufdecken. Leidenschaftlicher Wille zur Eroberung ist auch ein Rhythmus des Lebens und der Sadismus steht dicht dahinter. Der Analytiker darf sich von seinen Patienten nicht quälen lassen. Verfänglichen Situationen muß man die Spitze abbrechen. Man wird gerne in verführerischen Boudoirs und in einer Toilette empfangen, die in Gesellschaft unmöglich wäre, jedoch dem Arzte gegenüber scheinbar erlaubt ist. Der Analytiker soll überhaupt nicht dauernd zu Patienten gehen, wenn es sich irgendwie vermeiden läßt, sondern er soll seine Patienten zu sich kommen lassen. Er wird dann besser in der Lage sein, den Widerstand zu beurteilen, den ihm Patienten jeweilig entgegenbringen. Ich habe einmal eine Sadistin behandelt, welche die Reize ihres Körpers vollkommen schamlos zur Schau stellte. Es schadet nichts, wenn man einer solchen Patientin ziemlich rauh den Befehl erteilt, sie möge auf ihr Feuerwerk verzichten. Diese Patientin hatte einmal einen jungen Mann in ihren Klauen, vor dem sie sich völlig entkleidete, um den auf diese Weise zur Raserei Getriebenen schließlich auszulachen und sich im Nebenzimmer einzusperren. Der junge Mann verübte später ein Mordattentat auf die Frau und im Entsetzen über seine schreckliche Triebhandlung, die glücklicherweise noch gut ablief, hat er sich am nämlichen Abend erschossen. Dieselbe Frau erzählte mir — nicht feststellbar, ob es Wahrheit war oder Phantasie — daß sie einmal ein männliches Modell in ihr Privatatelier bestellt habe, um es Akt zu malen. Das Modell mußte mit erhobener Ferse auf einem Fuße stehen, da ein Genius gemalt werden sollte. So ließ sie das Modell längere Zeit auf dem Tische schweben, bis der Mann bewußtlos zu Boden fiel. Solchen Erinnerungen und solchen Phantasien entsprach natürlich auch die Übertragung dieser Patientin auf mich. Auf dem Wege der Übertragung konnte ich den sadistischen Grundcharakter dieser scheinbar sanften und reizenden Person früher erkennen, als ich ihre Lebensgeschichte erfuhr.

Eine andere Patientin brachte schon in den ersten Stunden der Analyse folgenden Traum:

Traum 1. Doktor W. und ich. Sitze am Schreibtisch und korrigiere lose Manuskriptblätter. (Gemeint sind ihre Träume, die sie auf einzelne Manuskriptblätter schrieb.) Doktor W. legt mir immer wieder ein neues Blatt auf den noch ungelesenen Stoß, der wird immer größer und größer und ich komme nicht nach mit dem Lesen (Anspielung auf die ungelesenen Geheimnisse des Unbewußten). Es ist schon ein ganzer Berg vor mir und ich lese krampfhaft und bin schrecklich gequält. Doktor W. sagt: „Sie dürfen alles auslassen. All das ist ja gar nicht wichtig. Wir wollen ein neues Kapitel anfangen." Dann sehe ich einen Berg.

Diesen Traum nennen wir einen Übertragungstraum, da er sich offenkundig mit meiner Person beschäftigt. Der Sinn ist, daß ich sie nicht mit theoretischen Erwägungen quälen solle, sondern mit ihr ein neues Kapitel ihres Lebens beginnen möge. Das wird aus folgendem Traum noch deutlicher:

Traum 2. Gesellschaft bei mir: Anwesende wie bei meinem Polterabend. Man bittet mich, ich soll spielen (Klavier). Ich versuche, kann aber nicht. Bin sehr in Verlegenheit, will improvisieren, um die Pause auszufüllen, es fällt mir aber kein Ton ein. Ich quäle mich sehr, da erscheint Doktor W. Ich erzähle ihm, daß ich nicht spielen kann. Er hält meine Hand und lacht. Freilich, weil es hier stockfinster ist! Er zündet das Licht an, führt mich zum Klavier und ich spiele (improvisiere) mit soviel Begeisterung, wie noch nie im Leben. Alles wird weit und licht in mir, ich bin sehr glücklich. Ich fühle, daß ich beim Spielen sage: „Alle Probleme sind gelöst, nichts quält mich mehr. Ich sehe alles, klar und scharf konturiert." Plötzlich spiele ich nicht mehr, schau mich um, Doktor W. und ich sind allein. Doktor W. sagt: „Gibt es keine dunklen Gassen mehr?" (Dunkle Gassen sind eine Anspielung auf einen Roman, in welchem dunkle Gassen vorkommen und Liebeshändel, die dort spielen.) Ich lache und sage: „Wir können jetzt endlich aufhören mit der Anstrengung, uns ineinander nicht zu verlieben. Wir sind es ja doch!" Doktor W. fragt: „Glauben Sie, daß ich das als Gentleman darf?"— Da höre ich mein Kind weinen und denke: „Mein Mann ist nicht da, jetzt muß ich aufstehen zum Kinde und krieg wieder kalte Füße."

Der Schluß des Traumes ist besonders hübsch, weil ihr Kind sie vor einem Ehebruch zurückhält. Ihr Mann ist nicht da, soll heißen, daß sie ihn annulliert. Der mir in den Mund gelegte Satz: „Glauben Sie usw." zeigt die Spuren der Abwehr, welche ich schon vor diesem Traume der stürmischen Übertragung entgegengesetzt hatte. Wiederholt erklärte ich dieser Patientin, daß ich von ihrem stürmischen Losgehen auf mich keinen Gebrauch machen dürfe, da er nur ein Schein, eben nur Übertragung sei und die reale Situation mit der analytischen nicht verwechselt werden dürfe.

Traum 3. Ich verliere den Ring, suche überall, zu Hause, in einer Fabrik, im Sanatorium. — Was? Den Doktor W. — Nicht zu finden. Plötzlich, mit Büchern in der Hand, ist er da. Ich fühle: das ist zuviel und schön.

Diese drei Träume genügen, um eine besonders heftige Übertragung und eine ziemlich unverschämte Art, diese Übertragung dem Arzte zu intimieren, darzustellen. Es ist mir in diesem Falle nicht gelungen, die Übertragung als Material zu werten, sondern die Patientin verlor das Interesse an der Analyse, als sie bemerkte, daß ich immer fortfuhr, ihr Benehmen als Material zu werten, anstatt es „ernst zu nehmen". So etwas passiert besonders dann, wenn eine Patientin nicht ernstlich krank ist und eine Analyse halb mit Bewußtsein zwecks Spieles und Unterhaltung mit dem Arzte beginnt. Sie kämpft mit dem Arzt den ewigen Kampf der Geschlechter und es soll vorgekommen sein, daß Ärzte in solchen Kämpfen unterliegen. Das Moralische versteht sich immer von selbst. Mancher Arzt hat seine Lebensgefährtin auf dem Wege gefunden, daß er sie als Patientin in der Analyse kennen lernte. Aber man hat schließlich nur eine einzige Lebensgefährtin und mehr als eine kann man zu gleicher Zeit nicht brauchen. Ich halte es für bösartiges Gerede, wenn man manchen Analytikern vorwirft, daß sie die durch Übertragung erzeugte Situation mißbrauchen. Wenn man schon gar nichts anderes gelten lassen will, so möge man doch bedenken, daß der Arzt von seiner Praxis lebt und daß die Bezahlung doch wohl in dem Momente aufhört, in welchem sich aus dem ärztlichen Verhältnisse ein intimeres entwickelt. Das offene Debetkonto der Patientin ist eine reale Situation, die kräftig genug ist, um die Moral zu schützen.

Die Form, in der man immer wieder die analytische Situation herzustellen versucht, ist ein Stück analytischer Diplomatie. Auch der Analytiker muß Diplomatie entwickeln neben aller Wahrhaftigkeit, die sein Gewerbe fordert. Er darf der Patientin sagen — das ist ja oft die Wahrheit — daß es ihm mitunter schwer fällt, seine Ruhe zu bewahren, daß ihm aber seine Berufstreue über allem anderen stehe und infolgedessen keine Aussicht sei, auf diesem Wege etwas anderes zu erreichen, als entweder das Ende oder den glücklichen Fortgang einer Analyse.

Nicht immer ist die Übertragung so deutlich wie in den mitgeteilten Fällen. Man liest sie oft aus versteckten Andeutungen und in Traumsymbolen, die man den Patienten nicht immer mitzuteilen braucht. Wenn man eine Traumdeutung bringt, zu der nicht die Einfälle des Patienten Gevatter gestanden haben, so riskiert man den Widerspruch des Patienten, der solche Deutungen gerne als unrichtig oder als weit hergeholt bezeichnet. Soweit die Übertragung dabei in Frage kommt, hat Freud die Regel aufgestellt, daß man sie im Anfang anwachsen lassen soll, ohne sie zu stören. Eine gewisse Wärme der Beziehungen ist der Fortsetzung einer Analyse förderlich und die Übertragung muß erst dann aufgedeckt werden, bis sie tatsächlich einen deutlichen Polarisationsstrom erzeugt hat, welcher der Analyse entgegenläuft.

Da die Übertragung vollkommen unbewußt ist, unterliegt ihre Aufdeckung denselben Schwierigkeiten wie die Aufdeckung irgendeines anderen Symptoms. Der Patient ist geneigt, die Aufklärungen des Analytikers zurückzuweisen. Wenn die Übertragung bis zu Gefühlsausbrüchen angestiegen ist, wird man manchmal genötigt, die Analyse für einige Zeit zu unterbrechen, um dem Strom des Affektes Zeit zum Abfluß zu lassen. Klugheit und Intelligenz eines Patienten stehen hier für nichts. Die klügsten Menschen gleichen den dümmsten, wenn sie in den Wirbel der Affekte geraten sind. Wie der Steuermann im Sturm, so zeigt sich der gute Analytiker im Sturm der Übertragung. Es ist durchaus notwendig, gleichmütig zu bleiben. Patienten, die sich in starker Übertragung befinden, lassen kein Mittel unversucht, um den Analytiker aus seiner wissenschaftlichen Ruhe und Objektivität hinauszumanövrieren. Gelegentlich beschimpfen sie ihn, zweifeln an seinem Charakter, werfen ihm alle möglichen Fehltritte vor, wollen auf einmal gar nichts profitiert haben, glauben nicht mehr an die Richtigkeit der Grundsätze, von denen sie noch vor wenigen Tagen begeistert waren, erklären, daß der Analytiker sie schrecklich enttäuscht habe und so weiter. Die einzige Regel, die allgemein gegeben werden kann, ist: abwarten. Der Analytiker hat kein Recht, sich zu beleidigen. Er soll auch nicht die Kabinettsfrage stellen, keineswegs den Mut verlieren und die Kur abbrechen. Ferner soll er nicht nachgeben. Die Patienten sehen es nicht gerne, wenn der Analytiker nachgibt. Die Position des Patienten muß immer wieder umgangen werden, man muß ihm immer wieder sagen, daß Recht oder Unrecht oder irgendeine intellektuelle Wertung hier nicht in Frage kämen, sondern daß der Affekt als Material betrachtet und gedeutet werden müsse.

Gegen Ende von Analysen ist der Übertragungsturm beinahe die Regel und er nimmt mannigfache Form an, je nach dem Rhythmus des Lebens und der Seele, die man analysiert. Enttäuschung, Auflehnung, Wiederkehr von Schmerzen und scheinbar völlig aufgelösten Symptomen aller Art, zärtliche Zuneigung oder beleidigendes Benehmen wechseln ab. Träume, so reichlich diese Quelle sonst geflossen sein mag, versiegen; es ist, als ob das andere Ich sagen wollte: genug der Traumdeutung, laß mich nun endlich Taten sehn. Ich halte es wie viele Analytiker so, daß ich einen fixen Termin setze, an dem die Analyse beendigt sein muß. Ich setze den Termin natürlich nicht zu Beginn der Arbeit — das wäre unmöglich — sondern erst dann, wenn ich glaube, das ganze Material überblicken zu können. An dem einmal Festgesetzten halte ich unerbittlich fest. Patienten kommen dann oft mit den Klagen, daß sie sich sehr unwohl, deprimiert, dem Leben nicht gewachsen und voll Angst fühlen. Man erwidere, daß diese Anzeichen nur dem Zwecke entsprächen, noch länger am Analytiker zu kleben. Eine Patientin erklärte mir mit heftigen Worten, sie habe bemerkt, daß ich mein Kind schlecht ernähre, weil ich ihm gekochte Milch gebe und gekochte Milch enthielte keine Vitamine, sei wertlos. Es war auf dem Lande und ich antwortete erst höflich und real, daß ungekochte Milch leider die Gefahr schwerer Infektionen in sich berge. Sie sagte erregt, das sei nicht richtig, nur ein Aberglaube der Wissenschaft. Nunmehr wurde ich analytisch und sagte ihr, sie selbst sei das Kind, das ich schlecht ernähre und demnächst abzusetzen gedenke. Ich machte ihr begreiflich, daß die Ernährung meines Kindes sie nichts anginge und daß sie nicht von Dingen sprechen müsse, die sie nicht verstünde. Darob Empörung, Tränen und nachfolgende Einsicht. — Einige Tage später hatte sie mit einer anderen Patientin von mir gesprochen und stellte fest, daß ich herzlos sei. Äußerlich sei ich höflich und gefällig, aber innerlich ein Eisblock. Ich wüßte nicht, was für Qualen ein Kranker leidet, und behandelte jene andere Patientin schlecht. Das ist durchsichtig.

Wehe dem Analytiker, wenn er in solchen Zeiten gegen die Regeln verstößt, die er selbst seinem Patienten erklärt hat. Ich hatte einer Patientin von der Schweizer Schule berichtet, daß sie die Seele nur etwas „ankratzten" und nachher viel predigten. Sie betreiben wenig Analyse und viel Synthese. Freud selbst lehne die Synthese mit harten Worten ab. Gegen Ende der Analyse sagte ich der Patientin, ich hielte es für gut, wenn sie sich mit ihrer Mutter wieder aussöhnte. Keinem Kinde schlage es gut an, mit der Mutter in Feindschaft zu leben. Da kam ich aber übel an. Sie brauche keine Ratschläge von mir, sie sei zur Analyse gekommen, nicht zur Synthese und so weiter mit meinen eigenen Worten, das Ei gegen die Henne aufmuckend. Was war da zu erwidern? In der Sache hatte sie recht. Soll man aber nach aufopfernder Tätigkeit vieler Monate nicht einmal das Recht haben, so triviale Ratschläge zu geben, die jeder Fremde äußern könnte? Es ist eine Sache des Zeitpunktes. Trau, schau, wann! darf man da vielleicht sagen. Sie nahm mir übel, daß ich sie im Stiche ließ, und paßte ihre Gelegenheit ab, um den Unwillen zu rationalisieren.

Manche Patienten sagen, sie seien nun geheilt, hätten theoretisches Interesse an der Analyse gewonnen und wollten die Arbeit zu Studienzwecken als Lehranalyse fortsetzen. Ich lehne das ab und fordere solche — zumeist intelligente — Patienten auf, erst ein halbes Jahr verstreichen zu lassen, damit sich kläre, was Übertragung auf mich und also nur Klebstoff sei.

Häufig genug muß man Analysen beendigen, weil der Patient nicht gesund werden will oder weil der Analytiker erkennt, daß die Neurose im vorliegenden Falle noch den besten Ausweg aus den Schwierigkeiten des Lebens bedeute. Die Beendigung solcher Analysen ist besonders schwer, und wenn sie häufig einer Niederlage des Analytikers sehr ähnlich sieht, so widerfährt ihm nur sein Recht, da er hier an der vorläufigen Grenze seiner Kunst angelangt ist.

Fünftes Kapitel

Unterredung mit einem Schizophrenen

Als ich auf der Durchreise in einer kleinen Stadt Nordmährens weilte, erzählte mir ein Kollege von einem jungen Mann, der seiner Familie die größten Sorgen mache. Sein Vater war General gewesen und ist vor einigen Jahren gestorben. Die Witwe mußte von einer kärglichen Pension sich selbst, eine jüngere Tochter und diesen Burschen erhalten, der trotz seiner 24 Jahre zu gar keiner Arbeit zu bringen war. Körperlich war er vollkommen gesund bis auf die Folgen einer Hüftgelenksluxation, die ihn aber nicht hinderte, Mitglied eines Fußballklubs zu sein und dort ganz Ordentliches zu leisten. Für Bureauarbeit war er nicht verwendbar, weil er an Schreibkrampf litt. Wiederholt war er in verschiedenen Landesirrenanstalten gewesen, von wo er aber immer wieder als nicht Anstaltsbedürftig nach Hause geschickt wurde. Die Mutter könne nicht mehr weiter und mit dem Burschen müsse etwas geschehen. Der Arzt sagte, der Bursche sei so demütig, daß er oft nicht wage, an die Türe des Arztes zu pochen, sondern stundenlang im Hausflur warte und auf der anderen Seite so störrig, daß ihm kein Mensch auf die Dauer imponieren könne. Er schimpfe maßlos auf alle Professoren und Ärzte, die in den verschiedenen Kliniken und Anstalten mit ihm in Berührung gekommen waren.

Ich fand einen überaus kräftigen, rotblonden Menschen mit einigen Zeichen abgelaufener Rachitis. Das linke Bein war um etwa 8 cm verkürzt, was durch eine dicke Sohle ausgeglichen wurde. Er begann sogleich zu bramarbasieren, warf mit lateinischen Redensarten der billigsten Sorte umher: „Mens sana in corpore sano" und ähnlichen, erzählte, daß die Herren in Prag und in Troppau gar keine Ärzte seien, gar nichts verstünden, sich in menschliche Seelen nicht hineindenken könnten. Er sei im Alter von sechs Monaten aus der Wiege gefallen und seine Hüftgelenksluxation stamme von daher. Es war klar, daß er mit dieser Erfindung seine Mutter terrorisierte. An einer angeborenen Anomalie wäre die Mutter nur in sehr geringem Grade schuldig zu sprechen. Da sie ihn aber angeblich hatte aus der Wiege fallen lassen, mußte sie die Folgen tragen, die darin bestanden, diesen Lackel zeitlebens mit ihrer kärglichen Pension auszufüttern. Ich ließ mir eine Schriftprobe von ihm geben, wobei sich herausstellte, daß er die rechte Hand, mit der er die Feder hielt, nur mit Hilfe der linken Hand weiterschieben konnte. So hatte er keine Hand frei, um das Papier zu halten, und mußte das Papier mit irgendeinem Gewicht beschweren. Er erzählte von seinen bedeutenden Erfolgen beim weiblichen Geschlechte, habe aber den Geschlechtsverkehr noch niemals ausgeführt, wolle ihn auch nicht ausführen, sondern begnügte sich damit, den Mädchen selbstverfaßte Gedichte vorzutragen, in welcher Kunst er, wie er behauptete, ein Meister war. Er konnte auch Stegreifreime produzieren und gab mir sogleich eine Probe seiner Kunst, indem er in Versen zu sprechen begann: „Mein Fräulein, wollen sie mir die Ehre geben, die Herrin zu sein in meinem Leben usw." in ziemlich blödsinniger Weise. Er masturbierte, wobei er Phantasien des Kunnilingus verwendete. Das wäre die einzige Form, in der die Liebe ein Interesse für ihn hätte. Er könne seine Phantasie nicht in Wirklichkeit umsetzen, weil er sich nur für Virgines interessiere; andere Frauen kämen für ihn nicht in Betracht. Er sagt: „Ich will mir keinen Zungenkrebs zuziehen." Ich verwundere mich über diese Bemerkung, worauf er plötzlich die Haltung verliert und ironisch zu mir bemerkt: „Herr Doktor, Sie müssen schon gehen. Sie haben keine Zeit mehr für mich." Ich erwiderte, daß er die Einteilung meiner Zeit mir selbst überlassen möge, und wir seien noch nicht fertig. Er sagt, er kenne das schon, alle Psychiater hätten diese Pose der olympischen Ruhe. Aber das Gespräch mit mir würde zu nichts führen. Es gelang mir, ihn wieder zu beruhigen und wir setzten das Gespräch fort. Er sagte, er wisse genau, warum die jugendliche Filmdiva Eva M. kürzlich Selbstmord verübt hätte. Sie hätte eine bestimmte Form der Liebe gewünscht, die sie nicht haben konnte. Er sei der einzige Mensch, von dem sie etwas Derartiges hätte haben können. Ich fragte: „Woher wissen Sie das?" Er antwortete: „Das weiß ich. Ich habe auch sonst Visionen." Als ich ihn um den Inhalt seiner Visionen fragte, wich er wieder zurück und dissimulierte. Einige Zeit später kam er wieder aus dem Häuschen und sagte: „Glauben Sie wirklich, daß Sie mir helfen können, wenn Sie sich in einen Sessel hinlümmeln mir gegenüber und so tun, als ob Sie mir himmelhoch überlegen wären?"

Was dieser Fall zeigt, geht über den Rahmen einer Neurose weit hinaus und vor uns erscheint das Bild einer Dementia praecox. Einer völligen Heilung durch Psychoanalyse dürfte dieser Patient nicht zugänglich sein. Man kann aber gerade bei solchen Fällen ziemlich schnell einige Einblicke gewinnen, die man bei Neurotikern nicht so deutlich sieht und sicher nicht während der ersten Unterredung. Dieser Patient kann die Autorität nicht vertragen. Die Tatsache, daß einer sich ihm gegenübersetzt und ihn auszufragen beginnt, kann er nur sehr kurze Zeit aushalten. Auf die Dauer kann er sich nicht verstellen und sagt mir nach einer Unterredung von wenigen Minuten, ob ich nicht lieber fortgehen möchte. Später wird er noch deutlicher, nennt mich einen Lümmel und befindet sich in durchaus feindseliger Einstellung. Jede Analyse ist ein Kampf und in diesem Falle wird besonders deutlich, daß der Kampf in der ersten Minute einsetzt. Der Gedankengang: „Wenn du mir meine Neurose entreißen willst, müßtest du früher aufgestanden sein. Welche Überhebung von dir, daß du dir etwas Derartiges überhaupt zutraust. Komm an und wir werden sehen!" Dieser Gedankengang steckt in jedem Neurotiker. Aber der Schizophrene sagt ihn gerade heraus, wie Zwerg Mime seine bösen Gedanken vor Siegfried nicht verbergen kann.

In dem vorliegenden Falle ist auch das Ziel der Erkrankung deutlich genug, soweit es in der sozialen Sphäre liegt. Sein Schreibkrampf erspart ihm den Kampf ums Dasein. Der angebliche Unfall im sechsten Lebensmonate sperrt der Mutter den Mund. Seine unbedingte Vorliebe für eine Virgo und seine besondere Art der Geschlechtsbetätigung erspart ihm den Kampf um die Liebe. Die innere Struktur dieses Falles kenne ich natürlich nicht, weil ich nur ein einziges Mal mit ihm gesprochen habe. Alles, was ich von dem Fall weiß, klingt an die Ansichten von Alfred Adler an. In einer oberflächlichen Schichte hat Alfred Adler immer recht. Herrschen und beherrscht werden, Hauptkriegsschauplatz und Nebenkriegsschauplatz, Attitüde und Arrangement spielen in jedem Falle eine gewisse Rolle. Was Adler geflissentlich übersieht und weshalb die Psychoanalytiker diesen scharfsinnigen Forscher oberflächlich nennen, ist die absolute Überordnung der Sexualität (Libido) über alles Soziale. Das frühe Kindesalter, in welchem der Charakter entsteht, weiß noch nichts von sozialen Kämpfen. Das Unbewußte in seinen archaischen Schichten weiß zeitlebens nichts davon. Die Sphäre, in der Adler ausschließlich arbeitet, ist schon eine Übertragung: die Übertragung ins Soziale. Sie ist in vielen Fällen eine so vollkommene, daß man zweifellos auch in dieser Sphäre vorübergehende Heilerfolge erzielen kann. Es gibt aber keine Analyse ohne gründliches Eingehen in das Sexualleben. Das geht schon daraus hervor, daß es keinen nervösen Menschen gibt, dessen Sexualleben in Ordnung wäre. Ich habe die Hoffnung noch immer nicht aufgegeben, ja ich bin dessen gewiß, daß in absehbarer Zeit alle Schulen, die aus dem gewaltigen Stamme Freuds entsprossen sind, sich wieder finden werden. Die Gegensätze sind nur scheinbar. Es sind mehr Schichtungs- als Qualitäts-Differenzen. Man wird sich finden und alle werden dem Meister, der die Richtung gewiesen, die Ehre geben, die ihm gebührt.

Sechstes Kapitel

Angstzustände

Johann X., 45 Jahre alt, kommt in Gesellschaft seiner Frau zu mir, weil er an Angstzuständen leidet. Technisch ist schon an dieser Stelle folgendes zu bemerken: wenn Patienten nicht allein kommen, sondern in Begleitung, so ist diesem Umstande immer ein besonderes Augenmerk zuzuwenden. Sehr häufig bringt der Patient gleich Ursache und Ziel seiner Erkrankung mit sich. Die Frau kann sein Hauskreuz sein, gegen die sich die ganze Erkrankung richtet. Es kommt auch vor, daß anscheinend gesunde Menschen einen kranken Anverwandten herbeischleppen und in langer Rede den Fall auseinandersetzen. In solchen Fällen kann man oft sagen: „Schicken Sie diese Person nach Hause und bleiben Sie selber da. Sie sind der, welcher einer Psychoanalyse bedarf." Man wird sich also in jedem Falle vormerken, wie und mit wem ein Patient zum ersten Male in der Sprechstunde erschienen ist.

X. fühlt sich körperlich ganz gesund, das Leben ist ihm aber verleidet, weil er immer Angst hat, daß er zu spät kommen könnte. Er besitzt ein gutgehendes Handelsgeschäft, das er ohne Schwierigkeiten führen kann. Wenn er aber nach Hause kommt und seine Frau vorschlägt, daß sie etwa ins Kino gehen sollten, dann wird er sofort von Angst befallen, er könnte zu spät kommen, und obgleich er sich sagt, daß gar nicht viel daran gelegen wäre, wenn er wirklich zu spät käme, und daß überdies noch zwei Stunden Zeit sind bis zum Beginn der Vorstellung, steigt diese Angst in ihm, verdirbt ihm den Abend, und er kann unter Umständen vor Erregung nicht einschlafen. Diese Form der Angst besteht erst seit $^3/_4$ Jahren. Aber andere Formen von Angst haben ihn abwechselnd schon von Kindesbeinen an gequält. Im Gasthaus hat er Angst, er könnte vergessen anzusagen, was er verzehrt hat. Wenn er in ein besseres Lokal eintritt, dann überfällt ihn Platzangst. Er zeigt auch einen ängstlichen Blick und die Diagnose Angstneurose kann leicht gestellt werden.

Er berichtet, daß er wegen seiner Angst und Nervosität bereits bei vielen Ärzten gewesen sei. Seine Intelligenz ist gering. Zu mir kam er, weil ein Kollege mich empfohlen hat. Er ist aber schon früher bei einem Psychoanalytiker gewesen und erzählte mir, daß ihm der nicht geholfen habe. Er mußte sich dort auf ein Kanapee legen und sei ausgefragt worden. Hernach ist er in ein elektrotherapeutisches Institut gekommen, wo man ihm seine Angstzustände mit elektrischen Maschinen, deren Elektroden man an die Schläfenbeine setzte, aus dem Kopfe nehmen wollte. Es besteht kein Grund, besonders nicht v o r der Leistung, daß ein Arzt sich einem andern überlegen fühlen sollte, weil dem andern ein Patient davongelaufen ist. Im Gegenteil, die Wahrscheinlichkeit, daß er einem ebenso davonlaufen wird wie dem Kollegen, ist sehr groß. Intellektuelle Aufklärungen, über den Weg, auf dem die Psychoanalyse helfen könne, nützen nichts, weil der Patient ein pathologischer Zweifler ist. Er ist nicht imstande, auf das

zu achten, was ihm der Analytiker erklärt, sondern der Zweifel frißt den letzten
Rest seiner ohnehin geringen Auffassungsgabe. Wenn ich ihm also sagte, daß
seine Angst eine bestimmte Ursache haben müsse, daß die Angst in einem gewissen Sinne berechtigt sei und daß alles darauf ankomme, diese eigentliche
Ursache zu finden, so antwortet er darauf, daß er gar keine wirkliche und be-
rechtigte Ursache für Angst habe. Wenn man ihm nun mit dem Unbewußten
kommt, so wird er ganz verwirrt und rettet sich aus seiner Verwirrung mit dem
Gedanken: Der Arzt ist ein Schwindler oder er ist ein Narr, bis der Flucht-
reflex so groß wird, daß er unter irgendeinem Vorwand ausbleibt. Solche
Patienten fürchten sich, wie man weiß, vor sich selber und vor den Leidenschaften,
die unbewußt in ihnen stecken. Sie fürchten sich, daß diese Leidenschaften bewußt werden und zu Impulshandlungen führen könnten, die ihr bürgerliches
Leben bedrohen. Sowie sie merken, daß der Arzt daran arbeitet, ihre unbewußten
Gedanken ans Tageslicht zu ziehen, wird der Arzt zu ihrem Feinde und sie laufen
davon. Deshalb besteht die Arbeit des Psychoanalytikers darin, solche Opera-
tionen höchst vorsichtig, langsam und nur im Maßstabe der Übertragung vorzunehmen, das heißt: die Bindung des Patienten an den Arzt muß immer stärker
sein als der Wille, davonzulaufen. Der Zweifler nähert sich dem, was Freud
narzistische Neurose nennt. Er bringt nicht viel Übertragung auf. Deshalb
wird ein Zweifler nur sehr langsam oder gar nicht geheilt werden können. Un-
geduldige Analytiker werden hier zu keinem Erfolg kommen. Es gibt aber
Fälle, bei denen auch der geduldigste Analytiker nichts erzielen kann, weil die
Übertragung fehlt, der Kontakt nicht hergestellt werden kann, bis der Patient
schließlich die Kur unterbricht.

Johann X. erzählte mir, daß er im Jahre 1914 in Galizien gefangen genommen
wurde und sechs Jahre in russischer Kriegsgefangenschaft zugebracht hat.
Erst im Jahre 1920 ist er wiederum nach Hause gekommen. In Sibirien hat er
ein abenteuerliches Leben geführt. Als das zaristische Rußland zusammen-
brach, wurde er Kuhhalter bei einem Bauern. Später wanderte er in der Kleidung eines sibirischen Hirten bis zu einer deutschen Siedlung, wurde dort als
Lehrer angestellt und hat durch zwei Jahre 46 Kinder unterrichtet. Dann kamen
die Bolschewiken und wollten ihn zum Kommandanten des Dorfes ernennen,
weil er der einzige im Dorfe war, der lesen und schreiben konnte. X. lehnte
ab und rettete so sein Leben. Denn einige Monate später kamen tschechische
Legionäre und erschossen ohne Erbarmen alle Dorfbewohner, die bolschewistische
Funktionen übernommen hatten. Später trat X. als Gehilfe in eine Schmiede
ein, wurde nacheinander Schneider, Friseur, Kellner in einem Kaffeehaus,
Sitzkassier und Karikaturenzeichner in einem Zirkus. Er konnte nicht zeichnen,
aber er vereinigte sich mit einem anderen, der es konnte und sie traten zu zweit
auf. So wechselte er seine Berufe, schlug sich unter tausend Gefahren, die auch
seine Gesundheit betrafen, durchs Leben und konnte im Jahre 1920 eine Gelegenheit zur Heimfahrt benützen. Auf der Heimreise ist er an Flecktyphus erkrankt, hat später in der entsetzlichen Winterkälte Sibiriens auch eine Ohren-
eiterung mitgemacht, so daß er auf einem Ohre taub ist.

Das sind, in einen kurzen Absatz gebracht, die Erlebnisse von sechs bangen
Jahren. Als junger, blühender Mann ist X. im Jahre 1914 eingerückt. Gealtert, ohne Haare und in einer unbeschreiblichen Verwirrung ist er im Jahre
1920 in seine Heimat zurückgekommen. Zunächst bemerkte man an ihm keine
besonderen Symptome mit Ausnahme seiner Verschlossenheit. Er übernahm
das Geschäft, welches in seiner Abwesenheit von seiner Frau in musterhafter

Weise geführt worden war. Sie hatte ihm auch nach Sibirien in regelmäßigen Abständen Geld geschickt, so daß er niemals länger als einige Monate außer Kontakt mit ihr gewesen war. Dennoch sagte er, daß er in den letzten Jahren seines sibirischen Aufenthaltes gar nicht mehr daran gedacht habe, daß er jemals wieder zurückkommen könnte. Er hatte sich in sein Los gefunden und die Vergangenheit als Gatte und Vater von drei Kindern schien ihm unwiderbringlich verloren. Als er wieder in Wien war, konnte er in den ersten Nächten nicht schlafen, verließ das Bett neben seiner Frau und legte sich auf die Erde. Er begründete das damit, daß er schon ganz dessen entwöhnt sei, in einem Bett zu schlafen. Der Analytiker, dessen Verdacht bei allem ungewöhnlichen Gehaben erwacht, wird hier die Zielvorstellung gewinnen, daß der Patient ein Pritschenlager in Asien dem Ehebette vorzog. In der sibirischen Gefangenschaft war er frei von seinem Weibe. In der europäischen Freiheit mußte er die Gefangenschaft der Ehe erdulden. Einen derartigen Verdacht wird der Analytiker zu Beginn seiner Arbeit seinem Patienten nicht aussprechen dürfen. Er wird auf Bestätigungen seines Verdachtes zu warten haben.

Erster Traum des Patienten: Ich habe heute 600 000 Kronen gefunden. Das ist der ganze Traum. Natürlich muß dieser Traum und auch die folgenden viel länger gewesen sein, aber der Mann gibt nicht mehr davon her. Er bemerkt zu diesem Traum, daß er tatsächlich 600 000 Kronen seines Besitzes am Vortage in der Brieftasche gehabt habe. Zur Deutung des Traumes nur so viel, daß der Patient gerade sechs Jahre in Sibirien gewesen ist. Der Traumdeuter kann bei Ziffern im Traume die Nullen vernachlässigen. Sinn: er ist, er will wieder in Sibirien sein[1].

X. berichtet weiter, daß er während der ganzen Zeit seiner Gefangenschaft, bis er vom Zusammenbruche der österreichischen Monarchie hörte, außer den Gefahren, die ihn umgaben, auch noch von einer Angstvorstellung beherrscht war, die der Berechtigung nicht entbehrte. Kurz nach Kriegsbeginn hatte er im Felde einen Gefangenentransport zu bewachen. Obgleich er den Gefangenen die Füße zusammenband, gelang es der Mehrzahl von ihnen, in der Nacht durchzugehen. Als ihn nach diesem ein Hauptmann mit dem Revolver bedrohte und zu ihm sagte: „Mit Ihnen werde ich abrechnen", blieb Patient absichtlich in einem Gehöft zurück, beklagte sich bei durchgehenden Truppen über seinen Hauptmann und wäre zweifellos als Deserteur behandelt worden, wenn ihn die Russen nicht vier Tage später gefangen hätten. Er läßt durchblicken, daß diese Gefangennahme nicht ganz ohne sein Hinzutun erfolgt ist. So hatte X. vier Jahre lang in Sibirien die Absicht, gar nicht mehr nach Österreich zurückzukehren, wo ihm ein Kriegsgericht drohte.

Sein Sexualleben in Sibirien war, wenn man seinen Angaben Glauben schenken darf, vollkommen null. Niemals hat er eine Frau aufgesucht, auch sonst nichts dazu getan, um seine Sexualprodukte abzuführen. Von Zeit zu Zeit hatte er Pollutionen. Auch vor dem Kriege ist er seiner Frau, mit der er seit 20 Jahren verheiratet ist, niemals untreu gewesen. Irgendein Geheimnis steckt hinter dieser Sexualablehnung. Aber der verschlossene Mann gibt nichts zu, schaut lauernd auf den Analytiker und hat offenbar die feste Absicht, im gefährlichen Momente sofort auszuspringen. Wiederholt verlangt er Medikamente, die seinen Zustand bessern sollen. Er hat von einem Arzt ein Opiumrezept bekommen, das ich ihm wieder wegnehme. Man muß in der Analyse narkotische

---

[1] 6 in Träumen bedeutet oft Sex—ualität. Aber dieser Patient war so ungebildet, daß er dieses Wort gar nicht kannte.

Medikamente, wenn es irgend möglich ist, ausschalten. Der natürliche Widerstand des Neurotikers narkotisiert schon genug. Es ist nicht nötig, den Patienten noch künstlich einzuschläfern, so daß man schließlich gar nichts von ihm erfährt. Leider ist diese Regel: keine Narkotika! nicht ohne Ausnahme durchzusetzen. Ich ersetzte das Opiumrezept durch ein anderes, das etwas Baldrian enthielt, und da er neben einer Wasserheilanstalt wohnte, gestattete ich ihm auch, Kamillenbäder zu seiner Beruhigung zu nehmen. Die mechanistische Weltanschauung des gegenwärtigen Zeitalters bringt es mit sich, daß Patienten auf derartige Prozeduren und Rezepte mehr geben als auf die psychische Auflösung ihrer Symptome. Ein Fall, bei dem ich einen meiner besten Erfolge erzielt hatte, sagte mir nach der Analyse wie bedauernd: ,,Ich weiß nicht, was Sie da an mir gemacht haben. Unbestreitbare Tatsache ist, daß es mir besser geht. Wenn Sie mir ein Rezept verschrieben hätten, würde ich verstehen, daß Sie ein guter Doktor sind, der mir eine wirksame Medizin verschrieben hat, aber so? Was haben Sie eigentlich mit mir gemacht?'' Der das sagte, war ein unintelligenter Patient, aber, wie ich wiederholt versichern kann, die Intelligenz ist bei solchen Dingen für nichts. Der naive und unintelligente Patient spricht nur offen aus, was der gebildete höflich verschweigt.

Im weiteren Verlaufe der Analyse berichtet mir der Patient mit geläufiger Zunge aus seiner Kindheit. Die Geläufigkeit kam daher, daß er alles das schon früher dem anderen Analytiker erzählt hatte und nun zu wissen glaubte, daß es uns Analytikern gerade auf Geschichten aus der Kindheit ankäme. In Wirklichkeit diente diese geläufige Erzählung dazu, das Vordrängen der gegenwärtig wirksamen Komplexe zu verhindern. Man wird an das Wort erinnert, daß die Sprache dem Menschen gegeben sei, um seine Gedanken zu verbergen. Schließlich erzählte er ein Erlebnis aus seinem 15. Lebensjahre, das für die Bildung seines Angstcharakters einigermaßen wirksam gewesen sein muß. Er stammte aus einer Familie in der ungarischen Provinz. Sie waren 14 Geschwister. Nach Beendigung seiner Schulpflicht kam er als Lehrbub zu einem Handwerker in ein anderes Provinzstädtchen. Sein Meister hatte einen um einige Jahre älteren Gesellen, der sich mit dem 15 jährigen Burschen einen rohen Spaß erlaubte. Er schleppte ihn in das Bordell des Städtchens und gab den Frauenzimmern Geld, damit sie den Jungen, der überdies etwas zurückgeblieben war, mit ihrem Gewerbe bedrängten. X. sagt, daß er damals noch keine Ahnung gehabt hätte, ,,was man mit Frauen macht''. Er wollte echappieren, weil er von einer unnennbaren Angst ergriffen war. Aber die Frauen sperrten die Türe zu und der Geselle stellte sich vor das Fenster, aus dem X. sich stürzen wollte. Die Gesellschaft scheint die Sache damals tatsächlich bis zu Ende gebracht zu haben, so daß dieses Erlebnis zum ersten erinnerten sexuellen Erlebnis des Patienten wurde. Der Geselle schaute zu. X. war außer sich, konnte die Angst vor Frauen viele Jahre nicht los werden und verlangte von seinem Meister, daß er den Gesellen sofort entlasse. Der Meister wollte das erst nicht, weil er den Gesellen nötiger brauchte als den Lehrbuben, aber X., obgleich sonst schüchtern, bestand leidenschaftlich darauf und setzte seinen Willen auch durch, weil er mit der Polizei drohte und der Meister einen Skandal vermeiden wollte.

Es ist gar nicht abzusehen, wie wichtig dieser Schock, den wir auch psychisches Trauma nennen, für die Entwicklung des X. geworden sein mag. Das erste sexuelle Erlebnis wird für jeden Menschen zum Schicksal. Es fixiert sich bis zu einem hohen Grade, und wenn es schrecklich gewesen ist, so hindert das nicht, daß es nach Wiederholung verlangt. Das Trauma wird nicht sowohl aus dem

Bewußtsein verdrängt, weil es im Bewußtsein zu schrecklich ist, sondern die Schrecklichkeit wird um so größer, als im Erlebnis ein Wiederholungszwang liegt, der mit der moralischen Persönlichkeit im Widerspruch steht. X. berichtet, daß er immer wieder die Idee gehabt habe, noch einmal in dieses Haus zu gehen. Aber er hat es nicht getan und erst fünf Jahre später normale Beziehungen zu Frauen angefangen. Eine Geschlechtserkrankung (Gonorrhöe) hat ihn dann neuerdings aus diesem Felde zurückgeschlagen. Er sagt, daß er erst mit 19 Jahren zum erstenmal masturbiert habe. Da wir wohl behaupten dürfen, daß es etwas Derartiges nicht gibt, muß hier eine Periode verdrängt sein, deren Aufdeckung Aufgabe der Psychoanalyse ist. Aber zu dieser Aufgabe brauchte man viele Monate, wenn nicht Jahresfrist und soviel Zeit stellt einem der Patient und sein Widerstand nicht zur Verfügung. Jedenfalls gibt er zu, daß er viele Jahre Wachträume fabriziert habe, in deren Mittelpunkt das Erlebnis in dem verrufenen Hause stand.

In den Erzählungen von Tausendundeiner Nacht gibt es eine kurze Geschichte, welche die Wahrheit von dem unauslöschlichen Eindruck des ersten sexuellen Erlebnisses in besonders wirksamer Weise darstellt. Ein Mann hat geheiratet und bringt seine junge Frau unmittelbar nach der Hochzeit durch die Wüste nach seiner Heimat. Am ersten Abend rasten sie in der Wüste, und der Mann begibt sich auf die Suche nach Wasser. In seiner Abwesenheit steigt ein Pavian vom Baum herunter, bemächtigt sich der Frau und vergewaltigt sie. Als der Mann zurückkehrt, findet er seine Frau ohnmächtig vor Schrecken und ihrer Blüte beraubt. Er tröstet sie, bringt sie nach Hause und lebt mit ihr glücklich bis zu ihrem Tode. Sie bringt ihm Söhne und Töchter zur Welt. Auf ihrem Totenbette sagt sie ihm, er möge besonders die Töchter vor Ungemach bewahren, denn sie habe bis zum heutigen Tage den Pavian nicht vergessen können, der ihr erster gewesen war.

Ich werde Gelegenheit haben, noch andere Primeurs des Sexuallebens darzustellen, deren gärendes Verlangen nach Wiederholung zum Kern von Neurosen wurde. Ich fragte X., ob er das Erlebnis in dem verrufenen Hause auch dem anderen Analytiker erzählt habe. Das verneinte er und auf die Frage, warum er ein so wichtiges Erlebnis verschwiegen habe, sagte er, es sei ihm nicht eingefallen. Von da bis zu der Annahme, daß es ihm erst bei mir wieder bewußt geworden sei, ist nur ein Schritt. Es gibt endlose Debatten darüber, ob ein Unbewußtes überhaupt existiere, und tatsächlich sagen einem Patienten, die nach langem Bemühen scheinbar plötzlich Erinnerungen habhaft werden, die vergessen waren, daß sie eigentlich immer alles gewußt hätten. Für die praktische Analyse ist die Frage, ob das Unbewußte wirklich vollkommen vergessen oder nur in den Hintergrund geschoben sei, nicht von erheblicher Wichtigkeit. Das wichtigste ist die Dynamik des Seelenlebens. Der Patient kann nach der Analyse die Zusammenhänge seiner Erlebnisse und den Ursprung seiner Leitlinien besser beurteilen als vorher. Im vorliegenden Falle handelt es sich um das Verlangen nach aggressiven Weibern. Die Frau, die er später geheiratet hat, war gewiß nicht so. Andere Frauen hat er nicht aufgesucht. In der Rolle des gewalttätigen Gesellen haben wir ein homosexuelles Motiv zu vermuten.

Als er aus Sibirien zurückkam, befand sich sein Bruder als Teilhaber im Geschäft. Vor anderthalb Jahren ist der Bruder aus dem Geschäft ausgetreten und hat sich selbständig gemacht. Der Patient hat nur zweimal in seinem Leben geweint. Das eine Mal, als die Mutter starb, das andere Mal, als der Bruder aus dem Geschäfte austrat und durch keinerlei Opfer von seiten des Patienten für ein Weiterverbleiben zu haben war. Wenn man als Analytiker in der Nachkriegszeit gesehen hat, wie häufig Patienten, die jahrelang in der Gefangenschaft oder auch nur im Felde gestanden sind, mit einer larvierten homosexuellen Komponente zu einem kommen, so wird die leidenschaftliche Reaktion des Patienten auf den Austritt seines Bruders verdächtig. Der Patient gilt im Geschäft als sehr strenge, sogar als gewalttätig, und der Bruder hat es mit ihm nicht länger aushalten können. Noch auffallender wird das Brudermotiv durch folgende Tatsache. Die älteste Tochter des Patienten ist 23 Jahre alt. X. will diese Tochter mit einem anderen seiner Brüder verheiraten. Er nährt diese Absicht seit einigen Jahren und hat diesen Bruder lange Zeit mit Geld unterstützt, bis er ein selbständiger Kaufmann geworden ist. Die Tochter, gesünder veranlagt als der Vater, will nichts von dieser Verwandtenehe wissen. Sie sagt, es gäbe noch andere Männer auf der Welt, sie sei nicht in der Lage, sich in ihren Onkel zu verlieben. Der Vater hat mit Güte und mit Strenge, mit großartigen Aufregungszuständen versucht, seinen Willen durchzusetzen. Kurz nach dem Austritt des einen Bruders aus dem Geschäfte mußte er auch das Projekt, seine älteste Tochter mit dem anderen Bruder zu verheiraten, fallen lassen. Das sind gewiß außergewöhnliche Zustände. Der Inzest klopft an die Türe. Wir beginnen zu verstehen, warum er die Aufregung immer nur zu Hause hat und warum sie sich in den Begriff „zu spät" symbolisiert.

Zweiter Traum: „Ich habe eine große weiße und eine große schwarze Ratte gefangen. Ich habe mit ihnen gespielt." Zu diesem Traum fällt ihm ein, daß seine Frau während der Ernährungsschwierigkeiten eine Kaninchenzucht angelegt habe. Diese Kaninchen wären ihm wie Ratten vorgekommen und er habe sich vor ihnen geekelt. Schließlich seien sie gestohlen worden. Zur Deutung dieses Traumes ist zu bemerken, daß Ratten gefährliche Tiere sind, die empfindlich beißen, im Volke als giftig gelten. Schwarz ist ein Todessymbol. Patient geht mit gefährlichen Gedanken um, die sich irgendwie mit der Frau beschäftigen, aber auch mit kleinen Dingen, welche die Frau züchtet, das sind die eigenen Kinder. Weiß und schwarz ist Recht und Unrecht.

X. erzählt ferner, daß er nach seiner Heimkunft aus Sibirien gerade in die Inflationszeit kam und als Kaufmann mit der Geldentwertung nicht Schritt halten konnte. Da sei man auch immer „zu spät" gekommen. Wenn man in ausländischem Gelde zu bezahlen hatte, verlor man immer wieder Vermögen, weil man mit der Beschaffung ausländischer Devisen zu spät kam.

Nach einer Analyse von mehreren Wochen erfahre ich, daß Patient auch an Zwangshandlungen leidet. Genau genommen gehen die ersten Wochen einer Analyse hauptsächlich darüber hin, um die Größe des Schadens zu umstecken. Die Patienten verheimlichen nicht nur die Ursachen ihrer Symptome, wofür sie nichts können, weil diese Ursachen unbewußt sind, sondern sie verheimlichen auch die Symptome selbst. Es geht dem Analytiker ähnlich wie dem Operateur, der etwa an die Reinigung eines tuberkulösen Knochens schreitet und beim Aufmeißeln bemerkt, daß der Knochenfraß viel weiter um sich gegriffen habe, als man von außen bemerken konnte. Patient muß in der Nacht vom Bette aufstehen, wenn er sich erinnert, daß im Speisezimmer ein Salzfäßchen auf dem Tische stehen geblieben ist. Es könnte herunterfallen: das ist die Begründung. Immer wieder Anklingen einer Gefahr: es könnte etwas geschehen, er könnte irgendwie schuldig werden. Und immer nur zu Hause. Er hat eine heilige Scheu vor dem Gerichte und klagt niemals. Er hat Angst vor falschen Zeugenaussagen. Er könnte etwas sagen und man würde ihm dann nachweisen, daß er falsch ausgesagt habe. Man merkt schon, daß die Angst nichts anderes ist als die Angst vor sich selber.

Schließlich erzählt er, daß er von seinem Meister in der kleinen Provinzstadt, wo er das Schreckerlebnis in dem verrufenen Hause hatte, sehr viel Schläge bekam. Dieser Meister habe viel mit seiner Frau gestritten und Patient habe sich immer wieder zwischen ihn und die Frau gestellt. Er habe eine besondere Verehrung für die Frau gehabt und um ihretwillen gerne die Schläge erduldet. Einmal habe ihn der Meister in der Früh in den Keller gesperrt und bis zum anderen Morgen darinnen gelassen. Diese Erinnerung ist eine Deckerinnerung. Der Meister und seine Frau stehen für seinen Vater und seine Mutter. Der Ödipuskomplex taucht auf. Man muß bedenken, daß dieser Patient das gemeinsame Altern mit seiner Ehefrau nicht durchgemacht hat, sondern in Sibirien war, während die Frau in Sorgen um den Mann, um die Führung des Geschäftes, um die Erziehung der Kinder, um die Beschaffung von Nahrungsmitteln im Kriege vor der Zeit gealtert ist. Als der Gatte zurückkam, stand er einer alten Frau gegenüber, die eher seine Mutter als seine Frau zu sein schien. In diesem Zeitpunkte der Analyse schien es mir fast sicher, daß die Neurose des Patienten sich gegen seine Frau richte, ich hatte aber keine Möglichkeit, die Analyse weiterzuführen, weil der Patient, der immer noch nicht einsehen konnte, was ihm tägliche Besprechungen nützen sollten, unter einem Vorwand ausblieb. Somit liegt hier das kurze Bruchstück einer Analyse vor, aus dem man einiges zur Technik der Analyse lernen kann. Ich glaube nicht, daß ein wesentlicher Fehler meinerseits vorliegt, da ich ja dem Patienten kaum etwas von den Deutungen, die hier mitgeteilt werden, gesagt habe. Der Narzißmus dieses Patienten war unüberwindlich. Die großartigsten Entdeckungen, wie die aus dem verrufenen Haus in seinem 15. Lebensjahre, machten nicht den geringsten Eindruck auf ihn. Die Aneinanderreihung der anderen Traumen: das drohende Kriegsgericht in Galizien, die Gefangennahme, das gefährliche Leben in Sibirien, der Austritt des Bruders, die Unbotmäßigkeit der Tochter und noch einiges, was ich ausgelassen habe, weil es in diesem Zusammenhang belanglos ist, machten auf den Patienten keinen Eindruck. Wenigstens nicht während der Analyse. Es ist möglich, daß meine Arbeit trotzdem zum Samen in ihm geworden ist, aus dem sich zukünftige Keime entwickeln. Sein größtes Trauma war nicht die Gefangennahme, sondern die Form, in der ihm die Freiheit wieder gegeben war. Dieser Mann ist in Sibirien seinem Ideale und seiner Freiheit näher gewesen als zu Hause, wo er in fortwährender Angst lebte, daß ein vulkanischer Ausbruch seiner wahren Natur ihn bürgerlich unmöglich machen könnte. In Sibirien hätte er seine verborgene Natur, wahrscheinlich homophiler Art, ausleben sollen. Er ist zur Familie zurückgekehrt und nun ist es „zu spät“.

Siebentes Kapitel

Psychogene Melancholie

Die Melancholie ist für die herrschende Psychiaterschule eine Krankheit, die sich psychisch nicht beeinflussen läßt. Es habe keinen Zweck, die endlosen Klagen dieser Kranken immer wieder anzuhören, da sie in der Realität keine Vertretung haben. Die Kranken sind der Kritik unzugänglich, sie hören kaum auf das, was man zu ihnen sagt, oder wenn sie manchmal zuhören, so entnehmen sie dem ärztlichen Zuspruche nur das, was sie in ihren Klagen, Selbstbeschuldigungen und Befürchtungen verstärken kann. Deshalb fragt ein Schulpsychiater fast gar nicht nach den Ursachen solcher Verstimmungen, sondern er verordnet Opiate, Bäder und gegen die Selbstmordgefahr Internierung in Anstalten, wo die Kranken bewacht werden können.

Es verhält sich aber mit der Melancholie ähnlich wie mit der Epilepsie. Das Gebiet der pathologischen Verstimmungen ist ein weites Feld von der einen Grenze, wo tatsächlich ein Kontakt zwischen Arzt und Patienten nicht hergestellt werden kann, bis zur anderen Grenze, wo man mit mehr oder weniger Mühe einen kausalen Zusammenhang zwischen Erlebnis und Verstimmung herzustellen vermag. Zwischen diesen beiden Grenzen sind die einzelnen Fälle irgendwo einzureihen, und wohin sie gehören, kann, von den extremen Fällen genuiner Melancholie abgesehen, immer nur durch eingehende Beschäftigung mit dem Seelenleben des Patienten festgestellt werden. Ich habe den Eindruck, als ob die Schulpsychiater zu einer so eingehenden Beschäftigung sich nicht immer Zeit nehmen. Vor einigen Jahren hatte ich Gelegenheit, eine Patientin zu sehen, die aus den ehemaligen spanischen Kolonien stammte. Sie hieß Gloria, 26 Jahre alt. Wegen eines Lungenspitzenkatarrhs hatte man sie in einen Schweizer Höhenkurort geschickt. Der Katarrh besserte sich dort, aber sie verfiel in einen Zustand zunehmender Verstimmung, so daß man sie nicht allein lassen konnte. Sie litt an Angstzuständen, weinte viel und äußerte Selbstmordabsichten. Die Familie schickte ihr die um einige Jahre jüngere Schwester nach, mit der sie sich immer gut vertragen hatte. Da sich die Verstimmung nicht besserte, andererseits von dem Lungenspitzenkatarrh — wenn überhaupt einer bestanden hatte — nach einigen Monaten Höhenkur nichts mehr übrig war, kam Gloria nach Wien. Ich arbeitete damals in einem Wiener Sanatorium und einer der geschätztesten Neurologen von Wien schickte sie mir mit einem Zettel: Typische Melancholie. Therapie: Opium, Medinal, protrahierte Bäder.

Gloria war eine dürre Büßerfigur mit einem schmalen Madonnengesichte, das Haar in der Mitte gescheitelt. Sie erzählte, daß sie nun nicht mehr an Angst leide. Derzeit sei die ganze Welt tot. Alles sei ihr gleichgültig, sie werde auch nie wieder gesund werden und es läge ihr nichts daran. Sie unterschied sich aber von den schweren Melancholikern dadurch, daß sie immerhin ausführlich erzählen konnte, wie sie sich vor zehn Monaten mit dem Freunde ihres Bruders verlobt habe. Die ersten Monate nach der Verlobung hätten sie beide in höchstem Glücke geschwelgt, bis sie leider wegen ihrer Erkrankung, die damals in Abmagerung, Blässe und Schwäche bestand, die Heimat habe verlassen müssen. Von Europa aus habe sie mit ihrem Bräutigam einen regen Briefwechsel unterhalten. Es gab dann ein kleines Mißverständnis zwischen ihnen, so daß in der Korrespondenz eine Pause von sechs Wochen eintrat. Nach Ablauf dieser Frist traf wieder ein Brief ihres Bräutigams ein, in dem er mitteilte, daß er nicht ganz wohl sei. Gloria datiert den Ausbruch ihrer Verstimmung vom Empfange dieses Briefes an. Sie wurde von furchtbarer Angst um das Leben ihres Verlobten befallen. Allerdings war sie schon von Kindheit auf ein einsames und nachdenkliches Mädchen gewesen.

Der Analytiker kann schon aus diesen wenigen Mitteilungen entnehmen, daß dieses Mädchen ihren Bräutigam nicht liebte. In der ungetrübten Hoffnung auf glückliche Ehe bricht eine Neurose nicht aus. Eine glückliche Braut wird auch nicht so leicht wegen eines unbedeutenden Leidens ihren Bräutigam verlassen und über den Ozean ziehen. Ebensowenig wird sie wegen eines geringfügigen Mißverständnisses die Korrespondenz mit dem entfernten Geliebten sechs Wochen lang unterbrechen. Schließlich ist die gänzlich ungerechtfertigte Angst um das Leben des Bräutigams für den Analytiker sehr verdächtig: sie ist ein Wunsch, der aus der Verdrängung in der Gestalt von Angst in das Bewußtsein wiederkehrt.

Einige dieser Gedankengänge konnte ich der Patientin mitteilen. Sie brach in Tränen aus und erzählte mit klagender Stimme, ihr Bräutigam habe ein großes Unglück gehabt, er sei während des Krieges infolge eines unglücklichen Schusses um seine Geschlechtsorgane gekommen. Gloria und alle Leute in der Heimat wußten das. Der junge Mann sei immer traurig, immer einsam gewesen, sie wollte ihn glücklich machen und selbst auf die Freuden der Liebe verzichten. Sie sei ohnehin für weltliche Liebe untauglich geworden, seitdem ein anderer Mann um ihre Hand angehalten habe und sich nachher als ihrer durchaus unwürdig erwiesen habe. Jetzt stünde die Sache so, daß sie von ihrem Bräutigam nicht mehr lassen könne. Er habe sie wiederholt beschworen, als sie sich verlobten, ob sie ihrer Liebe zu ihm ganz sicher sei, er könne Enttäuschung nicht ertragen und müßte ihren Verlust mit seinem Leben bezahlen.

Hier hätten wir also eine verblüffende Erklärung für die Verstimmung der Patientin, die ich schon in der zweiten oder dritten Stunde aus ihr herausbekam. Die Situation, in der sie sich befand, trug durchaus romantischen Charakter und sie hatte nicht viel Ursache, ihr Unglück zu verheimlichen. Sie stand im Glorienscheine des Verzichtes und der weißen Wohltäterin. So merkwürdige Ursachen und so wuchtige stehen manchmal dicht hinter den Symptomen, nach deren Ursachen die Psychiater der Schule gar nicht fragen. Aber für den Analytiker ist der Fall mit dieser Enthüllung durchaus nicht aufgeklärt. Im Gegenteil, der Analytiker muß ja fragen, woher diese asketische Tendenz stamme und was sie zur Verlobung mit einem Kastraten gedrängt habe. Aber hier stieß ich auf den Widerstand einer gut ausgebauten Stellung. Gloria erfüllte die Sitzungen mit endlosen, psalmodierenden Klagen über das Unglück des ausgezeichneten Mannes. Er sei der beste, sanftmütigste, edelste Mann und sie sei nunmehr nicht imstande, ihr Versprechen zu halten. Gerade sie, die etwas für ihn leisten wollte, sei dazu ausersehen, sein Unglück noch zu vervollständigen. Sie wehrte sich nicht gegen meine Behauptung, daß sie ihn nicht liebe. Sie liebe ja jetzt nichts und niemanden. Alles sei untergegangen. Sie liebe weder Vater noch Mutter, weder Menschen noch Dinge. Hier wird verständlich, daß sie ihren Zustand benützte, um dem Bräutigam beibringen zu können, daß sie ihn nicht liebe: niemanden und nichts und also auch nicht ihn.

Ich arbeitete in jenem Sanatorium unter ungünstigen äußeren Bedingungen. Ich mußte jeden, auch vorübergehenden Echec vermeiden. Die Psychoanalyse entwickelt sich zwischen der gehässigen Verständnislosigkeit einer konservativen Schule und manchen Hirngespinsten allzu kühner Analytiker. Das Um und Auf der Analyse: die Übertragung konnte mir zum Verderben werden, wenn die Patientin etwa davonliefe und die Sanatoriumsleitung ein leerstehendes Zimmer hätte beklagen müssen. Ich umschlich also die Patientin und wartete auf den Augenblick, in welchem ich sie über die wahre Bedeutung, die der Bräutigam für sie hatte, aufklären konnte. Sie war offenbar aus einem Konflikte ganz anderer Art, der mir zunächst nicht bekannt war, in die unmögliche Verlobung geflüchtet. Folgenden Traum benützte ich zu einem entscheidenden Angriff:

Traum 1. Ich habe einen Brief erhalten — von meiner Freundin. Ich habe ihn geöffnet, aber nicht gelesen. Ein breites, schwarzes Band war um den Brief geschlungen. Darunter steckte eine rosa Rose, eigentlich eine Knospe.

Gloria sagte, daß die Schrift der Freundin der ihres Bräutigams sehr ähnlich sei. Sie erwartete einen Brief von ihm. Im Traum traute sie sich nicht, den Brief zu lesen. Das breite, schwarze Band ist ein Trauerrand und in dem Briefe steht, daß der Freund tot ist. Er schickt ihr eine Knospe zurück, soll heißen, daß er sie freigibt. Ein ausgesprochener Wunschtraum. Als wir diese Aufklärungen erlangt hatten, brach ein Strom von Tränen aus ihr hervor. „Aber da bin ich ja ein Tier, dann bin ich ja schlecht. Nein, das will ich nicht..." Ich hatte Mühe, sie zu beruhigen. Aber am gleichen Abend sagte sie zu ihrer Schwester: „Heute hat er mir etwas gesagt, was mich wegen seiner Wahrheit sehr betroffen hat."

Vom Bräutigam gab es dann noch viele Träume, die ihn verhöhnten. Außerdem träumte sie immer wieder vom Land, von Höfen, von Gärten, wo sie ihre Kindheit verbracht hat. Irgendwas ist in ihrer frühen Jugendzeit passiert. Aber was? Wir legen unseren Patienten das Gebot auf, wahrhaftig zu sein und alles herauszusagen, was ihnen während der Sitzung einfällt. Dieses Gebot wird aber niemals eingehalten. Unsere Arbeit beginnt nicht erst dort, wo wir unbewußte Vorstellungen wieder lebendig machen sollen, sondern Patienten verheimlichen uns regelmäßig die wichtigsten Erlebnisse, die sie keineswegs vergessen haben. Selbst vollkommen bewußte Erinnerungen muß man manchmal aus dem Patienten heraussprengen. In diesem Sinn ist zweifellos die größte Aktivität und ein gewisser Scharfsinn auf Seiten des Analytikers vonnöten. Zwischen vollkommen vergessenen und vollkommen bewußten Vorstellungen ist ein unmerklicher Übergang. Der Scheinwerfer des Bewußtseins zieht langsam darüber hin und wird von dem Willen zur Aufrichtigkeit oder zur Unaufrichtigkeit manipuliert. Auf mein fortwährendes Drängen, ihr Geheimnis preiszugeben, rückte sie nach einiger Zeit mit dem Allerweltsgeständnis heraus, daß sie viel masturbiert habe. Aber nur bis zum 16. Lebensjahre, nachher nicht mehr oder nur selten, weil sie jedesmal furchtbare Kopfschmerzen bekommen habe, wenn sie es tat. Bis zu ihrem 16. Lebensjahre war sie kräftig und fröhlich, von da an kränklich und zart. Wiederum stellt sich die Richtigkeit des Satzes heraus, daß nicht die Masturbation an sich schädlich sei, sondern der Gewissenskampf dagegen. Sollte man diesem Mädchen raten, mit der Onanie wieder zu beginnen? Nein, denn die Kopfschmerzen zeigen, daß hinter der Masturbation krankmachende Phantasien verborgen sind. Ich frage sie, wie sie zuerst zur Masturbation gekommen sei. Sie antwortete, ein Bauernbub habe sie verleitet. Sie war damals zehn Jahre alt. Später habe sie den Buben nicht wieder gesehen. An dieser Stelle blieben wir einige Zeit stecken, bis folgende Träume kamen, die in die gleiche Nacht fielen:

Traum 2. Ich trage ein rotes Kleid, das rechts und links aufgetrennt ist. Meine Schwester auch ein rotes Kleid; aber nicht aufgetrennt.

Traum 3. Mein Bräutigam ist da und sagt: „Dein Bruder hat nicht genügend Energie...." Es handelt sich um irgendeine Sache, die gemacht werden soll.

Zur Deutung dieser Träume kann man bei einiger Intuition und einiger Erfahrung über Träume von Mädchen folgendes sagen. Der erste Traum scheint mitzuteilen, daß dieses Mädchen ihre Virginität verloren hat und die Schwester darum beneidet, daß es ihr besser ergangen ist. Der zweite Traum bezieht sich auf den Bruder. Nicht genug Energie kann umgekehrt werden: Vielleicht hat er einmal zuviel Energie gehabt und mit der Schwester etwas angestellt [1]. Als ich der Patientin diese Deutung vorlegte, beichtete sie ein schreckliches Erlebnis. Ihr eigener Bruder hatte sie im Alter von zehn Jahren defloriert. Er war der fingierte Bauernbub gewesen.

Bei solchen Geständnissen bleibt immer die Frage offen, ob sie nicht vielleicht fingiert seien. Um das zu entscheiden, muß man die Aufdeckung des Erlebnisses als praktischer Analytiker mitgemacht haben. Der dramatische Höhepunkt einer Analyse entschädigt den Analytiker für die Mühe von Wochen und Monaten. Nach meiner Behauptung, daß sie ihre Virginität verloren haben müsse, entstand eine längere Pause, worauf sie tonlos und gänzlich gebrochen die traurige Tatsache mitteilte. Ich nenne das Erlebnis des Analytikers auf solchem Höhepunkte im Anschluß an ein ähnliches Wort des Nationalökonomen Franz Oppenheimer: das analytische Staunen. Kein Zweifel, die Patientin lebte seit 15 Jahren bedrückt von einem schrecklichen Geheimnis. Ihr Vater war sehr streng. Er sagte, ein Mädchen müsse immer mit gesenkten Augen einhergehen. Das tat sie denn auch. Aber welch furchtbare Erinnerung verbarg diese Stirne!

In den ersten Jahren der Analyse, als sie noch die kathartische Methode befolgte, wäre die Aufdeckung eines so heftigen, psychischen Traumas mit der Beendigung der Analyse gleichbedeutend gewesen. Wie die Dinge heute liegen, fängt die Analyse eigentlich hier erst an. So schlimm das Trauma ist, so ist es doch nicht ohne Beispiel, daß kräftige Individuen über so etwas hinwegkommen können. Schlimmer als das Trauma ist der Zwang, unter dem Gloria steht, dem Bruder ewig treu zu bleiben. Ihr unbewußtes Motiv ist, das Leben mit dem Bruder zu teilen, die Kinderszene in der Scheune wieder und immer wieder zu erleben. Deshalb konnte sie sich mit den anderen Männern nicht abgeben und erfand schließlich den Ausweg der Verlobung mit einem Kastraten, der überdies dem Freundeskreise des Bruders angehört. Es ist ohne weiteres verständlich, daß ich Gloria durch das Erzwingen ihrer Beichte sehr genützt habe. Sie war fest überzeugt gewesen, daß sie das niedrigste Geschöpf unter der Sonne sei. Ihr Schicksal hatte etwas von antiker Furchtbarkeit. Meine nächste Aufgabe hätte darin bestanden, ihr den Wunsch nach Wiedererleben begreiflich zu machen. Dieser Wunsch trat zunächst in Form von Übertragung zutage.

---

[1] Ich habe anderen Ortes mitgeteilt, daß W. Stekel, mit dem ich damals viel umging, bei Deutung von Traum 2 und 3 Gevatter gestanden ist. Nun wird auch die Bedeutung der Knospe in Traum 1 beleuchtet.

Traum 4. Im Hause meiner Kindheit. Frühling. Ich pflücke große Flieder-
zweige und sage mir: „Die sind für den, der mich heilen wird." (Übertragung
der Bruderliebe auf den Analytiker.) Ich wickle die Zweige in eine Zeitung
und diese Zeitung wird steif und zu einer ägyptischen Statue. Aus dem Kopf
der Statue wird mein Vater und er sagt, daß ihm etwas weh tut. Usw.

Im Verlaufe dieser Übertragung wurde Gloria unruhig. Sie war etwas
besser geworden, die Schwester drängte nach Hause und Gloria beklagte sich
wiederholt, daß diese Schwester wie eine Amazone dahinlebe und gar nicht
zärtlich sei. Ich konnte nicht einmal soweit gelangen, die heterosexuelle Linie
der Neurose bis zum Vater vollkommen aufzudecken. Sie hatte ihren Vater in
seiner Todeskrankheit aufopfernd gepflegt, während die anderen Mitglieder
der Familie sich wenig um den alten Mann kümmerten. Die homosexuelle Linie
der Neurose wies deutlich auf die Schwester. Aber die beiden Damen reisten
ab und Gloria hat später nichts mehr von sich hören lassen. Weil ich ihr das
Geheimnis entrissen hatte, verwischte sie die Spuren hinter sich. Ich habe
jedoch aus verläßlicher Quelle erfahren, daß Gloria sich heute wohl befindet.

Dieser Fall ist wieder ein Beispiel für die Geschichte vom Pavian (siehe S. 65).
Das erste Erlebnis, sei es nun schrecklich oder süß, wird zum Schicksal. F r e u d s
Gesetz der ewigen Wiederkehr des Gleichen macht aus dem ersten sexuellen Erlebnis
den Rhythmus des Lebens. Man sage nicht, daß dieser Fall wegen seiner Außer-
gewöhnlichkeit kein Schulfall sei. Jeder Fall ist irgendwo außergewöhnlich,
wenn man sich in ihn versenkt. Es steht immer dafür, dem Rhythmus eines
Lebens nachzuspüren und festzustellen, auf welches Anfangserlebnis dieser
Rhythmus sich zurückführen läßt. Seitdem F r e u d festgestellt hat, daß die
Phantasien der Menschen die gleiche krankheitformende Kraft besitzen wie
Erlebnisse, so daß an Stelle des psychischen Traumas meistens die pathogene
Phantasie steht, wird man eine Einteilung in gewöhnliche und außergewöhnliche Fälle überhaupt nicht mehr aufrechthalten können. Phantasien sind
immer phantastisch. Am Anfang steht immer etwas Außergewöhnliches und
wird zur Längsachse der Neurose. Entweder ein außergewöhnliches Erlebnis
oder eine außergewöhnliche Phantasie.

Achtes Kapitel

Aktive oder passive Psychoanalyse

Man sieht aus dem Vorangehenden, daß der Analytiker mehr als irgendein anderer Arzt auf die Mitarbeit und auf den guten Willen seines Patienten angewiesen ist. Wenn der Analytiker mit seinem Patienten nicht in Kontakt kommen kann, wie das bei den Psychosen meistens der Fall ist, kann er nicht analysieren. Er hat sich bis zu einem hohen Grade passiv zu verhalten, das heißt er muß zuhören und muß sich vom Patienten führen lassen. Bei Traumdeutungen sind nach den klassischen Regeln der Psychoanalyse ausschließlich die Einfälle des Patienten maßgebend und die Analyse gleicht nicht einem Hause, das nach einem bestimmten Plan gebaut wird, sondern eher den Gebäuden des Teufels, der, wenn es ihm beliebt, beim Dache anfängt, einen Trakt völlig fertigstellt, während bei dem andern kaum der Grundriß gemacht ist. Man hat die Analyse auch treffend mit Wolkenkratzern verglichen, in deren Gerüst, je nach Bedarf, das 25. oder 32. Stockwerk eingefügt wird, während dazwischen die eisernen Träger in ihrer Nacktheit starren. Der Analytiker muß immer wieder bereit sein, ein Thema zu verlassen, das keineswegs vollendet ist, wenn der Patient ihn in einen anderen Trakt seines Gebäudes führt. Ein Arzt sagte zu seinem Patienten: „Wir werden jetzt noch etwa drei Wochen am Kastrationskomplex zu arbeiten haben; dann sind wir fertig." Diese Äußerung klingt jedem verständigen Analytiker grotesk. Es ist in der Analyse unmöglich, systematisch nach einem bestimmten Komplex zu forschen. Die einzelnen Komplexe leuchten in der Analyse auf und verschwinden wieder, um anderen Platz zu machen, wie die Signallaternen in einem Zentralbahnhof. Da heißt es abwarten, mit möglichst wenig Zielvorstellungen arbeiten, geduldig das scheinbare Labyrinth als Spaziergänger durchwandern, bis sich das Chaos nach vielen Wochen und Monaten zu einem Sinn geformt hat.

Da die Dinge so liegen, wird von vielen Analytikern äußerste Passivität empfohlen. Sie sitzen hinter ihrem Patienten, sprechen nichts, deuten auch nicht die Träume, die er bringt, sondern hören nur zu und sagen am Ende der Stunde, daß es für heute genug sei und morgen wieder. Sie sagen, daß sie nur so Suggestivfragen und entstellende Eingriffe in das Material vermeiden können. Der Patient muß alles selber bringen. Wenn er es nicht bringt, wenn er unaufrichtig ist oder nicht begreifen will, auf was es ankommt: um so schlimmer für ihn. Der unbefangene Beobachter wird nicht recht glauben können, daß ein Patient, dem man gar nichts sagt, monatelang ausharrt, jeden Tag zur Analyse erscheint und bezahlt. Der Analytiker versteht, daß es die Übertragung ist, die den Patienten auf dem Kanapee des Analytikers festhält. Ich selbst habe keine Erfahrung über diese vollkommen passive Art der Analyse. Ich wäre nicht imstande sie durchzuführen. Mein Temperament erlaubt mir etwas Derartiges nicht.

Aber auch Freud selbst, mit dem ich über diesen Punkt gesprochen habe, ist nicht der Meinung, daß man die Passivität bis zu diesem äußersten Grade treiben solle. Er hat gelehrt, daß man sich in die Lücken und Sonderbarkeiten des Materiales festsetzen müsse. Eben dort befinden sich die Einstiege, die in das Unbewußte führen. Wenn man einen Traum hört, so kann man wohl den Patienten auf eine sonderbare Wendung im Traumtexte aufmerksam machen und ihn ersuchen, von da aus zu assoziieren. Einer meiner Patienten träumte, daß er einem kleinen Knaben erzähle, der Vater sei gestorben, sein bester Freund sei gestorben und die Mutter sei auch gestorben. Da in Wirklichkeit Vater und Freund tot waren, die Mutter aber lebte, so war dieser Traum von der Sonderbarkeit aus zu deuten, daß seine lebende Mutter im Traume gestorben war. Von da aus kam man bald darauf, daß dieser Mann der Mutter den Tod gewünscht hatte. Der kleine Knabe, zu dem er spricht, ist er selbst im Alter des Kindes. Ebenso wie Träume lassen sich gewisse Angaben von Patienten als Einstiege ins Unbewußte verwenden. Wenn ein Patient erzählt, daß er niemals masturbiert habe, so hat der Analytiker wohl das Recht, seinen Patienten darauf aufmerksam zu machen, daß es etwas Derartiges nicht gebe. Er müsse da ein wichtiges Stück aus seinen Erinnerungen verdrängt haben und es müsse auch eine Ursache da sein, die ihn zu dieser Verdrängung gezwungen habe. Das ist also eine Form der Aktivität, die dem Analytiker auch nach Freuds eigener Meinung gestattet ist. Immerhin heißt es in der Analyse, die eigenen Einfälle, das heißt die Einfälle des Analytikers, zurückdrängen und womöglich die Deutungen im Patienten aufsteigen zu lassen. Das ist die Methode, mit der Freud im Verlaufe von 30 Jahren seine großartigen Entdeckungen gemacht hat.

Aber Freuds Analysen dauerten sehr lange. In der Praxis ist es nicht möglich, einen Patienten mehrere Jahre zu behalten. Die jüngeren Analytiker haben sich bemüht, Wege zu finden, um die Analyse abzukürzen. Am weitesten von diesen ist Stekel gegangen, der empfiehlt, den Patienten anzuspringen, Traumdeutungen ihm ins Gesicht zu werfen und Zusammenhänge, die man durch Intuition erkannt hat, mit Energie vor dem Patienten zu vertreten. Um Intuition anzuwenden, muß man sie haben. Stekel besitzt eine gewisse Virtuosität im Deuten und Erkennen von Zusammenhängen. Andere besitzen diese Virtuosität nicht und werden zweifellos Schiffbruch erleiden, wenn sie ihre nicht genügend begründeten Einfälle spielen lassen wollen. Stekels Methode ist in seiner eigenen Hand brauchbar, aber sie läßt sich nicht lehren und hat insoweit sie Kunst ist, mit Wissenschaft wenig zu tun. Je mehr Ingenium zu einer Methode gebraucht wird, desto weiter ist sie von Wissenschaft entfernt. Ich glaube, daß die Psychoanalyse ganz ohne Ingenium nicht ausgeführt werden kann. Sie ist weit mehr eine Kunst, als irgendein anderer Abschnitt der Heilkunde. Für schwere Fälle scheint mir die Methode des Anspringens unanwendbar. Sie werden auf das Angeschossenwerden mit sekundärer Verdrängung antworten. Leichte Fälle können durch die Methode des Anschießens aus ihrer Stellung hinausmanövriert werden. Zwischen Stekels System und dem Freuds besteht der Kardinalunterschied, daß Stekel hauptsächlich auf den aktuellen Konflikt losgeht, den er vermöge einer besonderen Geschicklichkeit häufig erkennt, während er auf die in der Kindheit gelegte Basis (die „prägenitale" Zeit) weniger Mühe verwendet. Freud hält eine Analyse erst dann für beendet, wenn es gelungen ist, bis zum dritten Lebensjahre zurück den Schleier zu heben, der über der Kindheit ausgebreitet liegt. Um diesen Schleier zu heben, braucht man sehr lange. Meistens erzielt man schon früher eine genügende Besserung, um die Analyse erfolgreich nennen zu können. Aber die Grundfesten der Krankheit sind nicht zerstört und eine neue Neurose kann aufgebaut werden. (Darüber siehe mein Kapitel Wilhelm Stekel in dem mehrfach erwähnten Buche S. F.)

Ferenczi in Budapest hat eine andere aktive Methode angegeben. Wenn er einen Komplex erkannt zu haben glaubt, dann fordert er den Patienten auf, so zu phantasieren, als ob dieser Komplex, den der Patient zunächst nicht zugibt, wirklich bestünde. Wenn Ferenczi z. B. erkannt zu haben glaubt, daß feindselige Gefühle gegen den Bruder bestehen, die auf eine unterdrückte Liebe zurückgehen, so fordert er von seinen Patienten, daß sie auf dem Kanapee Theater spielen. Sie sollen sich die Suggestion versetzen, als stünden sie in Feindschaft mit einem Bruder, von dem sie bewußt aussagen, daß vollständig normale Beziehungen zwischen ihnen bestehen. Ferenczi sagt, daß er auf diesem Wege Siedehitze erzeugen konnte, durch welche die Wand zwischen bewußt und unbewußt durchbrochen wurde. Die Patienten geraten in Leidenschaft, beginnen bald, wirkliche Tatsachen zu berichten und gestehen schließlich im Affekt, daß die Sachen sich tatsächlich so verhielten, wie der Analytiker erraten hatte. In anderen Fällen bleiben die Patienten ruhig, gelangweilt und der Analytiker sieht bald, daß er sich auf dem Holzwege befindet. Ich habe keine Erfahrung über diese Methode Ferenczis und weiß nicht, ob die Methode sich Eingang in die Wissenschaft verschaffen wird[1].

Ein anderer Analytiker, der fleißige und erfolgreiche Otto Rank, glaubt die Entdeckung gemacht zu haben, daß hinter allen Neurosen als Grundlage das Trauma der Geburt stecke. Wir hätten alle eine Erinnerung an unseren embryonalen Zustand (verallgemeinert in der Erzählung vom Paradiese). Wir hätten auch eine Erinnerung von der Austreibung aus dem Paradiese auf dem schrecklichen Weg durch drangvoll fürchterliche Enge, wobei die Knochen krachten, Lufthunger entstand und das Ende eine Verstoßung aus dem Paradiese war in das kalte und entsetzlich helle Licht der Welt. Daß die Geburt das erste Angsterlebenis sei, ist ein Gedanke, den Freud vor Jahren ausgesprochen hat. Rank fügt hinzu, daß alle Menschen, und der Neurotiker unbändiger als die übrigen, den unbewußten Wunsch hege, wieder in das Paradies des Mutterleibes zurückzukehren. Die Lust des Geschlechtsverkehres käme von einer wenigstens partiellen Erfüllung dieses Wunsches. Frauen seien weniger glücklich als Männer, weil ihnen selbst dieser partielle Wunsch nicht so leicht erfüllt werden könne. Erst die Schwangerschaft käme einer Erfüllung dieses Wunsches in die Nähe. Das ist Ranks Theorie, die er mit Aufgebot von viel Gelehrsamkeit, allerdings nicht naturwissenschaftlicher Gelehrsamkeit, in einem Buche zu stützen versuchte. Am Ende seiner Abhandlung gibt er den Rat, jedem Patienten schon in der ersten Stunde als Basis der Besprechungen mitzuteilen, daß er sich in den Mutterleib zurücksehne. Ich würde mich nicht getrauen, einem Patienten, der mich nicht kennt und den ich nicht kenne, etwas Derartiges zuzumuten. Der Patient könnte sich verhöhnt fühlen. Ich halte die ganze Theorie für eine metapsychische Spielerei, die für die Technik der Psychoanalyse ohne Bedeutung ist. Der Vorschlag, einem Patienten gleich zu Beginn der Analyse Mitteilungen von großer Tragweite zu machen, schlägt allen Gesetzen der Psychoanalyse ins Gesicht.

Allerdings beobachten wir eine Erscheinung, die Ranks Theorie wenigstens soweit fundiert, daß man sie nicht ganz als Ausgeburt spekulativer Willkür

---

[1] Was Ferenczi über das von mir Mitgeteilte hinaus als seine Aktivität beschreibt, unterdrücke ich vorläufig.

betrachten kann. Ich meine die sog. Mutterleibsträume. Fast in jeder Analyse erscheinen Träume, die mehr oder minder deutlich die Situation des ungeborenen Kindes im Mutterleib symbolisieren und dazu alles, was ein Kind in dieser Lage erleben könnte, wenn es im Besitze von Beobachtungsgabe wäre. Diese Träume sind so häufig, daß sie beschäftigten Analytikern alle Tage vorkommen. Ich gebe zwei Beispiele:

Traum 1. Ich befinde mich schwimmend im Meere (La mère). Es ist hier sehr angenehm, denn die Sonne brennt heiß, das Wasser ist lauwarm. Aus dem Wasser ragen grüne Pflanzen, der Schlamm kitzelt angenehm die Füße. Dicht über dem Wasserspiegel bemerke ich viele Schwalben. Es interessiert mich, wie tief das Meer ist, ich lasse mich sinken. Zu meinem Schrecken konstatiere ich, daß ich nicht auf den Meeresgrund gelange. Ich will wieder an die Oberfläche kommen, um Luft schnappen zu können, doch ich komme kaum vorwärts. Ich erwache mit starkem Herzklopfen.

Der junge Mann, der diesen Traum gehabt hat, ist immer ein Muttersöhnchen gewesen und hatte gerade vor dem Einschlafen Zärtlichkeiten mit seiner Mutter ausgetauscht. Wasser steht nach tausendfältigen Erfahrungen mit der Geburt in einem gewissen Zusammenhang. Das Kind schwimmt im Wasser. In Mutterleibsträumen kommen sehr häufig eine große Anzahl kleiner Tierchen vor. Im vorliegenden Traume sind es Schwalben. Sie symbolisieren Spermatierchen. Träumer gelangt nicht auf den Grund, soll heißen: eines Geheimnisses.

Der folgende Traum ist ein typischer Traum, das heißt einer, der im sechsten oder siebenten Lebensjahre eines Knaben mit heftigen Angstgefühlen immer wiederkehrte.

Traum 2. Vor mir eine Wiese und ein Wald. Ich schau zum Fenster hinaus auf Wiese und Wald. Ich habe gewußt, daß etwas Schreckliches kommen wird. Aus dem Walde ist ein Wahnsinniger herausgekommen. Er war weiß gekleidet und ich wußte, ich würde nicht widerstehen können. Ich muß hinaus aus dem schützenden Haus auf die Wiese. Ich bin auch hinaus und er hat mir ein Seil zugeworfen. Es war ringförmig in sich geschlossen und ich bin an dem Seil gelaufen und er mir nach, bis ich vor Angst erwachte.

Die Situation ist weniger deutlich als in Traum 1, aber für den Analytiker deutlich genug der Mutterleib und die Ausstoßung aus demselben. Das Im-Kreis-Herumlaufen hat denselben Sinn wie der vergebliche Versuch im Traum 1, den Meeresgrund zu ergründen.

Ich sehe nicht Grund genug, um auf der Basis solcher Träume eine Erinnerung an das Embryonalleben oder an den Akt der Geburt anzunehmen. Neugeborene zeigen vor dem beendeten dritten Lebensmonate niemals Angst. Die experimentale Psychologie hat das festgestellt. Ein Erleben der eigenen Geburt ist durch keinerlei Beobachtung zu fundieren. Hingegen ist die Frage, woher die Kinder kommen, für die heranwachsende Vernunft unserer Kinder so wichtig, daß sie zum Kernpunkte zahlloser Spekulationen wird. Wenn das Kind errät, daß es im Leib der Mutter gewachsen ist und diese Erkenntnis alsbald verdrängt, kann sie im Traum des kleinen Ödipus und späterhin durch das ganze Leben eine gewisse Rolle behaupten. Der Mutterleibstraum ist nicht mehr als ein weiterer Beweis für den Ödipuskomplex. Man war einmal in der Mutter und man will wieder hinein. Der Vater ist der Störenfried, der dafür verantwortlich gemacht wird, daß man den bevorzugten Platz bei der Mutter räumen mußte. Ich sehe nicht ein, warum man sich mit dieser Erklärung von Mutterleibsträumen nicht begnügen sollte. In einem philosophischen Sinne mag Rank recht haben.

Der Fehler liegt an dem, daß wir geboren sind. Aber das ist Metaphysik und die Psychoanalyse ist eine naturwissenschaftliche Methode. Wir wollen die beiden Reiche sauber auseinander halten.

Der Nervenarzt Tremmel in Heidelberg hat eine Modifikation angegeben, die er Komplex-Reizmethode nennt. Im Prinzip läuft seine Anregung auf etwas Ähnliches hinaus wie die Ferenczis. Die Voraussetzung ist, daß man den Komplex des Patienten kennt, weil man ihn aus seinem Material erraten hat, ohne daß die Möglichkeit bestünde, den Patienten davon zu überzeugen. Die Heilung durch Psychoanalyse besteht, wie ich wiederholt bemerke, nicht darin, daß man den Komplex des Patienten erkennt und ihm nunmehr versichert, daß er irgendwelche bestimmte Komplexe in sich berge und darunter leide, sondern der Patient muß das Bewußtwerden seiner Komplexe selbst erleben. Er muß im Innersten erkennen, wie seine Leitlinie aussieht und aus welchem Grund aus solchen Leitlinien eine Neurose entstehen mußte. Die Kunst des Analytikers besteht darin, seinen Patienten zu überzeugen. Tremmel führt zu diesem Zwecke mehrdeutige Redensarten, um den Komplex seiner Patienten zu reizen. Wenn ein Patient an Kopfschmerzen leidet oder an Angstzuständen oder an Zucken irgendeines Körperteiles, so treten diese Symptome anfallartig in Erscheinung, sobald der Arzt durch eine geschickte Redewendung in die Nähe des Komplexes gerät. So hatte Tremmel einmal erraten, daß eine Frau sich vor dem Altern fürchtete und alles darauf anlegte, ihr wahres Alter zu verbergen. Er sagte zu dieser Patientin: „Alles läuft seinen bestimmten Gang. Man kann das Rad der Zeit nicht zurückdrehen. Es ist im Kosmos nicht anders bestellt, als hier auf dieser kleinen Erde." Tremmel hatte nicht nötig, fortzufahren, Patientin klagte über Neuralgien, man sah Lidkrampf und Tränen. Die Zeit läuft, die Jugend verrinnt. So hatte er ihren Komplex gereizt.

Jung und die Schweizer Schule arbeitet vielfach noch mit Reizworten. Sie rufen ihrem Patienten eine Anzahl Worte zu und achten auf die Worte, die der Patient als Antwort geben muß. Man kann auch den Patienten selbst eine beliebige Anzahl von Worten, die keinen Zusammenhang haben, aneinanderreihen lassen. Das ist eine Modifikation der Freudschen Methode des freien Einfalles. Schon vor vielen Jahren hat der Jurist und Strafrechtslehrer Leffler vorgeschlagen, unter den Worten, die man den Patienten zuruft, sog. Wechsel auszuwählen, worunter man Worte verstand, die mehrerer Bedeutungen fähig waren. Man geriet über solche Wechsel in ein anderes Geleise wie über eine Eisenbahnweiche. Die Worte waren aus einem bestimmten Gebiete gewählt, z. B. aus dem Militärischen. Man reihte aneinander: Kaserne, Uniform, Säbel, Regiment, Schmelz, Maschinengewehr, Offizier usw. Unter diesen Worten ist das Wort Schmelz, der Name eines bekannten Exerzierfeldes in Wien, als Wechselwort gedacht. Da man den Verdacht hatte, daß der Komplex des Patienten etwas mit Zähnen zu tun habe, wählte man dieses Wort, das für den Zahnarzt offenbar eine ganz andere Bedeutung hat als für den Wiener Militär, und konnte voraussehen, daß ein Zahnarzt, aber nur ein Zahnarzt, bei diesem Worte stutzen würde.

Solche Modifikationen sind Kleinigkeiten, mit denen es ein Analytiker halten kann, wie er will. Es ist kein Zweifel, daß man auf diesem Wege etwas erzielen kann. Mir selbst erscheint die Sache Spielerei und ein Umweg, den man nicht nötig hat. Der Weg von dem Augenblicke, in dem man einen Komplex erraten hat, bis zu dem ersehnten Ende, an dem der Patient ihn selbst erkennt, ist vergleich-

bar mit dem Wege des Touristen, der hoch auf dem Rücken des Berges die Schutzhütte erblickt, jedoch noch viele Stunden Klimmens vor sich hat, bis sie er erreicht. Es gibt viele Wege auf den Berg, und es ist Sache des Temperaments, des
Talents und der Verkettung von Umständen, welchen Weg man wählt. Man möge
nur nicht glauben, daß man schon oben sei, wenn man die Schutzhütte sieht.
     Freud hat auf eine andere Art von Aktivität des Analytikers aufmerksam
gemacht. Während man sonst in der Behandlung von Kranken und insbesonders
von Nervenkranken darauf sieht, die Kranken in eine angenehme Umgebung
zu bringen, sie in eine Heilanstalt schickt, woselbst die Stöße des Berufslebens
aufgehoben sind, wird der Analytiker im Gegenteil seinen Patienten dringend
raten, das Berufsleben womöglich nicht zu unterbrechen und sich den Schwierigkeiten des Daseins nicht zu entziehen. Das ist auch eine Komplex-Reizmethode.
Je geringer die Schwierigkeiten sind, unter denen ein Patient lebt, desto weniger
wird er geneigt sein, seine Neurose hinzugeben, die für ihn bekanntlich einen
besonderen Wert hat, da sie sein Sexualleben darstellt oder einen großen Teil
davon. Sie soll ihm unerträglich werden und diese Unerträglichkeit muß man
züchten. Man muß dem Patienten unangenehm werden. Dem Analytiker,
der sich rühmt, ein Aufdecker zu sein, sind alle Praktiken der zudeckenden
Heilmethode untersagt. Es ist nicht seine Pflicht, den Patienten zu beruhigen.
Er muß ihn im Gegenteil oft genug aufregen und die Analyse ist für beide Teile
keine Unterhaltung. Sie ist dem Messer des Chirurgen vergleichbar, dessen
Wohltat ohne Schmerzen und ohne Blutverlust nicht zu erreichen ist. Kluge
Patienten merken diesen Sachverhalt sehr bald und halten ihn dem Analytiker
zugute. Ich behandelte einen Studenten, der mir folgenden erstaunlichen Brief
schrieb (der freilich eine stark masochistische Komponente aufweist):

Sehr geehrter Herr Doktor!

     Sie haben recht, es ist heute wirklich merkwürdig mit mir. Ich vergaß,
Ihnen das gewünschte Protokoll zu bringen. Beim Weggehen vergaß ich das
andere mitzunehmen. Auch an die Bezahlung des Honorares dachte ich nicht,
obwohl ich es mir vorher fest ins Bewußtsein eingeprägt hatte. Schließlich habe
ich vergessen, ob ich Montag um 11 oder 12 Uhr kommen soll. Sie sagten mir,
daß hinter diesen Fehlleistungen ein Sinn stecken muß. Ich suchte, im Dunkel
meines U.B.W. die Wahrheit zu finden und will ein reumütiges Geständnis ablegen.
     Die letzten zwei Tage habe ich fast gar nichts gearbeitet. Ich wollte mich
einmal gründlich ausfaulenzen. Ich fühlte mich — verglichen mit der früheren
Zeit — sehr wohl und glücklich und war seit meiner Kindheit vielleicht zum
ersten Male ziemlich ungekünstelt, heiter und lustig. So dürfte ich mir im Verborgenen gesagt haben, daß es so, wie es jetzt ist, gerade schön ist: schon ein
gutes Stück Gesundheit, ein Stück Krankheit, das Kranksein hat ja auch etwas
Schönes für sich, also... Daher vergaß ich, das Protokoll zu bringen, das Ho-
norar zu bezahlen; daher vergaß ich auch den Zeitpunkt der nächsten Stunde.
     Aber ich weiß jetzt, wie die Kanaille zu besiegen ist. Sie verträgt sich nicht
mit dem Studium. Daher werde ich jetzt täglich acht Stunden studieren, wenn
es mir besser geht, zehn Stunden usw. Wenn ich bei der Arbeit ständig mit
mir zu kämpfen habe, Herzklopfen und Gemütsdepressionen überstehen muß,
dann wird mir die Lust an der Neurose vergehen und ich werde in kurzer Zeit
vollends gesunden. Ich werde dann bestimmt alle meine ehrgeizigen Pläne
realisieren können....
     Nicht alle Patienten stehen so intensiv unter der Herrschaft des „Gesund-

heitsgewissens“ wie dieser. Es ist die Frage, was der Analytiker tun soll, wenn der Patient, mit einem aktuellen Konflikt beladen, höchst aufgeregt in die Sitzung kommt und von den Nöten der Stunde sprechen will. Sicherlich ist diese Tendenz des Patienten eine Form von Widerstand. Es gibt aber Formen von Widerstand, denen man sich menschlicherweise nicht entziehen kann. Es soll Analytiker geben, die den Patienten in solchen Fällen anherrschen und sagen: „Was Sie heute oder gestern erlebt haben, interessiert mich gar nicht. Legen Sie sich auf das Kanapee und assoziieren Sie wie gewöhnlich.“ Ein solches Vorgehen scheint mir zu sehr in Widerspruch mit aller Menschlichkeit und aller Väterlichkeit zu stehen, zu der man als Arzt immerhin verpflichtet bleibt. Es gibt Fälle genug, in denen eine Analyse nicht möglich ist, weil der aktuelle Konflikt zu heftig im Vordergrund steht. Ich kann aber eine leidende Person nicht wegschicken, weil sie mir im Augenblicke für Analyse ungeeignet erscheint. Man ist zuerst Arzt und dann Analytiker. So hatte ich eine Patientin, die mir von ihrem Bräutigam gebracht wurde, weil sie an hochgradigen Aufregungszuständen litt. Ursache dieser Aufregungszustände war wie gewöhnlich derjenige, der mir die Patientin brachte. Sie bemerkte, wie er ihr von Tag zu Tag entglitt, sie nicht mehr liebte, sie loswerden wollte und alles darauf anlegte, um sich ihr zu verekeln. Sie wollte ihn nicht freigeben und benützte ihre Neurose dazu, um ihn zu Treue und Zärtlichkeit zu zwingen. Da ihr die Eroberung des widerspenstigen Bräutigams wichtiger war als irgend etwas anderes in der Welt, hätte ich mich mit dem Versuche einer Analyse nur lächerlich gemacht. Ich ließ mir also immer wieder erzählen, wie unglücklich sie sei, wie der Bräutigam früher so ganz anders gewesen und was sie alles tun wolle, um ihn wieder zu erringen. Dann und wann ließ ich ein Wort einfließen, daß ich diesen Mann abscheulich fände, und versuchte so zu erreichen, daß sie langsam von ihm abrückte. Was ich tat, war insoferne mit der Analyse verwandt, als ich eine Übertragung erzielte. Sie kam gerne zu mir und ich wurde ihr teuer wie ein Freund, dem man sein Herz ausschüttet. Sie stellte Vergleiche an zwischen mir und dem Bräutigam, die durchaus zu seinem Ungunsten ausfielen. Ich war ein feiner Mann und er ein schlechter Kerl. Vielleicht hätte ich auf diesem Wege einen Erfolg erzielt, wenn nicht das Mädchen durch eine Art von Volte plötzlich die Entdeckung gemacht zu haben glaubte, daß die ganze Entfremdung zwischen ihr und ihrem Bräutigam nur auf die intrigante Arbeit einer Schwester des Bräutigams zurückgehe. Gegen diese Schwester richtete sich nun die ganze Wut des Mädchens und alles, was ich in mühevoller Arbeit gegen den Bräutigam in ihr aufgerichtet hatte, belastete von da an die Schwester dieses Mannes, während er selbst neuerdings engelrein und höchst begehrenswert dastand. Sie war sich schließlich vollkommen bewußt, daß ihre Neurose den Zweck hatte, dem Bräutigam einen Bruch mit ihr unmöglich zu machen. Sie nahm so viel Schlafmittel, daß sie taumelte und ihren Posten verlor. Sie setzte eben ihr Leben ein, um den geliebten Mann zu erobern. Was soll in solchem Feuer ein Analytiker leisten? Glücklicherweise konnte ich mich auf den Bräutigam verlassen, der immer unleidlicher gegen das Mädchen wurde, so daß in diese Angelegenheit im Laufe der Zeit nach einem mißglückten Selbstmordversuche des Mädchens wieder Ordnung kam. Ein Jahr später hatte sie ihre Ruhe gefunden, und jetzt wäre der Moment gekommen gewesen, um das Mädchen durch eine Analyse gegen die Wiederkehr so gefährlicher Zwischenfälle hätte feien können. Aber in diesem Zeitpunkte war sie nicht gesonnen, sich von einem Analytiker oder einem anderen Arzte behandeln zu lassen.

Ich werde gewiß nicht behaupten, daß meine Tätigkeit in diesem Falle eine Analyse gewesen sei. Ich wünschte nur, daß alle Kollegen sich immer bewußt wären, was sie tun und nicht den Patienten einredeten, daß das Psychoanalyse sei, was jeden anderen Namen eher verdient als diesen. Ich habe von einem Analytiker gehört, der Patienten in der Sitzung seine Gedichte vorlas. Einen andern Analytiker konnte ich durch die Türe beobachten, weil er mit Donnerstimme in den Patienten hineinredete und auf diese Weise unter Mißbrauch des Wortes Psychoanalyse nichts anderes übte als Suggestion. Vielfach wird Autosuggestion nach Coué als Psychoanalyse ausgegeben. Vor einiger Zeit habe ich in Brünn einen Vortrag gehalten und war Zeuge eines Streites zwischen zwei Kollegen, der sich nach dem Vortrag in der Diskussion abspielte. Der eine Kollege war ein Analytiker und der andere ein Nervenarzt der alten Schule. Der Analytiker rief: „Zeigen Sie mir einen Zwangsneurotiker, den Sie gesund gemacht haben. Das können Sie nicht. Das geht nur durch Analyse.“ Der alte Herr erwiderte mit einem roten Kopf: „Schweigen Sie, sonst werde ich ganz andere Dinge erzählen, die ich von Ihnen weiß.“ Ich hatte Gelegenheit, den alten Herrn beiseite zu ziehen, und fragte ihn, was er denn über den Analytiker wisse. Ich atmete auf, als er folgendes erwiderte: „Er hat einem Patienten einen Ödipuskomplex eingeredet und hat heimlich die Frau des Patienten gebeten, daß sie ihn unterstützen möge und gesprächsweise bestätigen, daß der Ödipuskomplex des Patienten auch ihr aufgefallen sei.“ Ich hatte etwas Ehrenrühriges erwartet. Man kann nicht sagen, daß diese an die Frau des Patienten gerichtete Aufforderung ehrenrührig sei. Psychoanalytisch ist sie aber auch nicht.

Die Verwandten der Patienten soll man in der Analyse soviel als möglich aus dem Spiele lassen. Man kann zwar manchmal etwas durch sie erfahren, aber was man erfahren hat, paßt doch niemals in den organischen Aufbau der Analyse hinein, stört die Schichtung und kann eher sprengen als Gutes tun. Ich verzichte auf die Mithilfe der Umgebung, weil alles daran gelegen ist, das Vertrauen des Patienten zu gewinnen. Nichts nimmt ein Patient mehr übel — und er hat recht — als ein Komplott hinter seinem Rücken. Verwandte und Patienten halten einem fast niemals Treue. Oftmals kommen sie zum Arzte, machen ihm gewisse Mitteilungen, ersuchen um bestimmte Beeinflussung und bitten zum Schlusse, daß man dem Patienten von ihrem Besuche nichts sagen soll. Auf solche Bitten gehe ich nicht ein. Ich erzähle meinen Patienten regelmäßig, was sich hinter ihrem Rücken in meinem Zimmer abgespielt hat. Wenn man das nicht tut, wird man in 99 von 100 Fällen erfahren, daß die Verwandten den Arzt verraten, nachdem sie ihn gebeten haben, ja nichts zu sagen. Man muß sich durchaus als Advokat seines Patienten fühlen. Wer immer einem den Patienten zur Analyse überwiesen hat: man ist nicht ihm, sondern dem Patienten gegenüber zur Wahrheit verpflichtet. Freud hat einmal die Analyse mit einem Votivbild verglichen. Die Respektsperson kommt zum Arzte wie zu einem Maler und bestellt bei ihm die Gesundheit etwa eines Anverwandten, wie man beim Maler ein Triptychon bestellt. Der Besteller hofft, daß er selbst auf dem Seitenteile des Gemäldes zum Vorschein kommen wird. Der Analytiker kann ihm aber etwas Derartiges nicht versprechen. Sein Platz auf dem Bilde ist oft besonders ungünstig. Die Analysen gehen nicht so aus, wie die Besteller es wünschen.

Fast die Hälfte der Patienten kommen zum Analytiker, weil sie sich in einem akuten Konflikte befinden. Das ist natürlich, weil die Neurose zwar von lang her ist, jedoch ein besonderer Anlaß erwartet werden muß, der den Patienten gerade im gegebenen Momente zum Arzte führt. So kommen psychisch Impotente dann, wenn sie gerade in einem bestimmten Fall versagt haben, oder wenn sie heiraten wollen oder wenn sie unglücklich verliebt sind und nicht mehr weiter können. In solchen Fällen wird das aktuelle Problem regelmäßig zur uneinnehmbaren Festung, welche der Neurose vorgelagert ist. Der Neurotiker hat niemals einen ungebrochenen Willen, sondern er will und will nicht, er will heiraten und auch nicht, er liebt und liebt nicht, er will ein Mädchen erobern und hat Angst vor ihr. Das akute Problem ist die Form, in der die Neurose gerade in Erscheinung tritt. Wenn man sich um das akute Problem gar nicht kümmert, sondern nach den Regeln der Kunst analysiert, zerfällt das Problem zugleich mit der Neurose in nichts. Niemals erreicht man die Erfüllung des Wunsches, mit dem der Neurotiker zum Arzte gekommen war, man erreicht etwas Besseres: der Wunsch, der scheinbar im Mittelpunkt alles Erstrebenswerten stand, zerfällt zu Asche und der Patient kann sich nicht mehr erklären, warum er so affektiv gewünscht hat.

Einer meiner impotenten Patienten sollte ein reiches Mädchen heiraten, um dem Geschäfte, in dem er als Gesellschafter seines Bruders tätig war, Kapital zuzuführen. Er behauptete sogar, daß er dieses Mädchen liebe. Jedenfalls sah er ein, daß die Kapitalsvermehrung zum Weiterbestande der Firma unumgänglich nötig war. „Sah ein" heißt: mit dem bewußten Verstand einsehen. Da er sich wegen seiner kapriziösen Potenz dem Ehestande nicht gewachsen fühlte, kam er zu mir, um diese Kleinigkeit womöglich zu beseitigen. Es stellte sich in der Analyse heraus, daß dieser junge Mann seine Stellung im Geschäfte immer nur als provisorisch betrachtet hatte, weil er im Innersten ein Schöngeist war und der festen Überzeugung, daß er zu etwas Höherem geboren sei. Zu seinem Bruder, der ein überzeugter Geschäftsmann war, stand er in affektivem Gegensatz, der auf einer homosexuellen Bindung an ihn beruhte. Dieser junge Mann wollte nicht heiraten und brauchte seine Impotenz sehr nötig, um seinen Gegenwillen vor dem Verstand zu kräftigen. In solchem Falle ist es sehr wahrscheinlich, daß die Potenz nach der Eheschließung sich von selber einstellt. Ihr Zweck, Patienten vor der Ehe zu bewahren, fällt dann weg. Trotzdem habe ich mich noch nie entschließen können, solchen Patienten, die deutlich aus Angst vor der Ehe in die Impotenz flüchten, den Rat zu erteilen, daß sie nur ruhig heiraten mögen. Man soll ja als Analytiker überhaupt keinen Rat erteilen, sondern sich ausschließlich auf die Analyse, das ist auf die Erkenntnis der inneren Zusammenhänge beschränken. Aber das ist Theorie. Man kann nicht der Freund eines Menschen sein und ihm jeden Rat verweigern. Es ist schon genug, wenn man diesen Rat in der Analyse bis ans Ende der Arbeit hinausschiebt. Es fragt sich, ob es sittlich ist, einen Patienten, der so heftige, wenngleich unbewußte Widerstände gegen die Ehe entwickelt, zu einer Ehe zu raten, die zweifellos nicht im Himmel geschlossen wird.

Ein anderer Patient kam wegen des gleichen Leidens zu mir. Er war in ein Mädchen verliebt, ohne das er nicht leben zu können glaubte. Er hatte schüchterne Annäherungsversuche probiert, die von dem Mädchen zugelassen wurden. Aber er hatte bei dieser Gelegenheit mit Schrecken bemerkt, daß er nicht bis ans Ende kommen könne. Mit diesem Verhältnis stand es folgendermaßen: Patient hatte vor einem Jahre mit dem Mädchen und deren Freundin zu dritt eine Reise unternommen. Obgleich er schon damals in das Mädchen verliebt war, bewarb er sich ausschließlich um das andere Mädchen mit dem

Erfolge, daß dieses andere Mädchen (Klara) sich in ihn verliebte und ihrer Freundin (Berta) immerwährend mit schwärmerischen Redensarten in den Ohren lag, die sich auf den jungen Mann bezogen. Als sie von der Reise zurückkehrten, entdeckte mein Patient der eigentlich geliebten Berta sein Herz und konnte allerdings nicht genügend aufklären, warum er so lange Zeit ausschließlich Klara umschwärmt hatte. Klara ließ er glatt fallen. Sie interessierte ihn nicht, hatte ihn genau genommen niemals interessiert und war ihm jetzt nur ein Hindernis. Das ganze Arrangement hatte dazu geführt, daß die beiden Mädchen sich innig aneinanderschlossen und Klara, in die Stellung der unglücklich Verliebten gedrängt, nahm es ihrer Freundin sehr übel, wenn sie die Abende mit meinem Patienten zubrachte. Etwas Magisches war in die Beziehungen dieser drei Personen getreten. Berta, das von ihm geliebte Mädchen, hatte einen männlichen Typus und hatte das Herz meines Patienten gewonnen, als sie bei einer Dilettantenvorstellung in einer Hosenrolle auftrat. Mein Patient hatte ein eigenartiges Dreieck konstruiert und der Grund für sein sonderbares Handeln war ein Stück ihm selber nicht bewußter Homosexualität, die er in dieser Form auslebte. Berta stand ihm für einen Mann. Aus Protest gegen seine Homosexualität hatte er versucht, sich in die weibliche Ergänzung zur männlichen Berta zu verlieben. Schließlich war er in diesem Gestrüpp von Übertragung und Verladung der Gefühle stecken geblieben, und was er von mir verlangte, ohne daß er es wußte, war die Aufdeckung und Beseitigung seiner homosexuellen Komponente. Als dies gelungen war, verlor Berta ihre Bedeutung für ihn, ebenso wie Klara, welche eine wirkliche Bedeutung niemals gehabt hatte. Aber die ersten Wochen und Monate der Analyse waren erfüllt von den Klagen dieses Patienten um sein Mädchen, das er nicht besitzen konnte, weil er sie eben nicht besitzen wollte.

Wieder ein anderer Patient ist mir in deutlicher Erinnerung geblieben, weil er mit ganz besonderer Heftigkeit nach der Analyse verlangte. Ich war im Theater und er ließ mich herausrufen, weil er unbedingt sofort mit der Analyse beginnen wollte. Er kam gerade von einer Zusammenkunft mit einer Virgo, die ihn liebte und die ihm auch sehr sympathisch war. Er hatte bei ihr vollkommen versagt. Je stürmischer ein Patient nach einer Analyse verlangt, desto sicherer kann man auf heftigsten Widerstand gefaßt sein. Dieser Patient hatte immer nur ältere Frauen lieben können, weil er ganz besonders an seine Mutter fixiert war. Auch er hatte, wie die meisten psychisch Impotenten, eine starke homosexuelle Komponente und die geheime Leitlinie, sein Leben mit einem geliebten Freunde zu teilen. Er befand sich zu diesem Zwecke auf dem Wege vom Weibe weg und konnte sich nicht auf eine Handlung einlassen, die — wie eine Defloration — schwerwiegende Folgen haben kann. Sehr bald hatte er eingesehen, daß er dieses Mädchen nicht deflorieren konnte, weil er durchaus nicht wollte. Aber der Anfang der Analyse verlief unter seinen Beteuerungen, in was für peinlicher Situation er gegenüber diesem Mädchen sei, um dessen Besitz ihn jeder andere beneidet hätte.

Neuntes Kapitel

Angstneurose wegen unbewußter Mordgelüste

Wenn ich für das vorliegende Buch Beispiele aus meiner Erfahrung zusammenstelle, möchte ich am liebsten solche wählen, die sich nicht allzuweit von der Linie des gewöhnlichen Lebens entfernen. Man wird sagen, daß der Fall Glorias, der im vorletzten Kapitel geschildert worden ist, so außergewöhnlich sei, daß man ihn für den Schulgebrauch nicht recht verwenden könne. Aber ich habe große Schwierigkeiten, Fälle zu finden, die nicht außergewöhnlich sind. Jeder Fall, den man analysiert, und letzten Endes jedes Menschenschicksal ist außergewöhnlich. Die Trivialität des gewöhnlichen Lebens kommt nur daher, daß man die Maske für Wirklichkeit nimmt und die wenigsten Menschen Ursache haben, das Außergewöhnliche ihres Lebens voranzutragen. Sie verdrängen es, und es kommt nur durch die schwierige Arbeit des Analytikers im Verlaufe von Wochen, Monaten und Jahren langsam zutage. Der vorliegende Fall ließ sich vollkommen trivial an, um später in mehrfach eigenartige Tendenzen zu münden.

Eberhard Z., 42 Jahre alt, ledig, Kürschner. Seit 10 Monaten Angstzustände und Druck in der Herzgegend. Er fürchtete beständig, daß ihn der Schlag treffen könnte. Er ist bärenstark, Blutdruck 110, Herztöne rein, auch sonst organisch gesund, Lues nicht vorausgegangen, Wassermann negativ. Eberhard ist sehr „realitätsfähig", von kleinen Anfängen her Alleinbesitzer eines hübschen Geschäftes mit Gassenladen. Die Angst ist ausgebrochen, als ein gleichaltriger Kollege vor zehn Monaten an einem Schlaganfalle zugrunde ging. Er war schon bei vielen Ärzten, die ihn alle für körperlich gesund erklärten. Er bekam Brom, Bäder, den Rat, spazieren zu gehen. Aber der Zustand wird nicht besser. Blaß, appetitlos, unfroh.

Für den gesunden Menschenverstand ist die Angst genügend rationalisiert. Die Krankheit ist eine Einbildung. Eberhard bildet sich ein, ihm könnte geschehen, was dem Kollegen passiert ist. Aber dem Patienten ist nicht geholfen, wenn man ihm versichert, daß seine Krankheit nur eine Einbildung sei. Es muß eine unbewußte Ursache für die Angst bestehen, die zunächst weder der Patient, noch der Nervenarzt erkennt.

Derzeit hat Patient gar kein Sexualleben. Es freut ihn nicht mehr. Bis zum Ausbruche der Krankheit hat er viel im Weingarten des Herrn gearbeitet. Er zog die flüchtigen Genüsse vor. Dreimal hatte er längerdauernde Verhältnisse, die er jedesmal aus Angst um seine Freiheit abbrach. Das letzte Verhältnis hatte er aus folgendem Grunde abgebrochen. Sie war eine Krankenpflegerin und hat ihm vor einem Jahre ein uneheliches Kind geschenkt. Als sie in die Hoffnung kam, konnte er sie nicht dazu bewegen, daß sie sich das Kind nehmen lasse. Er vermutet, daß sie das Kind austrug, um ihn zur Heirat zu veranlassen. Aber das tut er nicht. Im Gegenteil: er zahlt zwar knappe Alimente, aber er hat die intimen Beziehungen nach der Geburt des Kindes nicht wieder aufgenommen. Sie könnte ein zweites Kind bekommen und ihm noch gefährlicher werden.

Zwölf Monate ist das Kind alt, seit zehn Monaten hat er seinen Angstzustand. Er behauptet, daß er das Kind liebt, und zeigt mir eine Photographie. Aber dazwischen sagt er: „Kann man bestimmt wissen, ob es von mir ist?" Er sieht es alle 14 Tage. Seine greisen Eltern, seine vier Geschwister, niemand auf der Welt weiß, daß er einen natürlichen Sohn hat, das brächte ihm Schande und Schwierigkeiten.

So drängt sich die Meinung auf, daß die Angst vor dem Schlaganfall bei diesem starken und gesunden Mann eine Verschiebung sei und daß er unbewußt gegen dieses Knäblein Todeswünsche hege, die ihm, wie im Rückstoß eines Gewehres, als eigene Lebensgefahr zum Bewußtsein kommen. Die meisten Analytiker nehmen an, daß alle Todesangst und auch jeder Selbstmord die Wurzel in solchen Rückstößen habe. „Es tötet sich keiner, der nicht einem anderen den Tod gewünscht hat." In dieser Allgemeinheit möchte ich es nicht aussprechen. Aber im vorliegenden Falle lag die Annahme sehr nahe, daß Todeswünsche gegen den kleinen Bastard gehen. Sogar die Todesart konnte man in Träumen erkennen, da Eberhard eigenartige Beziehungen zu Blut und Messern zeigte. Er träumte sehr häufig, daß er Tiere schlachte. Er träumte das nicht nur, sondern das Schlachten von Geflügel bereitete ihm in Wirklichkeit großes Vergnügen. Besonders gerne schlachtete er Hähne, die sich wehren. Er drängt sich zu solchen Gelegenheiten. Bei Ausflügen auf das Land oder bei Urlaubsreisen ersucht er Bauern und Gastwirte, daß sie ihn Geflügel schlachten lassen.

Traum 1. Ich habe einen Kapaun abgestochen, der schon gerupft war. (Er war also nackt und die Haut menschenähnlich: sein Kind. Außerdem das Membrum, Kapaun ist kastriert.) Es ist kein Blut herausgekommen, sondern etwas wie Salz (Sperma). Da wird es Verdruß geben. (Eberhard hat derzeit sein sexuelles Leben aufgegeben.)

Schon als Kind stand Eberhard fasziniert im Schlachthofe eines Fleischgroßhändlers und schaute zu, wie die Schweine abgestochen wurden. Der Eintritt in den Schlachthof war verboten. Er schlich sich ein und die Knechte drohten, sie würden ihm das Messer nachwerfen. Hier liegen seit früher Kindheit die Motive Blut, Verbot und auf Tiere abgeleiteter Blutdurst nahe beieinander.

Vor 20 Jahren befand er sich bei irgendeiner Kirmes, woselbst ein Bursch einen anderen erstach. Der Totschläger entkam und Eberhard traf ihn zufällig nächtlicherweile auf der Straße. Der Bursche bat ihn, er möge ihn verstecken, weil er das Unglück mit dem Totschlage gehabt habe. Eberhard wurde von einer unnennbaren Angst ergriffen, der Bursche könnte auch ihn niederstechen. Er verspürte einen Schmerz in der Herzgrube. Diese Angst und dieser Schmerz verließen ihn lange nicht. Noch heute verspürt er einen Schmerz in der Magengrube, wenn er sich die Situation vergegenwärtigt. In der Nacht, wenn er spät nach Hause kommt und durch die menschenleeren Gassen geht, fürchtet er, daß ihn ein nächtlicher Passant erstechen könnte. Einmal, als ihm tatsächlich in der menschenleeren Gasse ein verdächtiger Mann entgegenkam, begann er zu laufen, konnte nachher lange nicht einschlafen und träumte in dieser Nacht:

Traum 2. Auf einer asphaltierten Straße — oder war sie mit Linoleum bedeckt — fährt ein Einspänner (Sexualsymbol. In Wien nennt man Würstel Einspänner) und will umkehren. Auf einmal fällt er um und ich mit. Von rückwärts ein Ruf: „Du fährst ja ganz verkehrt."

Dieser Traum enthält in wenigen Zeilen die Worte: „Umkehren, verkehrtfahren, von rückwärts" und kann vom Analytiker leicht als homosexuell erkannt werden. Die asphaltierte Straße ist in gleichem Sinne deutbar. Das Messerstechen rückt so in homosexuelle Bedeutung.

Ich habe hier mehrere Motive, die Messerstechen betreffen, zusammengestellt und zum Schluß deren Verwandtschaft mit Homosexualität aufgedeckt. In der Analyse sind mir diese Motive natürlich nicht hintereinander serviert worden, sondern ich habe sie aus dem ganzen Gemisch extrahiert, um sie rein darstellen zu können.

Eberhard führt heute ein zurückgezogenes und eintöniges Leben. Eine merkwürdige Familie. Seine Eltern leben beide, der Vater nahe an achtzig, an siebzig die Mutter. Vier Kinder, nämlich drei Männer und eine unverheiratete Tochter, alle über 35, wohnen mit den Eltern in Zimmer und Kabinett zusammen. Im Zimmer der Vater mit den drei Söhnen; im Kabinett Mutter und Tochter. Der Vater war Schuster und lebt jetzt im Ausgedinge. In der Jugend wurden die Kinder von ihm wegen geringer Vergehen mörderisch mit einem Lederriemen geschlagen. Die Mutter sagte: „Er haut Euch wie Marktdiebe." Eberhard kann dem Vater diese Züchtigungen bis heute nicht vergessen. Der Vater vergriff sich besonders an ihm und an der Schwester. Er war offenbar ein Sadist, und man darf sich nicht wundern, daß Kinder von Sadisten ebenfalls Sadisten werden. Zur Schwester fühlte er sich wegen der Gemeinsamkeit ihres Elends von früher Jugend an besonders hingezogen. Aber heute steht er in einem gespannten Verhältnis zu ihr.

Es ist äußerst merkwürdig, daß Eberhard sich trotz alledem in dieser engen Häuslichkeit und nur dort wohl fühlt. Sie ist ihm unentbehrlich. Der Vater sagt: „Jetzt wird ausgelöscht!" und der 42jährige Sohn zieht dann die Decke über die Ohren. Dabei ist er ein wohlhabender Geschäftsmann und könnte sich ganz gut den Luxus einer eigenen Wohnung leisten. Er will das nicht und er braucht das nicht. Der jüngere Bruder gedenkt jetzt zu heiraten. Die ganze Familie ist heftig dagegen: „Wozu heiraten? Er hat nichts, sie hat nichts, er soll zu Hause bleiben."

Auch sonst ist der Ton daheim weder erfreulich noch aufrichtig. Eberhard möchte der Mutter gerne von seinem unehelichen Kinde erzählen, aber er traut sich nicht. Er sieht es so, als ob das eine Untreue gegen die Mutter wäre. Der Vater ist eigensinnig und senil. Eberhard hat den jüngeren Bruder wiederholt aufgefordert, zu ihm ins Geschäft zu kommen. Er will den Bruder zum Gesellschafter machen und sich in absehbarer Zeit zurückziehen, um dem Bruder das Geschäft allein zu überlassen. Der Bruder ist ein armer Angestellter. Trotzdem hat er das verlockende Gebot Eberhards hartnäckig ausgeschlagen. Er will lieber ein armer Angestellter bleiben, als mit Eberhard zusammen arbeiten. Eberhard ist rechthaberisch und beschimpft seine Umgebung. Die Geschwister mögen ihn nicht. Am nächsten stand ihm noch seine Schwester, die ihm auch während des Krieges das Geschäft geführt hat. Als er nach Friedensschluß zurückkam, wollte sie gerne im Geschäfte bleiben, aber er drängte sie hinaus und half ihr lieber zu einem kleinen, gleichartigen Unternehmen in einem Vororte von Wien. Seit dieser Zeit besteht unterdrückte Feindschaft zwischen Bruder und Schwester, die sich alle Tage spät abends treffen und — streiten.

Im Geschäfte kann er nicht mehr weiter. Er sitzt von 8 Uhr früh bis 7 Uhr abends im Laden, traut sich keinen Augenblick weg, das Essen läßt er holen und Urlaub kennt er nicht. Er steht des Morgens zu Hause ganz vergnügt auf, frühstückt und fährt dann eine halbe Stunde mit der Straßenbahn bis zu seinem Lokale. Der Kaffee zu Hause ist schlecht, aber er trinkt ihn, um die Mutter nicht zu verletzen. Unterwegs liest er die Zeitung. Vor dem Geschäfte angekommen wird ihm übel. Wenn er auf den Rollbalken sieht, den er hinaufschieben muß, wird er von Schwindel befallen. Dabei liebt er das Geschäft (?) und sagte einmal zu mir: „Wenn ich sterbe, was wird dann aus meinem Geschäfte?" Seine Erben freuen ihn nicht: weder die Geschwister, noch der uneheliche Sohn. Was er über sein Geschäft sagt, muß man umkehren: Wenn es nicht bald anders wird, was wird dann aus mir?

Mehrere Widersprüche treten hier hervor. Es ist sehr auffallend, daß dieser Mann trotz der miserablen Raumverhältnisse und aller Ungemütlichkeit so sehr an seinem Vaterhaus hängt. Es ist auffallend, daß er die Schwester, die ihre Mitarbeit angeboten hat, aus dem Geschäfte hinausdrängte und nun allein nicht mehr weiter kann. Als Eberhard nach Beendigung des Krieges die Schwester aus dem Geschäfte gebracht hatte, bekam er einen Ausbund von Ersatz. Er nahm ein schönes, junges Mädchen als Verkäuferin auf und verliebte sich alsbald in sie, wie niemals in seinem Leben weder vorher noch nachher (Schwesterimago). Cilli war verlobt und ihr Bräutigam war — Fleischhauer. Eberhard fürchtete, daß ihn dieser Mann erstechen würde. Nichtsdestoweniger wurde er mit seiner Verkäuferin bald intim und lebte drei Jahre lang mit ihr in einem Zustande von Überreizung, der sichtlich im Zusammenhang steht mit seiner derzeitigen Abspannung. Sie war ein ausgesprochenes „Luder". Er wußte, daß sie ihn betrog, wie sie den Fleischhauer betrogen hatte. Aber ihr Anblick machte ihn rasend vor Begierde. Hinter dem Gassenladen hatte er einen Verschlag und dort wurden Orgien gefeiert. Es gab keine Unterbrechung; die Monatsregel machte nichts aus. „Zerreiß mich!" rief sie, die irgendwie die sadistische Komponente Eberhards erraten haben mußte, und er zog sich, mit Blut befleckt, von ihr zurück. Er sagte, daß sie niemals genug bekam. Wiederholt war sie schwanger und wurde kürettiert. Im Geschäfte war sie außerordentlich brauchbar, die Kundschaft wurde gut und anständig bedient. Eberhard konnte sich auf sie verlassen, so daß er sogar manchmal auf Erholungsreisen fuhr, weil er sein Geschäft gut aufgehoben wußte. Dennoch warf er sie eines Tages hinaus, weil er es vor Eifersucht nicht länger aushalten konnte. Er kann sie aber nicht vergessen. Er haßt sie und hofft, daß sie eines Tages in die Donau geht. Andererseits beginnen seine Augen zu glänzen, wenn er von ihr spricht. Welch ein Körper, wie der einer Statue! Was für Siegessicherheit in ihrem Auftreten! So stellt sie die gefährliche Type der Grande amoureuse dar, die von den Männern geliebt wird, weil sie fühlt und tut, was die Männer wollen, und die von den Männern, die sie gleichwohl nicht vergessen können, gehaßt wird, weil sie ihnen nicht treu ist. Sie ist aber nicht treu, weil sie weiß, was sie kann, und weil sie will, daß möglichst viele es erfahren.

Als das Kapitel Cilli beendet war — scheinbar beendet, denn es steckt in Form seiner Krankheit noch in ihm — fand er die spätere Mutter seines Kindes, die Pflegerin, eine hausbackene Person, die er nicht liebte. Von Orgien war da keine Spur. Er führte ein bescheidenes und geregeltes Sexualleben. Gerade diese Frau sollte ihm ein Kind schenken. Für dieses Malheur machte er auch noch die Cilli verantwortlich. Scheinbar mit Unrecht. Aber nach der Entzweiung mit Cilli geschah alles um ihretwillen. Er war unglücklich, darum wollte er durch Komplizierung seines Lebens noch unglücklicher werden. Cilli wurde dadurch noch schuldiger. Das ist eine gewöhnliche Fehlleistung des beleidigten Gemütes.

Seitdem er auch mit der Nachfolgerin Cillis nicht mehr intim ist, hat er mit einem unbedeutenden Branchekollegen Freundschaft geschlossen und versitzt mit ihm die Abende im Wirtshaus. Vor einigen Monaten hat der Freund geheiratet und bringt jetzt seine Frau mit. Eberhard fühlt sich von dem Paare ausgenützt. Sie nehmen es angeblich nicht genau mit der gesonderten Verrechnung. Gestern hat die Frau einen Käse, den sie gegessen hat, dem Eberhard aufschreiben lassen. Vorige Woche haben sie ihn zu einer Wette verleitet, die er verlor. Es war nicht viel, ärgerte ihn aber doch. Er will nicht gewurzt sein. Am liebsten möchte er die Frau dem Freund wegnehmen. Er sagt: „Immer war es mein Sport, anderen die Frau wegzunehmen. Auch die Mitzi (Mutter seines Kindes) habe ich einem Geschäftsfreund weggenommen; aber da bin ich bestraft dafür."

Das Wegnehmen eines Weibes ist eine Liebesbedingung, die man sehr häufig findet. Der Wert des Weibes liegt in solchem Falle hauptsächlich darin, daß sie einem anderen gehört. Diese Art von Brautwerbung ähnelt der Kleptomanie. Wie dem Kleptomanen der gestohlene Gegenstand wertlos wird, wenn er ihn einmal in der Tasche hat, so wird dem Don Juan das Weib wertlos, wenn es ihm gelungen ist, es einem anderen wegzunehmen. Eberhard hat als Lehrbub gestohlen wie ein Rabe und ist noch heute stolz darauf. Der Meister vertraute ihm und überließ ihm die Gebarung. Er brachte Felle heimlich ins Klosett und legte sie unter den Kleidern um den Leib. So brachte er sie aus dem Hause und verkaufte sie. Diese Übeltaten und andere Diebstähle erzählte er mir mit sichtlichem Behagen. „Glauben Sie mir, Herr Doktor", sagte er in dem überlegenen Tone, der in der Nachkriegszeit bei Dieben' aufgekommen ist, „jeder stiehlt, wenn er kann. Würden Sie nicht auch stehlen, wenn Sie sicher wären, daß es nicht herauskommt?"

Es ist ungewöhnlich, daß einem der Diebstahl so offen gestanden wird. Andere Patienten verheimlichen solche kriminelle Triebe, und man bringt sie nur mit Mühe aus ihnen heraus. Wo ein krimineller Trieb so offen gestanden wird, muß man immer annehmen, daß viel schlimmere kriminelle Triebe dahinter stecken, welche die geringeren Übeltaten als Deckung benützen, um nicht erkannt zu werden. Bei Eberhard haben wir schon bemerkt, daß er unter unbewußten Mordimpulsen litt. Was die Frage anbelangt, ob ich nicht selber stehlen würde, wenn ich vor Entdeckung sicher wäre, so muß der Analytiker solchen Fragen ausweichen. Wenn ich sie bejahte, dann war ich ein geständiger Dieb und nicht mehr geeignet, Respektsperson für ihn zu sein. Wenn ich nein sagte, rückte ich in die Ebene der von ihm gehaßten Autorität und er übertrüge den Haß auf mich. Eberhard ist eine unsympathische Figur. Freud sagt, daß er unsympathische Patienten nicht behandeln könne. Man kann sich der Gegenübertragung nicht erwehren und die Chancen eines unsympathischen Patienten sind zweifellos schlechter als die eines sympathischen. Einen Patienten wie Eberhard möchte man am liebsten hinauswerfen. Aber weder erlauben das die Notwendigkeiten des Lebens, noch darf man einem Patienten, dem man das Gebot der Wahrhaftigkeit auferlegt und der einem vertrauensvoll sein Inneres enthüllt, einen Strick daraus drehen. Mit der Wahrhaftigkeit ist es freilich nicht weit her. Er geht hinter meinem Rücken zu anderen Ärzten. Er nimmt Brom, obgleich ich es ihm verboten habe. Diese Missetaten lese ich aus seinen Träumen.

Wenn er in der Zeitung von Messerstechereien liest, dann wird ihm übel. Nebenan ist eine Fensterputzerin heruntergefallen und hat sich verletzt. Eberhard muß Brom nehmen. Wiederholt träumt er von ausgebrannten Geschäftslokalen, was aber nach den Erfahrungen der Traumdeutung nicht gerade immer Brandstiftung bedeuten muß. Feuer ist auch ein Symbol für Explosionen von Trieben. Seine Angstzustände bedeuten ja nichts anderes als Angst vor seinen eigenen Trieben. Aber die Häufigkeit der Feuerträume ist doch wohl spezifisch. Wer gerne Tiere absticht wie Eberhard, dem liegt auch die andere Gewalttätigkeit des Feiglings: Brandstiftung. Sie tritt unbewußt neben die bewußte Kriminalität des Diebstahles, auch des Diebstahles von Frauen, die anderen gehören.

Eberhard wuchs als ältestes Kind einer armen Handwerkerfamilie in einer Wiener Vorstadt auf. Da ihn der Vater viel prügelte, trieb er sich lieber außer Haus herum. So kam er auch in das Schlachthaus, das ihn magisch anzog. Die Vorstadt besaß damals ein Theater, das den Stolz des Grundes ausmachte. Der kleine Eberhard verbrachte alle Zeit, die er nicht im Schlachthause war, in diesem Theater. Er half den Kulissenschiebern, schaute bei den Proben zu und warf auch Blicke in die Garderoben, wo sich die Künstlerinnen mehr als frei benahmen. So wurde er durch Anschauungsunterricht über sexuelle Fragen gründlich aufgeklärt. Damals war er sieben oder acht Jahre alt. Der Theaterdirektor wurde als Herr Oberleutnant angesprochen, trug immer einen Revolver bei sich und sah mit seinem riesigen Schnurrbart für das Kind fürchterlich aus. Eberhard bewahrt als Deckerinnerung ein schreckhaftes Erlebnis. Ein Bühnenarbeiter schickte ihn um ein Paprikabutterbrot und Eberhard brachte es im Laufschritte bis auf die offene Szene. Die Arbeiter redeten ihm ein, daß der Direktor ihn jetzt erschießen werde, und Eberhard lebte monatelang in Angst um sein Leben.

So sind alle wesentlichen Erinnerungen Eberhards angstbetont; Angst vor dem Lederriemen des Vaters, Angst vor dem Schlächterburschen, vor dem Theaterdirektor, später vor Messerstechern. Seine Redensarten, besonders vor seinem Personale im Geschäfte, sind: Von mir kann er ein paar Ohrfeigen haben" oder „Mit mir soll er sich nicht spielen; ich schlag ihm den Schädel ein!" In Wirklichkeit hat er noch nie im Leben jemanden Ohrfeigen gegeben. Wirkliche Messerstecher sind im Kriege zu Helden geworden. Eberhard blieb mit großer Geschicklichkeit in der Etappe. Er ist jähzornig, aber er entlädt sich nur in Worten. So ist er das „Negativ" eines Messerstechers und Gewalttäters.

Als er 14 Jahre alt war, kam er zu einem Kürschner in die Lehre. Soviel Prügel er daheim auch bekommen hatte, sehnte er sich doch unbändig nach Hause, und um dieses Ziel zu erreichen, beschwerte er sich am Sonntag bei seinem Vater über das Essen in der Lehre, obgleich es gut und reichlich war. Der Vater machte die Anzeige bei der Gewerbebehörde und eine Amtsperson kam kontrollieren. Die Folge davon war, daß Eberhard von seinem Meister hinausgeworfen wurde. Dieses ungerechtfertigte Aufmucken gegen den ersten Meister ist deutlich eine Vaterübertragung. Die Sehnsucht des Jungen bezog sich auf seine Mutter und auf deren zweite Auflage: seine Schwester.

Beim nächsten Meister ging es dann schon besser. Er fand beim weiblichen Dienstpersonale zärtliches Verständnis. Im 17. Lebensjahre sehen wir ihn als Bettgeher in einer eigenartigen Gesellschaft, die ihm vollends die häusliche ersetzte. Sein wirkliches Heim war kleinbürgerlich und durchaus ehrsam. Die Phantasien des Knaben, frühzeitig von Blut und Schamlosigkeit durchsetzt, waren keineswegs ehrsam. Das Milieu, in das er nun geriet, wirkt, als wären schmutzige Phantasien in Wirklichkeit übersetzt, wie eine Verzerrung der Zustände im Heim Eberhards, mit dem dieses neue Milieu die außerordentliche Raumbeschränkung gemeinsam hatte. Eberhards Bett stand in der Küche, die Vermieterin schlief auch in der Küche. Deren Mann war ein Bäcker und infolgedessen nachts außer Hause. Die Frau hatte ein Verhältnis mit einem Metallarbeiter, der fast täglich bei ihr übernachtete. Bei Tag schlief dann der Bäcker-Gatte in demselben Bett. Das war also in der Küche. Das Zimmer war an eine Prostituierte vermietet, die hatte einen Zuhälter, der außer dem Verdienste der Dirne auch noch von anderen dunklen Geschäften lebte. Er sagte: vom Spiel. Es kann aber auch etwas Schlimmeres gewesen sein. Unter diesen Leuten lebte der junge Eberhard über ein Jahr und lernte das Leben von seinen Nachtseiten kennen. Dann wurde er Geselle und ging auf die Wanderschaft. Er kam weit herum, durch Österreich, Böhmen, Deutschland und die Schweiz und blieb draußen, bis er militärpflichtig wurde und einrücken mußte. Er hatte den Ehrgeiz, seinen Leuten zu zeigen, daß er von ihnen unabhängig sei, und er zeigte es. Das war sein Protest gegen die innere Bindung an das Haus. Als er vom Militär frei wurde, kroch er aber wieder ins enge, häusliche Bett. Auf seiner Wanderschaft, die ihn durch viele große Städte führte, hatte er die Freiheit kennen gelernt. Das Resultat war, daß ihm das Zimmer daheim bei Muttern lieber war als diese Freiheit. Schon vor dem Kriege wurde er dann durch Tüchtigkeit selbständiger Inhaber eines Geschäftes. Aber zu Hause blieb er ein bescheidenes Kind bis auf den heutigen Tag. Die Dienstleistung im Weltkrieg war nur eine Unterbrechung dieses Verhältnisses, das sogleich nach Waffenstillstand wieder aufgenommen wurde. Zu Hause ist heute die Mutter Kommandantin. Obgleich Eberhard die Kosten des Haushaltes fast allein bestreitet, traut er sich nicht, ihr zu sagen, daß er ein uneheliches Kind hat. Seine Träume sprechen dafür, daß er den Tod des Vaters abwartet. Rachegedanken gegen den Vater, der ihn so mörderisch verprügelt hat, scheinen die Wurzel seines Sadismus zu sein. Einmal hat er den Vater, als der ihn prügelte, in die Hand gebissen.

Traum 3. Der Vater von meiner Verkäuferin ist gestorben. Sie hat geweint und ich habe sie getröstet.

Zur Deutung dieses Traumes muß man ins Auge fassen, daß Eberhards Schwester während der ganzen Dauer des Krieges seine Verkäuferin gewesen ist. Die Bindung an diese Schwester hat er auf Cilli übertragen, die er unmittelbar nach dem Ausscheiden seiner Schwester aus dem Geschäfte als Verkäuferin aufnahm. Gemeint ist sein eigener Vater, der gestorben ist. Die Schwester steht hier auch für seine eigene feminine Komponente, von der ich noch Proben bringen werde.

Traum 4. Ein großes Schiff auf einem Flusse und hinten am Bug eine Schnur, da war ein kleines Boot daran. In dem Boote eine Frau. Sie hat einen lichten Strohhut getragen. Die Schwester hat einmal so einen getragen. Auf einmal ist das ganze Schiff an einem scharfen Eck verschwunden, der Strick vielleicht gerissen und die Frau ertrunken (die Frau hat sich von seiner Persönlichkeit, mit der sie bis jetzt unlösbar zusammenhing, getrennt). Ich und noch ein Bekannter (der Analytiker?) haben gesucht, haben sie aber nicht gefunden. Ich denke mir: wenn die Frau noch weiter so über die Steine geschleift wird, wird sie sich ganz zerschlagen (Zerstörung des unbewußten Ideals durch die Analyse).

Wie gewöhnlich wird die Schwester zur Mutter-Imago. Die Schwester wurde als Backfisch von der Mutter in die Tanzschule geführt. So fein wurde sie behandelt, während Eberhard in die Lehre verbannt war. Sie hat später nicht geheiratet, ist fast vierzig und wird wohl nicht mehr heiraten. Sie war sehr beleidigt, als der Bruder sie nach dem Kriege aus dem Geschäfte hinausschob. Sie hat die Allüren der bissigen, alten Jungfer angenommen und der Bruder fühlt selbst, daß er daran mitschuldig sei. Sie können sich nicht verstehen und keine Viertelstunde beisammen sein, ohne zu zanken. Dabei sind sie unlösbar aneinander gefesselt und es gelingt mir in der Analyse, dem Patienten diese Bindung klarzumachen.

Hingegen gelingt es mir nicht, den Patienten auf seine homosexuelle Komponente festzulegen. Mir selbst ist sie aus folgenden Träumen deutlich genug geworden.

Traum 5. Die Elektrische ist gekommen (Trieb) und ich bin gestanden. Es war die entgegengesetzte Richtung. Auf einmal kommt ein Auto, und es gibt mir einen Riß. Erwachen mit Angst.

Traum 6. Ich war auf der Klinik, und dort wurde ich untersucht (eine Situation, von der oft geträumt wird: ein entkleideter Mann wird von anderen Männern betastet). Es waren zwei Ärzte, ein großer und ein kleiner. Der kleinere hat einen braunen Bleistift, Hardtmuthstift, genommen und den Bauch untersucht (Symbolik)... Ein Hund, der an zwei Ketten angehängt war, hat gemurrt, und ich war ganz glücklich darüber, daß er angehängt war (das Tier ist doppelt gefesselt). Die Schuhe habe ich ausgezogen und dann ist mir eingefallen, ob der mir nicht Einlagen geben will (Wiederholung der Symbolik, man will ihn zum Weibe machen). Dann bin ich vom Tisch hinunter und wollte meine Brille aufsetzen, habe sie aber nicht gefunden (Anknüpfung dazu: gestern hat sich eine seiner Verkäuferinnen auf seine Brille gesetzt und hat sie so zerbrochen. Ob es nicht von hier zu Cilli geht, die ihm sein Sexualleben vernichtet hat? Und von da weiter rückwärts zur Schwester). Es war kein Licht. Ich habe das Licht gesucht (die Analyse). Endlich habe ich die Brille gefunden und bemerkte auf der einen Seite das Glas und auf der anderen Seite war schwarz. Eine große Frau hat mir zugeschaut (durch ein Glas sieht er eine große Frau: die Mutter. Die andere Seite ist blind). Ich gehe weg und will dem einen Arzt die Hand geben. Er hat sie mir aber nicht gegeben, sondern den Kopf geschüttelt. Der andere hat mir die Hand gegeben. Ich wollte noch einmal dem ersten Arzt die Hand geben, da hat mir der zweite noch einmal die Hand gegeben.

Bemerkenswert in diesem Traume die Wiederkehr des Wortes zwei. Der Hund ist an zwei Ketten gehängt. Zwei Ärzte, die sich verschieden benehmen. Der größere weist ihn ab. Zwei verschiedene Brillengläser, ein durchsichtiges und ein schwarzes. Patient führt ein Doppelleben (Bisexualität = Kriminalität). Hinter der ehrbaren Außenseite steckt Kriminalität, die sich auf das Ödipusmotiv zurückführen läßt. Hiezu

Traum 6. Der Onkel, Hausherr in Bremen (aber nur im Traum. In Wirklichkeit besitzt der Onkel kein Vermögen) hat mir 200 Millionen vermacht. (Beachte auch hier wieder die zwei. Die Phantasiesumme steht für den Begriff: etwas außerordentlich Wertvolles oder geradezu: ein Vermögen.) Ich sage: „Das gehört doch nicht mehr Dir" und er darauf: „Solange ich lebe, bin ich Hausherr!"

Dieser Onkel steht für den Vater und der ganze Traum erinnert an einen Lieblingsgedanken von Freud, daß unser Keimplasma das eigentlich Unsterbliche in uns sei. Wir sind nur seine vorübergehenden Verwalter. Das Keimplasma ist wie ein Fideikommiß, das vom Vater auf den Sohn übergeht und ausschließlich in der Familie erblich ist. Solange der Vater lebt, ist er der Majoratsherr. Um in die Rechte des Vaters einzutreten, muß man auf seinen Tod warten. Der letzte Traum dieser Analyse:

Taum 7. In einer Bahnhofshalle mehrere Züge. Die Leute haben zum Maschinisten gesagt, er solle schon fahren. Er aber hat die Leute nicht angehört (aus der Halle fährt man ab. Bahnhof ein beliebtes Todessymbol, der Maschinist ist der Tod. In Träumen wird der Tod regelmäßig personifiziert wie in Mythus und Märchen). Da war auch mein Vater, der legte sich vor dem Maschinisten auf eine Bank (Totenladen). Ich und meine Schwester standen auf einmal allein auf der Straße. Dort war es sehr schön, aber öde. Es war Nacht, aber noch Tageslicht (nach dem Tod des Vaters wird die Familie aufgelöst. Man steht auf der Straße. Ein neues Leben beginnt. Nacht und Tag zugleich, ähnlich wie: „Der König ist tot, es lebe der König!" oder „Das Licht leuchtet in der Finsternis.") Ich sage: „Komm, mit dem Wagen werden wir fahren" und wie wir hingelaufen sind, setzt sich der Wagen in Bewegung. Ich habe dem Motorführer Zeichen gegeben, er soll langsam fahren. Er ist aber trotzdem schnell weggefahren. Ich konstatiere, daß es ein Wagen ist, mit dem ich eigentlich gar nicht fahren könnte (deutliche Heilungstendenz. Er muß auf den Wunsch, mit der Schwester das Leben zu teilen, verzichten).

Ich komme dann in einen Betrieb, da war die Transmission in Bewegung (dieser ungebildete Mensch hat von Wort und Begriff der Übertragung natürlich keine Ahnung. Er erfindet ihn für sich selbst, indem er von einer Transmission spricht. Das ist Übertragung der Triebkraft von der nicht erlaubten auf die erlaubte Weiblichkeit). Ein Mädchen kommt, ganz schwarz gekleidet (in Trauer), die wollte ich angreifen, aber sie hat Reformhosen (geschlossen) angehabt. (Dieser Teil des Traumes wiederholt den Annäherungsversuch an die Schwester in einem anderen Bilde. Im ersten Teil des Traumes kann er den Wagen nicht zusammen mit der Schwester besteigen, im vorliegenden zweiten Teile kann er aus anderen Gründen an das Mädchen, das nach dem Tode des Vaters in Trauer ist, nicht heran. Reformhose = Inzestschranke.)

Eberhard verläßt mich bedeutend gebessert und, wie er sagt, als ein anderer Mensch. Folgende Erkenntnis nimmt er mit: Das Kleben an der Familie ist auffallend. Es steht im Gegensatze zu seinem Trieb in die Ferne. Er wartet auf den Tod seines Vaters. Seine einzige Liebe war Cilli. Er kann sie nicht vergessen. Einerseits wünscht er sie zurück, andererseits wünscht er ihren Tod. Auch sein uneheliches Kind wünscht er tot. Es ist durch einen Irrtum zur Welt gekommen; denn des Kindes Mutter war nur Ersatz für Cilli. Daß Cilli Ersatz für die Schwester war und diese für die Mutter, konnte ich dem Patienten nicht beibringen.

Vom Freund verlangt er mehr, als dieser leisten kann. Daß hinter diesem Verlangen eine homosexuelle Komponente steckt, konnte ich dem Patienten nicht beibringen. Hingegen hat er eingesehen, daß die ewigen Streitigkeiten mit der Schwester auf den Verdruß darüber zurückgehen, daß er mit ihr nichts anfangen kann. Das Geschäft soll die ganze Libido dieses Mannes auffangen. Daher die sinnlose Überanstrengung und ununterbrochene Arbeit in seinem Geschäfte, das von soviel Sorgfalt allerdings Vorteil hat. Aber Eberhard geht darüber zugrunde. Kriminalität und Sexualität sind in diesem Falle enge verbunden. Der infantile Blutdurst, im Schlachthause geweckt und gegen den Vater gerichtet, der ihn mörderisch schlug, verschränkt sich mit den Erlebnissen hinter den Kulissen der Vorstadtbühne, wo er nackte Frauen und deren Liebhaber in den Garderoben sah. Vielleicht erlebt jeder Mann einmal das Zusammen-

laufen der sonst dissoziierten Komponente seines Liebeslebens. Eberhard fand
die blutige Cilli, die er noch dazu mit der anderen Übertragung seiner Libido,
mit dem Geschäfte, verquicken konnte, da Cilli eine ausgezeichnete und ver-
läßliche Kraft war. Das Schicksal machte Cilli auch zur unmittelbaren Nachfolgerin der Schwester Eberhards, die während des Krieges im Geschäfte ge-
wirkt hatte....

Das Milieu in dem Hurenhaus, wo er seine spätere Pubertät zubrachte,
mußte die Mischung Liebe und Kriminalität verstärken. Der Gegensatz dieses
Milieus zur sittsamen Häuslichkeit wird bipolar zur Einheit. „Man darf nicht!"
steht bei ihm über beiden Toren, dem sexuellen und dem kriminellen. Todeswünsche gegen Vater und Kind — Vater und Kind wieder eine bipolare Einheit — werden im Rückstoß zur Kastration, zur Impotenz und zur Angst.

Traum 8. Ich war in unserer Wohnung. Ein Mädchen kommt, welches
das Kind im Arm trägt und sagt: „Das Kind ist gestorben." Ich habe mir das
Kind angeschaut, und da sehe ich, daß es Elefantiasis hat, eine ganz unförmig
aufgeschwollene Masse. Das Kind war tot. Ich sage: „Es hat ja die Augen offen."
Aber nachher hat es die Augen zugemacht. Wenigstens eines (vgl. die Brille
mit einem schwarzen Glase im Traum 5). Es war das Kind meiner Mutter.

Dieser auffallende Schlußsatz ist stark verdichtet. Das Kind seiner Mutter
ist er selbst. Dann auch die Schwester. Dann indirekt das Enkelkind der Mutter,
sein unehelicher Sohn. Einfall des Träumers: Es gibt ein Pariser Apachenspiel.
Ein Ding, das man in die Hand nimmt: es fühlt sich an wie Menschenfleisch.
Die Schwester hat es als Geschenk für ein Kind gekauft und nach Hause gebracht. Es liegt jetzt zu Hause. Aus diesem Einfall und dem ganzen Zusammenhang ergibt sich, daß dieses aufgeschwollene und sterbende Kind das Geschlechts-
organ des kleinen Ödipus bedeutet. Noch ein Traum aus der gleichen Nacht:

Traum 9. Auf einmal bin ich auf einer Bühne. Ich habe mich niedergesetzt.
Die Füße sind mir heruntergehängt (Impotenz). Man hat gespielt: Cäcilie
(Cilli). Auf der Bühne habe ich gar nichts gesehen. Aber weit entfernt hat
jemand gesagt: „Jetzt ist sie ins Wasser gegangen." Ich mache eine abwehrende
Bewegung (vor dem Kriege ging er ein Jahr lang mit einem Mädchen namens
Adele, die sich ins Wasser stürzen wollte. Durch den Ausbruch des Krieges
wurde er sie los. Er rückte ein). Dann sind in Reih und Glied Soldaten mar-
schiert (wenn Cilli tot ist, dann marschiert er wieder)[1].

Dieser Mann hat in seinem Leben fast nur mit Prostituierten verkehrt.
Dreimal ließ er sich etwas tiefer ein. Zuerst vor dem Kriege mit Adele, welche
die Tochter eines Fleischhauers war. Cilli war die Braut eines Fleischhauers.
Die dritte, obgleich Mutter seines Kindes, zählt nicht viel. Aber auch sie war
chirurgische Operationsschwester. Immer wieder die Vermengung von Blut
und Liebe, sein Unbewußtes ist blutig und kriminell. Soweit er sich kennt, ist
er ein fleißiger und ordentlicher Kürschnermeister. Übrigens auch das ein Beruf, der mit Tierleichen in Beziehung steht. Man kann verstehen, daß so ein
Mann an Angstzuständen leidet. Er fürchtet sich vor sich selber. Solange er
sexuell aktiv ist, stört ihn die Angst nicht allzusehr. Die Abspannung nach dem
Bruche mit Cilli läßt die Angst so stark hervorbrechen, daß er sich ernstlich
krank fühlt.

---

[1] Träume 8 und 9 eröffnen noch andere Einblicke, auf die ich hier nicht eingehe. Die
Vorstellung des Weibes mit dem Penis geht durch beide Träume.

Zehntes Kapitel

Psychische Impotenz

Z. F., Prokurist einer Großbank, 34 Jahre alt, kommt wegen Impotenz. Den normalen Geschlechtsverkehr hat er noch nie im Leben ausgeführt. Er hat wegen seines Leidens wiederholt Psychoanalytiker aufgesucht, aber jedesmal nur einmal. Er sagt, er sei fest überzeugt, daß eine Analyse ihn heilen könne. Aber er verschiebt die Kur immer wieder. Bei mir will er es geradeso machen. Durch eine glückliche Verkettung von Umständen kann ich wenigstens sechs Wochen arbeiten, dann läuft er auch mir davon. Ich sei zu teuer. Stundung des Honorars? Er will keine Schulden haben. Umsonst? Er will sich nichts schenken lassen. Dahinter steckt die Wahrheit, daß ihm das bestehende Gleichgewicht der Seele trotz der Impotenz und der zugehörigen Schwermut lieber ist als die Preisgabe seiner Komplexe. Er wäre auch nicht zu mir gekommen, wenn ihn nicht ein weibliches Wesen, bei dem er kürzlich wieder versagt hatte, dringend zugeredet hätte, es mit mir zu versuchen. Er kam nicht mit dem dringenden Wunsche gesund zu werden, sondern weil er keine Ausrede wußte, um der jungen Dame, die sich große Mühe mit ihm gegeben hatte, entgegenzutreten.

Die körperliche Untersuchung dieses Mannes ergibt einen durchaus virilen Typus. Ein Urologe erhob folgenden Befund: Hoden normal, beiderseits Varikokele, von der Patient nichts weiß. Prostata voll entwickelt, Behaarung männlich. Die Spezialisten sagen, daß Varikokele bedeutungslos sei. Ich bin nicht ganz davon überzeugt. Bei psychisch Impotenten findet man sie sehr häufig. Ebenso findet man andere Kleinigkeiten, wie Verkleinerung eines Testikels, Pigmentschwund, leichte Verengung des Präputiums, offene Leistenringe und manches andere. Diese Dinge sind an sich wirklich bedeutungslos. Aber sie sind ein Zeichen, daß dieses Organ nicht mit der vollen Liebe der Natur geschaffen wurde. Gerade solche Menschen neigen zu einem psychischen Überbau, der als Impotenz in Erscheinung treten kann. In diesem Punkte fuße ich vollständig auf Alfred Adler. Ich kann nie aufhören zu beklagen, daß dieser ausgezeichnete Forscher auf psychologisch dunklen Wegen zu gänzlich unannehmbaren Resultaten gekommen ist. Seitdem er die Ursprünglichkeit der Sexualität und deren Sonderstellung im Weltgetriebe leugnet, kann ich ihm nicht mehr folgen.

F. ist ein außerordentlich ehrgeiziger Beamter, der es in jungen Jahren zu einer schönen Stellung gebracht hat. Niemand ahnt etwas von seinem Leiden mit Ausnahme seines Bruders Hans, der um fünf Jahre älter und von Beruf Rechtsanwalt ist. Die Brüder sind nicht verheiratet und wohnen bei ihren Eltern. Die Mutter ist sehr nervös, verlangt Aufmerksamkeit und erfüllt das Haus mit ihrer Persönlichkeit. Der Vater tritt in den Hintergrund. Wohlhabende Familie. Adler und seine Schule werden sogleich aufhorchen, wenn sie von dem besonderen Ehrgeiz dieses Beamten und seinem ruhelosen

Betreiben einer Karriere erfahren. Adler löst gerne die psychische Impotenz des Mannes auf, indem er annimmt, daß solchen Männern kein Weib gut genug sei. Einmal sagte er: „Sie wollen sich eben mit der Venus von Milo ins Bett legen. Für eine andere steht es ihnen nicht dafür." Solche Aussprüche appellieren meiner Ansicht nach an den Menschenverstand des Pöbels. Das versteht natürlich ein jeder: er ist sich zu gut, er bildet sich was ein, er will den Verzicht nicht leisten, den man im sozialen Leben leisten muß. Die Dinge verhalten sich aber in Wirklichkeit anders und der Sexualtrieb entwickelt sich, lange bevor soziale Wertungen im Gehirn des heranwachsenden Menschen Platz gefunden haben. F. ist nicht impotent, weil er ehrgeizig ist; sondern seine Impotenz macht ihn ehrgeizig. Die Leistungsunfähigkeit zwingt ihn zu Überleistung.

In der Volksschule, also schon vor dem zehnten Lebensjahre, hatte Patient das Kletterstangen-Erlebnis, das ist ein Wollustgefühl beim Klettern in der Turnstunde [1]. Sein Bruder, dem er davon erzählte, hat ihm damals gesagt, daß so etwas sehr ungesund sei. Hieraus und auch aus manchen anderen Erinnerungen darf man auf ein früh erwachtes Triebleben schließen. Das früh erwachte Triebleben und sein vorzeitiger Zusammenstoß mit den Verboten der Gesellschaft ist die eigentliche Quelle für spätere Neurosen. Vom 14. Lebensjahre bis heute ohne Unterbrechung masturbiert. Dabei immer völlige Erektion, die er bei Frauen nicht erzielt. Bei Prostituierten hat er Erektionen, aber die Ejakulation tritt ein, bevor Immissio möglich ist; spätestens unmittelbar nach der Immissio. Bei psychisch Impotenten sehen wir immer wieder, daß der Geschlechtsverkehr noch am ehesten bei Prostituierten gelingt. Das hängt mit der Erniedrigung des Liebeslebens zusammen, von der ich hier nicht weiter sprechen will.

Zweimal war F. offiziell verlobt und löste die Verlobung aus innerem Zwange ohne ausreichende äußere Begründung. Er wird heftig angezogen und heftig abgestoßen. Mit mir geht es ihm ebenso. Die ersten Wochen kam er mit Begeisterung und hörte mir zu, als verkündete ich Gottes Wort. Später wurde er wie mit Gewalt von mir weggerissen.

Einmal im Leben, vor zehn Jahren, hat er es zu einem Verhältnis mit einer Frau gebracht, deren Mann verreist war. Das Verhältnis dauerte 14 Tage. Auch da kam es zu Ejaculatio praecox, aber immerhin bis zu dreimal in einer Nacht. Bedeutung gewann diese Frau für ihn nicht. Sie legte es auf seine Eroberung an und er ließ sich mit ihr nur aus Höflichkeit ein. Er fühlte sich damals und immer sexuell desinteressiert. Er sagte mir schon in der dritten Stunde, daß ihm an seiner Potenz nichts liege, weder an der jungen Dame, die ihn zu mir geschickt hatte, noch an irgendeinem anderen wirklichen oder denkbaren Weibe. Unter solchen Umständen ist eine Analyse nicht sehr aussichtsvoll.

Traum 1. Ich sitze in einer Eisenbahn, die teils elektrisch, teils Vollbahn ist (Eisenbahn, ein uns schon bekanntes Symbol für Trieb. „Nicht ganz voll."), habe aber das Gefühl des Fahrens nicht gehabt (es geht nicht). Breite Sitze ohne Mittelgang (weibliche Genital-Symbolik). Ich sitze mit dem Rücken gegen die Fahrtrichtung (beachte das Motiv: verkehrt!). Mir gegenüber sitzt eine Reihe von Personen, die mir ganz undeutlich sind (das Leben des Alltags ist ihm schwer verständlich). Hinter dieser Reihe wieder eine Reihe. Dort sitzt aber nur eine weibliche Person, die durch eine in der vorderen Reihe sitzende Person zum großen Teile gedeckt ist. Ich kann sie nicht erkennen. Habe das Ge-

---

[1] Alle Jungen erklimmen Stangen, aber nicht alle haben das Kletterstangenerlebnis. Dieses Erlebnis ist eine Übertragung von noch älteren sexuellen Premièren.

fühl, daß sie meine vorletzte Exbraut ist (das Urerlebnis bedeckt von den später in sein Leben getretenen Frauen. Wäre das nicht der erste Traum, so könnte man glauben, daß diese Darstellung eines Deckmechanismus durch meine Suggestion entstanden sei). Ich gehe in dem Wagen um sie herum hinaus und habe mich nach links scheu umgesehen (hiezu der Einfall: im Kaffeehaus war Patient gestern um die ausgebauchte Drehtür herumgegangen, um einem Bankkollegen auszuweichen. Beachte: links und ferner das alter ego, dem er ausweicht!).

Traum 2. Ich sitze in irgendeinem Raum, der von verschiedenem erfüllt ist (zu Anfang der Analysen wird das Ich in Träumen gerne als ein ungeordneter Raum, eine Rumpelkammer oder auch als Sumpf u. dgl. angesehen). Ich sitze tief, Decke oder Federbett vor mir (dieses Traumstück ist zunächst nicht deutbar. Der Analytiker ahnt aber, daß irgend etwas dahinter stecken müsse. Er befindet sich an einem Einstieg zu den Tiefen des Unbewußten). Gegenüber von mir sitzen mein Vater und auch andere Familienmitglieder. Halb hinter mir ein Mann, der mit einem kleinen Messer, das einer Schusterahle ähnlich ist, Haselnüsse aufknackt (Haselnüsse sind eine Lieblingsspeise des Patienten. Er hat immer einen Teller Haselnüsse auf seinem Schreibtisch stehen. — Zu Schusterahle fällt ihm ein, daß bei Raufereien, Todschlag und anderen Gewalttaten immer ein Schuster dabei ist. In diesem Handwerke scheint ihm ein kriminelles Reizmotiv zu stecken). Ich habe Angst vor der Schusterahle (der Mann hinter ihm ist sein anderes Ich, dem er auch im Traum ausweichen will. Das andere Ich ist kriminell). Er hat ein höhnisches, ordinäres Gesicht. Der Vater gegenüber erschrickt fürchterlich und schaut ganz starr auf diesen Mann (eine Situation, die der kleine Gernegroß in der Kindheit vielleicht gerne herbeigeführt hätte. Außerdem ist der Vater Repräsentant des Gewissens). Ich traue mich auch nicht zu bewegen, weil ich Angst habe, daß etwas geschieht (er scheint aus Angst vor diesem anderen Ich impotent zu sein). Dann wirft er das Messer, als ob das gar nichts wäre, auf meine Decke, mir in den Schoß und hat plötzlich ein langes, großes Messer in der Hand und ich habe noch mehr Angst. Er fährt mir mit dem Messer gemein spielend vor der Nase herum (das große Messer und das kleine Messer Zeichen, daß wir in der Ödipus-Situation stehen; die Geschlechtsorgane werden verglichen. Die Kastrationsdrohung ist deutlich).

F. war drei Jahre lang Kriegsgefangener in Italien. Dort entwickelte sich bei ihm ein Symptom, das er Ohrenglühen nennt. Heute hat es sich bis auf Reste wieder verloren. Erythrophobie gilt dem Analytiker als ein Zeichen, daß der davon Befallene etwas verbirgt — auch vor sich selber verbirgt — dessen er sich schämt. Er hat Angst, daß man es ihm ansehen könnte. Ich darf hier bemerken, daß viele Soldaten aus dem Felde und noch mehr aus der Gefangenschaft im Zustande psychischer Impotenz zurückgekommen sind. Das ununterbrochene Lagerleben hat die homosexuelle Komponente verstärkt und die heterosexuelle gelähmt.

Traum 3. Ich gehe neben einem Bauplatz, ähnlich der unfertigen Villa des Dr. Richard Strauß (der Analytiker muß seine Deutung von auffallenden Teilen des Materials aus beginnen. Es ist auffallend, wenn einer dem großen Tondichter seinen Doktortitel voransetzt. Die Gemeinde Wien hat Richard Strauß einen schönen Bauplatz geschenkt. Das geschah in Anerkennung seiner Verdienste. Strauß ist bekanntlich Ehrendoktor einer deutschen Universität. Er hat diesen Grad nicht auf dem gewöhnlichen Wege erworben. Patient ist nicht Doktor. Der Bruder des Patienten ist Doktor. Alles das zusammen ergibt das Ehrgeizmotiv des Träumers). Vor mir geht ein mir bekannter Bankdiener namens

Schlossarek. Er ist ein unbrauchbarer Arbeiter, aber ein Kraftmensch, übrigens ein echter Plattenbruder (Patient sagt, daß er diesen Mann um seine ordinäre Bodenständigkeit beneidet. Also ein Gegensatz zum Ehrgeizmotiv. Schlossarek ist nicht ehrgeizig und braucht es nicht zu sein. Vermutlich ist er kriminell, ohne darunter zu leiden). Er kommt zu einem ausgetrockneten Flußbett (weibliches, vielleicht mütterliches Symbol) und springt etwa mannshoch hinunter (beachte: Mann!). Ich sehe hinunter, bevor ich springe, es ist unregelmäßiges Geröll unten. Ich steige vorsichtig hinunter, habe Angst, daß ich ausgelacht werde. Ich gehe dem Schlossarek nach. Am anderen Ufer sehe ich ihn nicht mehr, muß über einen Felsblock kriechen und dichtem Gebüsch ausweichen, bis ich auf die Straße komme (um auf die gangbare Straße des Lebens zu kommen, muß ein Flußbett überquert werden. Dem Träumer gelingt das nicht recht. Er ist nicht imstande, seinem Trieb-Ich zu folgen, er könnte sich verirren. Klarer wird alles das durch).

Traum 4. Ich bin in einer fremden Wohnung als Gast, gehe durch die Zimmer, um die Hausbewohner zu suchen und um zu sagen, daß ich nicht länger hier zu Gast bleiben will (er will nicht länger in der elterlichen Wohnung bleiben, wo er nicht mehr hingehört), sondern lieber nach Krems hineinziehen werde (er war kürzlich geschäftlich dort. Krems ist ein langweiliges Provinznest, aber er hatte doch dort das Gefühl der Freiheit, weil er nicht zu Hause war). Ich komme in mein Zimmer und sehe auf dem gegenüberliegenden Gesimse einen kleinen Buben wie einen Lehmzwerg, der in Gefahr ist, hinunterzufallen (Symbol seines immer in dieser Gefahr befindlichen Genitales). Eine weibliche Person steht unter ihm, sollte ihm helfen, hilft ihm aber nicht (die Frauen helfen ihm nicht). Da kommt eine junge, degagierte Person herbei, die mich an ein Bild in der „Bühne" erinnert, und beginnt resolut hinaufzuklettern, um zu helfen (sein letzter Versuch, bevor er zu mir kam. Die kleine Schauspielerin Lolo gab sich große Mühe mit ihm, aber auch sie hatte keinen Erfolg. Vielleicht werden wir aus dem Folgenden deutlich genug erkennen, warum sie keinen Erfolg hatte). Da werde ich mit dem lauten Schrei „Z!" (hier ist sein Taufname zu denken) meiner Mutter wach. Der Schrei war so, daß ich glaubte, wieder in meinem Zimmer zu sein und sie hätte von ihrem Zimmer aus geschrien (hier tritt die Bindung an die Mutter so kraß zutage, daß ich mich frage, ob dieser intelligente Patient, der von Freuds Theorie viel gehört und gelesen hat, nicht etwa mir zuliebe seinen Ödipus künstlich voranträgt. Diese Frage ist mit nein zu beantworten. Schon im Traum 1 war die verdeckte Frau als Mutter zu erkennen und Patient wußte das nicht. In Traum 3 erschien sie in Form des ausgetrockneten Flußbettes, über das er nicht hinwegkommen kann).

Nach diesem Traume hatte ich keine Veranlassung mehr zurückzuhalten, und wir besprachen ausführlich seine Bindung an die Mutter. Er wußte schon etwas davon, hatte aber bisher keinen Zusammenhang mit seiner sexuellen Misere gesehen. Man bringt den Analytikern auf, daß sie zunächst allen ihren Patienten einreden, sie seien in ihre Mutter verliebt und die Krankheit stamme von da her. Ich weiß nicht, ob es solche Analytiker gibt, aber ich könnte mich auch durch das Vorhandensein solcher Käuze nicht abhalten lassen, im vorliegenden Falle Freuds Entdeckung des Ödipuskomplexes zu bestätigen. Als wir soweit waren, erinnerte F. sich eines uralten Traumes, der etwa aus seinem zehnten Lebensjahre stammt.

Traum 5. Er sah die Mutter als eine Gliederpuppe mit einem männlichen Membrum, das mit einer Feder angehängt war. Auch die Glieder waren zerlegbar.

Dieser Traum bestätigt Freuds Annahme, daß Kinder männlichen Geschlechtes, wenn sie das weibliche Genitale sehen, manchmal zur Meinung neigen, der als selbstverständlich angenommene Penis des Weibes sei abgeschnitten oder abnehmbar und gehöre jedenfalls dazu. Im vorliegenden Traume sind folgerichtig alle Glieder der Mutter als abnehmbar geträumt. F. zeichnete im Alter von neun Jahren Frauen mit Busen und Penis. So erfand er für sich selber den Hermaphroditen. Im Alter von sechs Jahren haben er und ein kleines Mädchen gegenseitig exhibitioniert. Er erinnert sich, ihren Nabel gesehen zu haben. Offenbar ist alles, was unterhalb vom Nabel liegt, verdrängt. Daß er ein frühzeitig sexuell interessiertes Kind war, geht außer diesem und dem Kletterstangen-Erlebnis auch noch aus der Erinnerung an ein Dienstbotengespräch hervor. Die Mädchen tuschelten vor dem damals etwa achtjährigen Z. vom „Vogerl". Robert will gerufen haben: „Das hat jeder Mensch, davon kann man laut sprechen."

Z. hat zwei Lieblingsbeschäftigungen: mit der Natur und mit der Musik. Er hat sich beides verboten, bis er etwas geleistet habe. Er meint: geleistet in seinem Fach. Aber die Verbindung zwischen den Leistungen im Geschäfte und denen in der Liebe ist zu deutlich, um übersehen zu werden. Da seine Leistungen im Bankfache weit über dem Durchschnitt stehen, so daß er sogar für eine internationale Zukunftshoffnung gilt, muß das Minderwertigkeitsgefühl aus der sexuellen Sphäre stammen. Es stammt immer von da und wird ins Soziale übertragen. Im vorliegenden Falle tritt das besonders deutlich hervor.

Da Z. sich die bessere Musik nicht erlaubt, besucht er Lokale, wo Niggermusik (Jazzband) zu hören ist. Er sagt, diese Art von Musik habe etwas Verhöhnendes und zugleich Hoffnungsvolles. Sie führt irgendwohin, wo er gerne sein möchte. Auch musikalische Clowns liebt er. In der Tat setzten sich sowohl die Niggermusik als auch der Clown mannigfach über die Gesetze der Tonkunst hinweg. Die synkopierte Musik macht starke Taktteile zu schwachen und umgekehrt. Darin liegt etwas Perverses. Die gute Musik, die Robert sich versagt, steht für den Geschlechtsverkehr und die verhöhnende und zugleich hoffnungsvolle Musik für Perversion und Kriminalität. Folgerichtig liebt Robert auch die ungarische Musik, von der noch die Rede sein wird.

Bei dem ersten Assoziationsversuche erinnert sich Z. einer bösen Mittelohrentzündung seines Bruders. Z. fürchtete damals, der Bruder werde taub werden. Sollte hier nicht ein Zusammenhang bestehen mit dem Verbote guter Musik? Ein anderer freier Einfall führt in der Richtung seiner Naturschwärmerei zu einem herrlichen und unvergeßlichen Sommerabend in Aussee. Das Gebirge glühte. Der ältere Bruder (beachte, daß wiederum der Bruder auftaucht) war damals auf seiner Maturareise (Matura ist Reife). Robert F. war ungefähr 14 Jahre alt. Er dachte, wie schön das Leben sei und wie schön dieser Platz im Gebirge. Mit der letzten Post war eine Ansichtskarte vom Bruder gekommen. Sie zeigte die Vajolett-Türme in den Dolomiten. Ich will diese Erinnerung nicht analytisch zerstören. Es wäre aber nicht die erste Strahlenvision, die sich als Lingamsymbol auflösen ließe. Derzeit lebt Z. mit seinem Bruder in einer Art von steifer Vertraulichkeit. Er betritt das Zimmer des Bruders und teilt ihm feierlich und kalt mit, daß er mit der Potenz Schwierigkeiten habe. Der Bruder antwortet, daß man da nichts machen könne. Es werde sich von selbst ändern. Hierauf verläßt Z. das Zimmer. Die Angelegenheit ist ritterlich erledigt. In Gegenwart seines Bruders fühlt er sich befangen.

Traum 6. Ich fahre mit einer Bahn mit offenen, kleinen Wagen (er fährt also. Nicht mehr wie im Traume 1, wo er das Gefühl des Fahrens nicht hatte). Ich freue mich, daß ich schon so nahe der Stadt (nahe dem Ziel) bin. Die Kleinbahn fährt sehr hoch wie auf einem Viadukt. Wie eine Hochbahn (sexualsymbolisch). Man sieht ringsherum Bäume und zwischendurch Gebäude, wie die Häuser von Hansen (Hansen war ein berühmter Baumeister in Wien, der auf dem ehemaligen Glacis charakteristische Backsteinbauten errichtet hat. Meine Ordinationswohnung befindet sich in einem Hansenhause. Aber auch der Bruder des Patienten heißt Hans. Hier bemerkt man die Übertragung des Brudermotivs auf mich. Im weiteren Verlaufe des Traumes wird es noch deutlicher). Es macht aber den Eindruck imposanter Gebirge (vgl. die Vision in Aussee und die Ansichtskarte von den Vajolett-Türmen. Es ist wiederum Sexual-Symbolik). Ich sage zu meinem Bruder, der neben mir fährt (auf einmal taucht der Bruder auf): „Es wird wenig Städte geben, die so schön sind; nur die eine Stelle war dunkel und häßlich" (Sexual-Symbolik). Tief unter uns liegt eine kleine Station mit ungarischem Namen (die Deutung dieses Traumstückes folgt am Ende des Textes. Sie enthält vielleicht den wichtigsten Komplex Z.'s). Wir können nicht direkt hinfahren, weil sie unter uns liegt, wir müssen in Serpentinen fahren (man kann diese Erinnerungen nicht mehr direkt erreichen). Die Sonne geht unter. Ich sage zu meinem Bruder: „Wir kommen schon in die Ebene. Es ist keine Bahn mehr, sondern ein Auto. Ich sitze ganz vorne, chauffiere aber nicht (er kann seinen Trieb nicht selbst lenken). Wir fahren ziemlich schnell, ich sage, daß wir gegen ein kleines Holzhaus fahren (er fährt nicht auf der geraden Straße; bringt sich und andere zu Schaden. Holz nach Freud in Träumen regelmäßig die Mutter). Wir fahren darauflos, werfen es glatt um, fahren aber weiter. Ich denke ärgerlich: sicher ist es wieder eine Frau, die chauffiert (er ist also gegen Frauen). Ich sehe mich um, hinter mir sitzen im Halbdunkel mehrere Personen; in der Mitte eine weibliche Gestalt, jung, in Shawls eingewickelt, mit gesenktem Kopfe, ganz bewegungslos. Ich weiß aber, daß sie chauffiert (das Urweib, welches seine Triebe lenkt). Wir fahren weiter, es ist Nacht geworden (wir werden also nicht erfahren, wer diese Frau ist). Wir kommen in einen finsteren Hohlweg, das Auto steht plötzlich still, die Lampen verlöschen (Todes- und Geburtsymbolik).

Vor mir steht ein Mann mit Ledergamaschen. Er hält eine Leitungsschnur in der Hand, an deren Ende eine Prüflampe in länglich brauner Hülse auf dem Boden liegt. Die Lampe beginnt langsam aufzuglimmen (das geht deutlich auf die Analyse und die langsam aufglimmende Potenz. Der Mann wäre also ich). Der Mann sagt zu mir: „Setzen Sie sich auf mein Motorrad hinten auf, ich fahre Sie bis zum nächsten Ort, dann müssen Sie mit dem Auto weiterfahren." Ich sage: „Stellen Sie mir weiter ein Motorrad zur Verfügung, ich fahre lieber allein." (Von hier an wird der Traum immer deutlicher homosexuell.) Ich fahre mit ihm. Im Orte habe ich ein Motorrad, bemühe mich, eine Reparatur vorzunehmen; eine Schnur, wie ein Lederschuhband, durch eine Öse zu stecken (Sexual-Symbolik): es geht schlecht. Ich sehe mit heimlicher Angst, beobachtet zu werden, den anderen zu, die an ihren Motorrädern dasselbe machen (die anderen können es besser).

Ich bin in einem Badezimmer, benütze jedoch nicht die Wanne, sondern stelle mich unter eine Wasserleitung, unter der kein Becken ist, so daß das Wasser auf den Boden fließt. Hier dusche ich. Ich habe ein unangenehmes Schuldgefühl, daß ich den Boden so überschwemme. Die Türe zum Badezimmer geht mehrmals auf. Meine Mutter sieht zornig herein, durch den Türspalt fällt in das finstere Badezimmer Licht. Sie hat etwas Hexenartiges an sich. Sie macht wieder zu (Wasserleitung ohne Becken ist Sexual-Symbolik. Das Schuldgefühl erinnert an das Motiv von Goethes Zauberlehrling. Außerdem wahrscheinlich eine Mutterleibsphantasie: Türspalt und finsteres Badezimmer dahinter, in dem sich das Kind befindet. Spukartiger, hexenhafter Charakter).

Auf einem Bette oder Kanapee liegt eine nackte Gestalt. Ich glaube eine Frau, hat jedoch einen Penis. Ersucht mich, den Penis zu streicheln. Ich sage: „Ja, Doktor Wittels hat es mir erlaubt." Ich tue es. Die Gestalt ist jetzt mein Bruder. Es kommt zu einer Erektion. Ich fühle, daß der Penis konisch ist. Auch bei mir kommt es zur Erektion. Ich höre sofort auf und gehe weg. Ich gehe durch die Mariahilferstraße (eine Hauptstraße von Wien und deshalb in Träumen sehr häufig: Mutter Gottes hilf!). Neben mir Lolo (die kleine Schauspielerin). Ich sage zu ihr: „Bei meinem Bruder ist es praktischer, da ist der Penis konisch."

In diesem Traume tritt die sexuelle Bindung an den Bruder in grelle Beleuchtung. Lolo soll es mit dem Bruder probieren. Der Hermaphrodit ist eine Verdichtung, von der es in der einen Richtung zur Mutter und in der anderen Richtung zum Bruder führt. Man erkennt auch, daß er die Bindung an den Bruder auf den Analytiker überträgt.

Traum 7. Wir sind an einem Tische gesessen. Doktor Wittels und noch einige Personen. Doktor W. hat einen Vortrag gehalten und ich habe ein unangenehmes Gefühl gehabt, das müsse sich auf mich beziehen, und habe mir gedacht, das sollte man eigentlich nicht so öffentlich machen.

Manifest enthält dieser Traum den Sinn, daß Patient sich fürchtet, ich könnte manches von dem, was er mir gesagt hat, anderen Leuten mitteilen. Der tiefere Sinn des Traumes aber ist, daß ihm bange wird, weil ich im Begriffe stehe, seine unbewußte homosexuelle Komponente aufzudecken.

Im ersten Teile des langen Traumes (Traum 6) ist von einer ungarischen Station die Rede. Hiezu folgende Assoziationen: Die Mutter ist in Szegedin geboren — der Name der Station ist zweisilbig. — Ein Ö ist darin. — Vielleicht Alföld oder noch etwas anderes. Plötzlich sieht er klar: Ödön. Ödön ist ein Mann, der in das Haus von Z.'s Eltern kam, als Patient zwei Jahre alt war. Er kam jahrein, jahraus täglich zu Tisch und verschwand aus der Familie, als Z. 16 Jahre alt war. Auf so eigentümliche Art taucht eine Figur mitten in einem Traume auf. Die wichtigsten Aufdeckungen der Analyse kommen immer wie nebenbei und dann, wenn man sie am wenigsten erwartet. (Ich hatte einmal einen Patienten, dessen Angstzustände auf die kindische Phantasie zurückgeführt werden konnten, daß seine früh verstorbene Schwester nur scheintot gewesen und durch seine Schuld lebendig begraben worden sei. Diese Aufklärung brachte er mir, als ich ihn über einen Konkurrenten seines Geschäftes befragte, dessen Namen ich an diesem Tage in der Zeitung gelesen hatte. Der Konkurrent hieß Hungerer. Kaum hatte ich diesen Namen ausgesprochen, sagte der Patient mit feierlichem Tone: „Ich werde jetzt alles sagen. Alles wird aufgeklärt. Meine Schwester wurde fälschlich für tot gehalten, ich bin ihr Mörder usw....." Der Name Hungerer hatte den Komplex aufgerollt. Der Anklang an Hungerer brachte die Erinnerung der Phantasie zum Vorschein, daß der scheintot Begrabene entweder erstickt oder dem Hungertode preisgegeben ist.) Ähnlich tritt im vorliegenden Falle ein Ödön ganz von ungefähr auf, von dessen Existenz ich sonst nichts erfahren hätte.

Beide Brüder sind im Elternhause unter dem Drucke eines dreieckigen Verhältnisses aufgewachsen. Ödön war ein zweiter Vater. Er kümmerte sich mehr um die Erziehung der beiden Jungen als der wirkliche Vater. Warum die Beziehungen des Hauses zu Ödön plötzlich abgebrochen wurden, weiß Z. nicht. Das ist eine Lücke, in die man hineindenken kann, was man will. Immerhin erinnert sich Z., daß der Vater gelegentlich auf Ödön schlecht zu sprechen war. Einmal wischte Ödön bei Tisch den Suppenlöffel vor dem Gebrauche mit der Serviette ab. Der Vater war darüber erbost und rief, ob er denn glaube, er sei hier in seinem schmutzigen Wirtshause. Mit dieser Erinnerung verknüpft sich unlösbar die scheinbar nicht dazugehörige von Mädchen auf einer Schaukel, deren Oberschenkel vom Winde entblößt werden. Das ist alles, was von diesem auffälligen Dritten im Haushalte durch eine verdeckte Erinnerung zu bekommen war. Da die Mutter aus Ungarn stammt und Ödön ein Ungar war, darf man sich nicht wundern, daß ungarische Musik bei dem so musikalischen Robert besonderen Rang einnimmt. Die ungarische Musik ist ebenso wie die Negermusik synkopiert. Die Vorliebe für Jazzband mag vielleicht ihren Ursprung in der Vorliebe für ungarische Musik gehabt haben. Sein erstes Konzert hörte er, als er neun Jahre alt war: Fausts Verdammnis von Berlioz und darin die grandiose Durchführung des Rákóczi-Marsches (Rákóczis, „des Rebellen"), dann Mozarts türkischer Marsch (türkisch = ungarisch), dann ein ungarischer Tango, in dem etwas Unheimliches war, etwas, das kommen muß.

Hausfreund und Dreieck spielen im Leben der Kinder eine große Rolle. Kinder merken viel mehr von solchen Dingen, als man ahnt, weil sie leidenschaftliches Interesse daran nehmen. Oft weiß der Gatte nicht, was die Kinder sehr deutlich sehen; aber Kinder schweigen. Sie sind von ihrer Erkenntnis niedergedrückt und oftmals schuldbewußt an Stelle der Mutter. Zum Hausfreund befinden sie sich gewöhnlich in Gegensatzstellung. Da er den Vater verdrängt, erscheint er ihnen aber als ein Held (Rákóczi). Ihm gelingt, was dem Jungen über die Kraft geht. Man möge hiezu Freuds Stellungnahme zum Hamletproblem vergleichen, wie er es in seiner „Traumdeutung" dargestellt hat. Da der Hausfreund die Mutter wegnimmt, empfindet ihn das Kind als Feind. Alles hängt davon ab, wie sich der Hausfreund zu den Kindern einstellt. Er kann den freundlichen oder feindlichen Affekt des Kindes verstärken. Wesentlich für das Kind ist die Erwägung, daß die Mutter also dem Vater nicht unbedingt gehört. Man kann sie wegnehmen. Warum sollte dann das Kind auf sie verzichten? Steht es denn nicht nach dem Vater am nächsten? Solche Gedankengänge verstärken die inzestuöse Einstellung. Brüder, die sich darin finden, schließen sich enge aneinander. Sie sind schmählich enttäuscht. Das Lieblingsbuch des elfjährigen Jungen war: „Heimatlos" von Malot (sans famille).

Andere Folgerungen sind: Die Mutter ist eine Dirne, alle Frauen sind Dirnen, nur die Dirne ist wertvoll, keine Frau ist wertvoll. Wer weiß, ob ich der Sohn meines Vaters bin (Strindberg)? Abkehr vom Weibe, Vergottung des Weibes. Der kindlichen Philosophie über das Dreieck ist kein Ende.

Z. hat das Dreieck in sein Leben mitgenommen. Seine erste Braut hat er an einem Sonntag kennen gelernt. Sie war schon früher mit dem Bruder befreundet und kam gerade im Touristengewand mit dem Bruder von einem Ausfluge zurück. Z. verliebte sich auf den ersten Blick und verlobte sich noch in derselben Woche. Liebe auf den ersten Blick wird zwar zu höchst gepriesen, ist aber immer verdächtig. Wer überhaupt nicht lieben kann, weil er neurotisch fixiert ist, macht gerne den verzweifelten Versuch zur Liebe. Ihm ist ein Objekt so fremd wie das andere, und er überträgt manchmal in Form des Coup de foudre, weil da keine Zeit bleibt zur Überlegung. Z. liebt seinen Bruder und übertrug die Liebe auf das Objekt, welches in den Augen des Bruders Anwert hatte. Als Z. sich verlobte, zog der Bruder sich diskret zurück mit dem Erfolge, daß die Braut dem Bräutigam sogleich wertlos, ja zur Feindin wurde, weil sie seiner Freiheit gefährlich war und ihm noch dazu den geliebten Bruder entfremdete. Brüske Entlobung.

Die andere Braut hatte das Mißgeschick, daß sie dem Bruder Hans nicht besonders gefiel. Sie war Bankbeamtin und arbeitete unter den Augen Z. Sie schien ihm reizend, und er verlobte sich mit ihr. Als aber der Bruder Z. diese Wertung nicht bestätigte, war der Braut das Todesurteil gesprochen. Vor der geheimen Leitlinie, das Leben mit dem geliebten Bruder zu teilen, konnte eine Braut nicht bestehen, die dem Bruder mißfiel. Das Weib konnte ja bei Z. höchstens als Bindeglied zwischen ihm und dem Bruder Geltung erlangen. Sonst blieb Z. lieber allein.

Um diesen Mann von seiner neurotischen Einstellung zum Leben zu befreien, genügte es natürlich nicht, aus den hier mitgeteilten Andeutungen die dreieckige Situation aus seiner Kindheit zu erraten. Das Auftauchen Ödöns ist nur ein Einstieg. Um in die Tiefe zu gelangen, waren Widerstände zu überwinden, deren Erledigung in diesem Falle schon deshalb nicht gelang, weil der Patient die radikalste Form des Widerstandes wählte, indem er mir davonlief. Der Fall ist aber dennoch interessant, weil er die unbewußte Homosexualität und die Bindung an den Bruder als Ursache psychischer Impotenz mit besonderer Deutlichkeit entwickeln läßt.

Traum 8. In einer Nebengasse (Z. befindet sich nicht auf der Hauptstraße). Ich stehe am Straßenrand bei einem Zaun mit Lolo und verabschiede mich lange und herzlich von ihr. Dann geht sie innerhalb des Zaunes weg (Lolo ist hier symbolisch für alle Frauen, die wie durch einen Zaun von ihm getrennt sind). Innerhalb des Zaunes ist bloße Erde, außerordentlich steil (Mutter-Erde). Sie steigt hinauf. Ich gehe auf die Straße, mein Bruder kommt mir entgegen. Er sieht mich, tut aber, als ob er per Spaß vorbeiginge, ohne mich zu sehen. Ich sehe mich um, ob mich Lolo mit meinem Bruder sieht, was mir unangenehm wäre (es wäre ihm unangenehm, wenn Lolo etwas von seiner homosexuellen Einstellung merkte). Der Bruder tut so, als ob er nichts merkte. Sie ist schon ziemlich hoch gestiegen, nur mehr ihr Hut ist sichtbar. Sie sieht mich nicht. Ich gehe meinem Bruder nach, er geht schneller, ich laufe, er läuft auch, eine abfallende, gekrümmte Straße hinunter (ein gefährlicher Weg). Ich laufe ihm nach er verschwindet unten zwischen engen Häusern, ich erreiche ihn nicht mehr.

Traum 9. Wir kommen in einen kleinen Wald. Wir gehen im Nebel weiter. Von links unten kommt ein zerlumpter und selbstbewußt aussehender Mensch mit einem Schlapphut mit energischen Schritten herauf (Verbrecher in ihm). Wir bilden einen Halbkreis, um uns zu verteidigen. Er kommt, hebt eine Hacke auf, die am Boden liegt, und schlägt meinem Bruder, der neben mir ist (immer wieder ist der Bruder da. Er träumt in jeder Nacht von ihm) mit der flachen Hacke auf den Kopf (er muß den Bruder entweder lieben oder hassen. Vergleiche: Und willst du nicht mein Bruder sein, so schlag ich dir den Schädel ein. Die homosexuellen und sadistischen Komponente sind hier vereinigt). Mein Bruder ist blaß und eingefallen. Auf den Schlag sinkt er restlos in sich zusammen und fällt zu Boden (Analytiker wissen, daß der Bruder auch ein Genital-Symbol ist).

Traum 10. Ich gehe in das Haustor hinein und weiter einen langen Gang. Links (beachte, wie häufig dieser Mann von links träumt) sind verschiedene Werkstätten. Ich gehe bis nach rückwärts (vielleicht wieder die Mutterleibsphantasie). Dort ist ein Mann mit einem Hantel mit riesigen Kugeln. Ich glaube, daß er mich angreifen will. Ich habe einen vernickelten Eisenstab in der Hand, um mich zu verteidigen (sexualsymbolisch. Große und kleine Genitalien wie in Traum 2). Er tut mir nichts, sondern geht nach rechts in einen offenen Raum, in dem eine Drehbank steht. Ich will umkehren und zurückgehen. Ich sehe im Hintergrund meinen Bruder, der in einem Buche liest. Ich rufe: „Hans, komm, wir müssen zurückgehen (in die Kinderzeit, in der vermutlich zwischen den beiden etwas vorgefallen ist, das Z vergessen hat)". Er beachtet mich nicht und liest weiter.

Immer wieder träumt er davon, daß der Bruder nichts merkt, ihn nicht beachtet, nichts von ihm wissen will. Er spricht vom Rhythmus seines Lebens: einerseits Zwang und andererseits Angst vor der Unfreiheit. Er empfindet auch die Analyse als Zwang und will sich von mir befreien. Er hat seine Bindung an den Bruder auf mich übertragen, und da er diese Bindung loswerden will, muß er mich loswerden. Ich bin nicht geschickt genug, um ihm diesen Denkfehler begreiflich zu machen. Wenn ich mit Engelszungen redete, ich vermöchte es nicht mehr. Die Übertragung auf mich ist zu stark geworden.

Traum 11. Ich lege mich nach Tisch in mein Zimmer, eigentlich nicht mein Zimmer, um zu schlafen (die Analyse hat ihm seine geheimen Traumphantasien nahezu unmöglich gemacht). Nach einiger Zeit kommen meine Eltern und noch eine dritte Person. Ich ärgere mich, da ich jetzt keine Ruhe mehr habe, und stehe auf. Ich ziehe mich an und gehe in das Rathausviertel (meine Ordination ist in diesem Viertel). Am Wege bemerke ich, daß ich nur eine Militärbluse, Hose, offene Schuhe ohne Strümpfe und kein Hemd anhabe. Ich denke mir, daß ich so nicht gehen kann und gehe zurück (er hat sich vor mir schon zu sehr entblößt). Beim Hinaufgehen über die Stiege geht ein Kollege namens Telvis neben mir (beachte, daß dieser Name ein Anagramm von Wittels ist). Ich unterhalte mich mit ihm und ziehe mich während des Gehens aus, bis ich nur mehr die Schuhe anhabe und sonst ganz nackt bin. Ich bitte ihn, mir seinen Rock zu leihen. Er lacht und sagt, es sei nicht notwendig. Oben am Gang angekommen, verwandelt er sich in meinen Bruder. Er sieht auf mich halb freundlich, halb beschämt hinunter. Ich umarme ihn und küsse ihn auf die Brust, die einer Weiberbrust ähnlich ist. Ich bitte ihn, in ein Zimmer zu kommen. Er sträubt sich und legt sich dann in einem kleinen Zimmer auf ein Eisenbett. Er hat nur hohe Strümpfe an. Sein Penis ist ganz klein, kaum erkennbar.

In diesem Traume erscheint wieder der Hermaphrodit. Der Bruder und meine Person, die Mutter nebst einem Kokottenideal (nur hohe Strümpfe) sind in eins verdichtet. Gegen Ende unserer Besprechung sagt er, daß er nicht wüßte, was ich ihm noch leisten sollte. Er hätte jetzt bei Tag und auch bei Nacht genügend Erektionen und zweifle nicht an seiner Potenz. Aber er wolle die Weiber nicht. Sie bedeuteten ihm alle miteinander nichts.

Traum 11. Ich bin in einem Hotel, in dem ich früher ein Zimmer gehabt habe, mit einer jungen, weiblichen Person. Aber das ist im Traum schon Erinnerung. Ich will dasselbe Zimmer im gleichen Hotel allein nehmen. Ich gehe in dem Hotel ziemlich viel herum, es sind winkelige Gänge und kann das Zimmer nicht finden (seine winkelige Seele, die Analyse). Schließlich bekomme ich ein anderes Zimmer. Es ist kein Mensch darin. Ein einfacher viereckiger Raum mit einem Strohsack in der Ecke. Ich liege angezogen mit zusammengerolltem Körper und schlafe (Embryonalstellung). In der Früh schaut die Lolo zum Fenster hinein, ein kleines, viereckiges, vergittertes Kerkerfenster. Sie kommt dann auch herein. Ich stehe auf, begrüße sie und wir sprechen miteinander. Ich denke mir, ich werde mich heute zum Waschen nicht ausziehen.

Schlechte Aussichten für die Analyse. Er befindet sich in einem Kerker. Er wird die sadistischen Teiltriebe und die Homosexualität, die ihn in diesen Kerker gebracht haben, nicht hergeben, weder mir, noch der fröhlichen Lolo, die ihm in den Kerker nachkommt, um ihn zu erlösen. Die Analyse wird abgebrochen. Aus seinem letzten Traum:

Ich sehe tief in ein Tal hinunter und unten ist ein eingefriedeter Raum, wo Löwen drinnen sind (wilde Triebe). Einer von den Löwen klettert über den Zaun und kommt ins Freie. Ich verstecke mich in einem Gebüsch. ...

Nachwort: Ich erfahre etwa ein Jahr nach Abbruch der Analyse, daß F. potent ist. Solche Spätwirkungen der Analyse sind häufig.

Elftes Kapitel

Ehrgeiz und Entgenitalisierung

Verzehrender Ehrgeiz ist ein bei Neurotikern häufiges Symptom. Der ehrgeizige Robert, der im zehnten Kapitel vorgestellt wurde, ist noch unterwegs, und man kann nicht voraussagen, was aus ihm wird. Andere Neurotiker, die ich behandelt habe, wurden durch ihren Ehrgeiz sehr weit emporgebracht und haben sich in der Welt einen Namen gemacht. Regelmäßig findet man eine Verbindung zwischen diesem Ehrgeiz und dem Sexualleben. Es gibt keinen Ehrgeizling, dessen Sexualleben in Ordnung wäre. Analytiker können nur die Achseln zucken, wenn man behauptet, daß etwa Napoleons Sexualleben in Ordnung gewesen sei.

Alexander P. ist einer der höchsten Offiziere im Generalstabe eines Balkanstaates. Er besitzt bedeutende Fähigkeiten, besonders im Artilleristischen. und sein Aufstieg erinnert in einem gewissen Abstand an Napoleon. Er hat seine Karriere vorzeitig abgebrochen und schon im Alter von 40 Jahren quittiert, um mit seiner Frau und vier Kindern an die französische Riviera überzusiedeln. Er besitzt beträchtliches Vermögen, das er teils seiner Geschicklichkeit, teils der Erkenntlichkeit des Vaterlandes verdankte: Patente für Erfindungen und Ehrengaben seiner Regierung. Ich machte seine Bekanntschaft, als er mir seine Frau zur Analyse brachte. Wie ich im allgemeinen Teil dieses Buches sagte, kommt es oft vor, daß uns ein Patient gebracht wird und wir können dem Überbringer nach kurzer Aussprache unter vier Augen sagen: „Schicken Sie den Patienten nach Hause und bleiben Sie selbst da." Der Überbringer ist meistens der Analyse bedürftiger und bringt uns den Schlüssel zu seiner Neurose mit, eben die Person, die er vorgeschoben hat. So war es auch in diesem Falle. Er sagte, daß er seine Frau schlecht behandelt habe, und nun könnten sie nicht mehr zueinander finden. Gerade das aber wollten sie beide von ganzem Herzen und ob ich nicht ihr Ehebandsvermittler sein wolle. So harmlos ließ sich dieser Fall an. Aber es gibt keine harmlosen Fälle.

Ich fragte ihn, warum er schon so früh seine glänzende Laufbahn unterbrochen und den Dienst quittiert habe. Er sagte, daß er an einer merkwürdigen Nervosität leide. Er habe sich vor seinem Adjutanten und anderen Untergebenen gefürchtet, so sonderbar das bei einem Helden klingt. Er ist klein und seine Landsleute sind vielfach Hünen. Besonders ein Major namens P. sei eine Herrennatur und wenn er lachte, wobei sein mächtiges, weißes Gebiß sichtbar wurde, dann zitterte Alexander, der doch sein Vorgesetzter war, innerlich und fürchtete, man könnte es ihm anmerken. Er hatte einen Traum, daß P. ihn vorne an der Brust packte und wie ein kleines Kind vor sich auf den Tisch setzte. Alexander hat einen Bruder, Milan, der um drei Jahre jünger ist. Auch der konnte ihm Schrecken einflößen.

Die Mutter Alexanders lebt hochbetagt in der Balkanhauptstadt, der Vater war Landwirt und ist vor 25 Jahren gestorben. Alexander wurde im allgemeinen nicht strenge erzogen, nur in Ausnahmefällen ging es ihm übel, weil der Vater jähzornig war. Dieser glänzende Offizier sagt, über sein Leben sei die Devise geschrieben: Du taugst nichts, du bist zu dumm, aus dir wird ein Verbrecher werden. Das waren Aussprüche seines Vaters. Die ganze Familie war brünett, nur Alexander war, durch eine Laune der Natur, rotblond und hatte Sommersprossen. Er wurde darum ausgelacht, und man lacht sehr derb in diesem Lande. Es gibt da eine komische Legende, die Bauern seien aus dem Dorfe marschiert und hätten mit ihren Dreschflegeln soviel Straßenschmutz aufgewirbelt, daß die Türken davongelaufen seien. Über und über mit Schmutz und Jauchetropfen bespritzt, seien die siegreichen Bauern heimgekehrt. Unter Anspielung auf die Sommersprossen Alexanders sagte der Vater unter allgemeinem Gelächter: Laßt ihn, er hat die Bauernschlacht mitgemacht.

Über solche Reden kränkte sich Alexander über die Massen. Als ihm aber der Bruder einmal zurief: „Du roter Schakal!" da packte er ein Tischmesser und warf es dem Bruder an den Kopf. Dafür wurde er mörderisch durchgeprügelt. Merkwürdigerweise hält er sich seit damals selbst für einen Schakal, das heißt für einen hinterlistigen Schleicher, der sich verstellt und zubeißt, wenn es ohne Gefahr geschehen kann. Er sei innerlich verlogen und verbrecherisch. Das hat ihm der Vater mit Erfolg beigebracht und aller Ruhm und späterer Aufstieg kann das nicht aufheben.

Mit dem Vater hatte er einmal einen entsetzlichen Zusammenstoß, der in höher zivilisierten Ländern vielleicht nicht vorkommt. Er hatte in der Militärschule die Unterschrift des Vaters gefälscht, weil er sich nicht traute, eine schlechte Note zu Hause vorzuzeigen. Die Übeltat kam auf und der Vater beschloß, ein Exempel zu statuieren. Der Alte sperrte die Türe ab und stürzte sich auf den elfjährigen Buben mit dem Ausrufe: „Lieber tot, als einen Verbrecher!" Damals wurde der Junge mit einer Peitsche auf den entblößten Körper so geprügelt, daß nicht eine Stelle am ganzen Leibe heil geblieben sein soll. Die Mutter trampelte gegen die Türe, konnte aber nicht helfen. Die Wut des Alten fand kein Ende. Am Abend kam er wieder, diesmal mit Stricken und in Begleitung des negerartigen Hausburschen. „Jetzt wirst du totgeschlagen," sagte der Vater, ließ ihn vom Knechte halten und fesselte ihn mit den Stricken. Der Junge glaubte wirklich, sein letztes Stündlein habe geschlagen, wehrte sich und biß dem Vater eine große Fleischwunde in die Hand. Er verlor dann das Bewußtsein und mußte eine Woche lang das Bett hüten; so wundgeschlagen war er.

Kurze Zeit darauf erfand Alexander eine merkwürdige Art sexueller Spielerei. Damals war er kaum älter als zwölf Jahre. Er sperrte sich in ein Zimmer ein, stellte sich nackt vor den Spiegel und zeichnete sich mit einem Blaustifte kreisrunde weibliche Brüste und ein weibliches Genitale auf den Körper. Das eigene Genitale verbarg er zwischen den Schenkeln. Er nahm eine blaue Seidendecke mit, die bei Tage über die Betten der Eltern gebreitet war und stellte sich darauf. Ein andermal gelang es ihm, sich unbemerkt eines Pelzes seiner Mutter zu bemächtigen, er hüllte sich nackt hinein und spielte „Venus im Pelz". Er kannte desen Romantitel aus den Schaufenstern von Buchhandlungen, wußte aber nicht, was das sei. Für sich war er selber Venus im Pelz, wenn er, nur mit einem Mantel bekleidet, vor dem Spiegel stolzierte. Identifizierung mit der Mutter wird hier deutlich genug.

Eines Tages fehlte der Türschlüssel. Das fiel Alexander nicht weiter auf.

Er barrikadierte die Tür mit Tisch und Sesseln und begann sein gewöhnliches Spiel vor dem Spiegel. Da kam der Vater und rief: „Öffne, du Schwein, was machst du da drin?" Der Eingang wurde erzwungen und der Junge neuerdings furchtbar geprügelt. Der Alte dürfte der Meinung gewesen sein, daß der Junge onaniere. Der Junge onanierte aber damals angeblich noch nicht, überhaupt nicht viel und nur auf seine Art: er steckte dünne Gegenstände in die Urethra. Man kann diese seltenere Form der Onanie als weiblich kennzeichnen.

Ich habe den Eindruck, als hätte der Vater durch seine Prügelmethode das Sexualleben des Sohnes entgenitalisiert. Die Gesamthaut wurde zur erogenen Zone und das Genitalsystem war eines großen Stückes seiner natürlichen Erogenität beraubt. Tatsächlich ist Patient zeitlebens von jedem Punkte seiner Körperoberfläche sexuell erregbar geblieben. Hingegen war seine Potenz immer gering, der Koitus hat ihn nie restlos befriedigt und sein Hauptkummer ist, daß sein Penis abnorm klein sei. Aus dem Sektionsprotokoll Napoleons wissen wir, daß auch dieser große Militär und Artillerist ein besonders kleines Membrum aufwies („partes viriles exiguitatis insignis sicut pueri").

Im Alter von 15 Jahren näherte sich Alexander eines Nachts dem schlafenden Bruder Milan und vollzog Fellatio, wobei der Bruder angeblich nicht aufwachte. Er schlich auch einmal zu seiner Schwester, traute sich aber nicht, die Türe zu ihrer Stube zu öffnen. Ein Jahr später begab er sich zu einer Puella, vollzog dort den Kunnilingus und später auch den Koitus, der aber ohne Genuß war. Eine andere Puella verehrte er, ohne sich mit ihr in sexuelle Aktionen einzulassen. Seine Ejakulation ist nicht stoßweise am Ende des Aktes, sondern das Sperma entleert sich langsam fließend während des Aktes. Eine besondere, wenn man will, weibliche Form der Ejaculatio praecox.

Nimmt man alle diese Mitteilungen zusammen, so kann man daran die Entwicklung einer unbewußten Homosexualität verfolgen. Alexander spielt ein Weib, und zwar die Mutter. In seiner Villa, an der ligurischen Küste, hat er einige psychoanalytische Literatur gelesen und sagt mir, er habe vor zwei Jahren „den Mutterkomplex abreagiert". Er sei bis dahin an die Mutter fixiert gewesen. Dem stand entgegen, daß er die Mutter, die er als derbknochig, eher männlich und von unaufrichtiger Gesinnung schildert, eigentlich nie mochte. Trotzdem der Vater ihn so mörderisch schlug, liebte er ihn mehr als die Mutter. Seine Mutter habe ein eigentümliches hypokritisches Verzichten, ein Verziehen der Mundwinkel in erheucheltem Schmerz, das Alexander von ihr geerbt habe. Er erinnert sich deutlich ehelicher Szenen zwischen den Eltern. Der Vater schrie: „Du Weib, du Weib!" und raufte sich die Haare. Sie saß mit emporgezogenen Mundwinkeln und dünnen Lippen da und Alexander haßte sie in solchen Augenblicken. Was er als seinen Mutterkomplex heraushob, war die Gleichstellung mit der Mutter. Er wollte die Mutter ersetzen, die den Vater quälte, wollte des Vaters besserer Lebensgefährte sein. Wir sehen den umgekehrten Ödipuskomplex in femininer Aufmachung.

Die Homosexualität Alexanders lag all sein Leben so dicht unter der Schwelle des Bewußtseins, daß man nur schwer verstehen kann, wie sie ihm gleichwohl nicht zu Bewußtsein kam. Immer zitterte er vor männlicher Brutalität. Einer seiner Kameraden war ein landesüblicher Unhold. Er vergewaltigte Bauernmädchen, Kinder und einmal auch ein städtisches Mädchen aus guter Familie. Zu Alexander sagte er du, aber Alexander getraute sich nicht, den Unhold zu duzen und sagte zu ihm Sie. Einmal machte er ihm bescheidene Vorstellungen wegen seines ausschweifenden Lebenswandels. Er hätte es aus eigenem Antriebe nicht gewagt, aber er war von einem Vorgesetzten beauftragt worden. Der andere zog einen Revolver und drohte Alexander, ihn zu erschießen, wenn er noch ein Wort spräche. Solche brutale Menschen merken wohl die innere Schwäche des Partners und fühlen vielleicht die magische homosexuelle Hörigkeit des anderen. Alexander hat ein eigentümliches, eher angenehmes Gefühl, wenn er angeschrien wird, was bei Militär oft vorkommt. Wenn er zur Kritik befohlen wurde, ritt er mit ziehenden Empfindungen in den Oberschenkeln über das Feld. Je höher er im Rang stieg, desto seltener genoß er Demütigungen von seiten Vorgesetzter, und er hat folgerichtig quittiert, als niemand mehr über ihm war, um ihn anzuschreien. Der Ehrgeiz aber, der ihn hochtrieb, war der Protest gegen seinen femininen seelischen Habitus, Protest gegen einen zu klein geratenen Penis.

Zu Frauen hatte er nur dann Beziehungen, wenn es aggressive Frauen waren. Andere Frauen betete er an, spielte ihnen stundenlang auf dem Klaviere vor, ohne sie anzurühren. Seine Frau ist eine Französin, munter, kokett, ungebildet und ohne Verständnis für die Bedeutung ihres Mannes. Man darf bei dieser Schilderung von sexuellem Elend nicht vergessen, daß Alexander das Heerwesen seines Vaterlandes reorganisierte, immer wieder ins Ausland geschickt wurde, um sein Land zu vertreten, und daß er im Kriege — wenn auch nicht an der Feuerfront — Hervorragendes geleistet hat. Für solche Leistungen hatte die Frau wenig übrig. Er lechzte nach einem Worte der Anerkennung von ihren Lippen. Aber dieses Wort kommt nicht. Wenn sie wenigstens etwas Anerkennendes über sein Membrum sagen wollte. Quälend verfolgt ihn das Bild eines großen

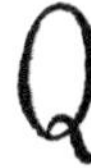 wegen der großen Öffnung und dem winzigen Würmchen darin. Er träumt:

Badeanstalt am Ufer eines Flusses. Da ging ein Hauptmann hinein. Dann noch einige große Männer. Ich stand im Hintergrunde und dachte: Die brauchen sich nicht voreinander zu genieren, weil sie so groß sind und auch dementsprechend ausgebildete Genitalien haben.

Alexander ist unter mittelgroß. Noch eine Ähnlichkeit mit Napoleon. Solche Träume hat er auch im Wachen.

Er lernte seine Frau als Gouvernante in einer befreundeten Familie kennen. Eines Tages wurde sie dort entlassen, weil sie angeblich an einem Hausdiebstahl beteiligt war, und kam weinend zu Alexander, der sie verteidigte und auch durch seinen Einfluß erreichte, daß die Untersuchung niedergeschlagen wurde. Ich glaube, daß er trotz ihres Leugnens an ihre Schuld glaubte und daß ihn dieser leicht kriminelle Geruch reizte. Drei Jahre lang blieb sie seine Geliebte, dann heiratete er sie. Die Familie war immer gegen diese Ehe. Er hätte eine der vornehmen Töchter des Landes heiraten sollen, aber dem fühlte er sich nicht gewachsen. Seine Frau war katholisch und seine Familie griechisch-orthodox. Durch die Heirat entstand eine Kluft zwischen ihm und der Familie. Er tat nichts, um diese Kluft zu überbrücken, warf aber der Frau immer wieder vor, daß sie ihn mit der Familie entzweit habe, ihm in der Karriere auch schade. Er entwertete sie, indem er ihr Dummheit und Unbildung vorwarf. Sie hätte die Möglichkeit gehabt, ihn durchaus zu erobern, wenn sie sein Genitale und seine sexuelle Tüchtigkeit gelobt hätte. Auf diesen Gedanken konnte sie nicht von selbst verfallen, und er sagte es ihr nicht, aber er sehnte sich nach diesem Lobe und war gegen die Frau erbittert, weil nichts Derartiges geschah. Alexander hat die Gewohnheit, immerfort mit einem übergroßen Bleistift zu spielen, der auf seinem Schreibtische liegt. Diese Handlung war für die Frau natürlich auch nicht verständlich. Ein Traum:

Eine Frau lobt meine Schrift, besonders mein scharfes S. Hiezu der Einfall, daß er diesen Buchstaben dem Vater nachgezeichnet habe, weil er ihm besonders gefiel. Die Letter sah so aus   . Unverkennbar ein männliches Genitale.

In solchen Ehen fehlt selten das Kandaules-Motiv. Über der Ehe Alexanders schwebte das Dreieck. Er brachte seine ohnehin kokette Frau immer wieder in gefährliche Situationen, freute sich über junge Männer, die ihr den Hof machten und war durchaus nicht vorsichtig. Einmal war ein ausländischer Diplomat in einen ziemlich heftigen Flirt mit der Frau gekommen. Alexander trat eine längere Reise an und ließ die Frau zu Hause. Als er wiederkam, hatte der Diplomat die Hauptstadt verlassen. Alexander drang in seine Frau, ihm alles zu sagen. Wenn er auch nicht eifersüchtig war, wollte er doch alles wissen. Das gehört mit zum Kandaules-Motiv. Sie dürfte tun, was sie wolle, er werde ihr alles verzeihen. Da gestand die Frau, daß sie mit dem Diplomaten im Bett gelegen sei, aber es sei zu nichts gekommen, weil der Mann in der Erregung des Augenblickes schwach geworden sei. Als Alexander dieses Geständnis vernommen hatte, reagierte er darauf ganz anders, als Frauen erwarten, wenn sie ihrem Manne gestehen, daß sie ihn betrogen haben. Er schlug sie nicht, machte ihr keine Vorwürfe, er sagte auch nicht, daß er den Mann erschießen werde, sondern er fragte zunächst, ob das Membrun des Diplomaten größer sei, als seines. Darauf wurde die Frau wütend und schrie ihn an: „Du Narr, du verfluchter Narr, ich verabscheue Dich“, was sie aber in ihrer schönen Sprache viel kräftiger ausdrückte.

Die Beziehungen wurden dann wieder aufgenommen, die Frau hatte an Wert für ihn unbedingt gewonnen. (Aber er nicht für sie.) Ein halbes Jahr später erfuhr Alexander, daß der Diplomat in Konstantinopel lebe. Er machte seiner Frau den Vorschlag, sie sollte hinreisen. „Ich weiß“, redete er ihr ein, „daß Du ihn nicht vergessen kannst. Fahre hin, sprich Dich mit ihm aus, dann wirst Du ihn leichter vergessen können“. Als er sie verblüfft sah, fügte er hinzu: „Überlege es Dir bis morgen“. Am nächsten Tage sagte sie, daß sie nicht nach Konstantinopel fahren wolle. „Wenn Du ja gesagt hättest, hätte ich Dich erwürgt“, entgegnete Alexander in rätselhafter Erregung.

Seit jenem Diplomaten hat Alexander immer wieder Partner gefunden, um ein Dreieck herzustellen. Wieweit die Frau diesen einander folgenden Versuchungen widerstanden hat, wird man nie erfahren. Selbst der Versuch, die Frau einem Analytiker zu übergeben, der von ihr intimste Einzelheiten erfahren sollte, ist nichts Anderes als ein Dreieck. Ich brauche nicht ausdrücklich zu sagen, daß solche Dreiecke auf homosexueller Basis stehen. Alexander genießt den andern, von dem er annimmt, gleichzeitig fürchtet, daß er einen großen Penis hat. Er selbst identifiziert sich mit seiner Frau, wie er sich mit der Mutter identifiziert hat.

Als wir das erkannt und durchleuchtet hatten, erfuhr ich von Alexander, daß er kleptomanisch veranlagt sei. Er leide unter dem Zwange, in Geschäften kleine Gegenstände zu stehlen. Diese Gegenstände, an sich meistens wertlos, kleine Glasvasen oder Spielzeug, muß er packen und in der Tasche verstecken. Kaum hat er sie an sich genommen, interessieren sie ihn nicht mehr. Er versucht auch regelmäßig, den Schaden wieder gut zu machen. Das Schlimmste daran ist, daß es ihm die Vorhersage des Vaters bestätigt, er sei verbrecherisch veranlagt. Ein schrecklicher Fall von „nachträglichem Gehorsam" und ein Memento für Erzieher. Die Kleptomanie hängt auch mit seiner femininen Leidenschaft für männliche Genitalien zusammen, die er auf ehrenvollem und gesetzlichem Wege nicht befriedigen kann. Ich wiederhole, daß Alexander durchaus den Eindruck eines hochstehenden Kavaliers macht. Er ist es auch, hat sein Leben lang an sich gearbeitet, nicht nur seinem Volke gedient, sondern auch seine Brüder und Schwestern unterstützt und viel Wohltaten geübt. Die unbewußte Homosexualität lag aber so dicht unter der Oberfläche, daß er ihrer nicht anders Herr werden konnte, als indem er sich von Zeit zu Zeit etwas Kriminelles erlaubte.

Zwölftes Kapitel

Das Dreieck

Das Dreieck spielt seit jeher eine große Rolle bei den Dichtern von Ehe-
bruchstragödien. Durch die Psychoanalyse gerät es in eigenartige Beleuchtung,
da es in den Krankengeschichten immer wieder auftaucht, wobei der bei Dichtern
zumeist passive, das heißt leidende Teil des Dreiecks in die Rolle des eigentlich
Treibenden gerückt erscheint. Während bei den Dichtern eine Frau im Mittelpunkt des Geschehens steht, die dem einen Mann gesetzlich gehört und mit
einem anderen, den sie liebt, die Treue bricht, interessiert den Analytiker mehr
die Beziehung der beiden Männer zueinander. Man hat aus den beiden vorangehenden Kapiteln ersehen, daß bei der Entstehung dreieckiger Verhältnisse
unbewußte Homosexualität die wichtigste Rolle spielt. Das ist immer so gewesen und von der Psychoanalyse nicht genügend beachtet worden. Psychoanalytisch geschulte Beobachter werden regelmäßig zu sagen haben: Nicht die
Ehebrecherin, sondern der Betrogene ist schuldig. Herodot, der Vater der Geschichte, bringt ein klassisches Beispiel für dieses Auffassung (I, 8—11):

Dieser Kandaules nun war sehr verliebt in seine Frau, und in seiner Liebe
meinte er, er hätte bei weitem die schönste Frau von der Welt. Also meinte
er, und nun war unter seinen Lanzenträgern ein gewisser Gyges, Daskylos Sohn,
der bei ihm in großen Gnaden stand. Diesem Gyges vertraute Kandaules die
wichtigsten Dinge und so auch seiner Frau Schönheit, die er ihm über alle Maßen
pries. Nicht lange nachher, denn es sollte nun einmal dem Kandaules übel ergehen, sprach er also zu Gyges:

„Gyges, ich sehe schon, du glaubst mir doch nicht, was ich dir von meiner
Frau Schönheit sage, weil die Ohren der Leute ungläubiger sind als ihre Augen;
mache aber, daß du sie nackt siehst.“

Gyges aber schrie laut auf und sagte: „Herr, was sprichst du da für unziem-
liches Wort, daß ich meine Herrin soll nackt sehen? Mit dem Kleide zieht das
Weib auch die Scham aus. Schon seit alter Zeit haben die Menschen aufgefunden,
was sich schickt, daraus man lernen soll. Und eins davon ist, daß ein jeglicher
beschaue, was sein ist. Ich glaube es ja recht gern, daß sie die schönste aller
Frauen ist, und bitte dich, daß du nichts Ungebührliches von mir verlangst.“

Also sprach er und lehnte es ab, aus Furcht, es möchte ihm ein Unglück
daraus erwachsen. Kandaules aber antwortete und sprach: „Fasse Mut, Gyges,
und fürchte dich nicht, weder vor mir, als wollte ich dich durch diese Rede in
Versuchung führen, noch vor meiner Frau, daß dir ein Leid von ihr widerfahre.
Denn ich will es schon gleich so einrichten, daß sie gar nicht merkt, daß du sie
gesehen. Ich will dich nämlich in dem Gemach, in welchem wir schlafen, hinter
die offene Tür stellen. Gleich nach mir wird auch meine Frau kommen und zu
Bett gehen. Und dicht neben dem Eingang steht ein Sessel, darauf wird sie
ihre Kleider legen, eins nach dem andern, so wie sie sich auszieht, und du kannst

sie dir recht mit aller Bequemlichkeit ansehen. Wenn sie aber von dem Sessel nach dem Bette zugeht und dir also den Rücken zuwendet, dann mußt Du machen, daß du aus der Türe kommst, ohne daß sie dich bemerkt."

Da er nun gar nicht ausweichen konnte, war er bereit. Als aber Kandaules glaubte, es wäre Zeit zum Schlafengehen, führte er den Gyges in das Gemach, und bald darauf war auch die Frau da. Und Gyges sah sie recht an, als sie hereinkam und ihre Kleider ablegte. Und als die Frau ihm den Rücken zuwandte und nach dem Bett zuging, schlich er sich hinaus und davon. Und die Frau sah ihn hinausgehen. Sie merkte aber, daß ihr Mann dies angestiftet, und schrie nicht auf, denn sie schämte sich, und tat auch gar nicht, als ob sie es gemerkt, nahm sich aber vor, Rache darum an Kandaules zu nehmen. Denn bei den Lydern und fast bei allen Barbaren schämt sogar ein Mann sich sehr, wenn man ihn nackt sieht.

Damals aber war sie ganz ruhig und ließ sich nichts merken. Aber sobald es Tag war, hielt sie die Diener bereit, die ihr am ergebensten waren, und ließ den Gyges rufen. Er dachte, sie wüßte nichts von der Geschichte, und kam sogleich. Denn auch vordem war er gewohnt, zu kommen, wenn ihn die Frau rufen ließ. Und als Gyges erschienen war, sprach die Königin also:

„Hier sind zwei Wege, Gyges, und ich lasse dir die Wahl, welchen du gehen willst. Entweder tötest du den Kandaules und nimmst mich samt dem Königreich der Lyder, oder du bist hier gleich auf der Stelle des Todes, damit du nicht in Zukunft sieht, was du nicht sehen sollst. Also entweder er muß sterben, der solches angegeben, oder du, der du mich nackt gesehen und getan hast, was sich nicht ziemt."

Anfangs war Gyges ganz außer sich vor Verwunderung über diese Worte, dann aber bat er flehentlich, sie möchte ihn doch nicht zwingen, eine solche Wahl zu treffen. Allein es half nichts, und da er sah, daß es durchaus nicht anders ging, er mußte entweder seinen Herrn umbringen oder selber durch anderer Hand sterben, wollte er doch lieber selbst sein Leben behalten. Und er fragte und sprach:

„Weil du mich denn zwingst, meinen Herrn umzubringen, so ungern ich es tue, wohlan, so laß hören, auf welche Art wir Hand an ihn legen."

Sie aber antwortete und sprach: „Von demselben Ort her soll der Anfall kommen, von wo er mich nackt hat sehen lassen, und wenn er schläft, sollst du Hand an ihn legen."

Ein moderner Kandaules spielte die Hauptrolle in einem Prozeß, der am 14. März 1925 in Wien vor dem Schwurgerichte abgeführt wurde. Es handelte sich um versuchten Gattenmord. Der Mechanikermeister Franz M. lernte anfangs 1924 den Uhrmacher Hubert H. kennen, zechte öfters mit ihm und veranlaßte ihn einmal im Monate Mai in angeheitertem Zustande, mit seiner Gattin Marie M. in intime Beziehungen zu treten. Dies wiederholte sich dann noch öfters und zwar stets in Gegenwart des Franz M.

Anfangs Juli entzweiten sich Franz M. und Hubert H. und der Gatte wollte nunmehr das Verhältnis nicht mehr dulden und verbot dem H. die Wohnung. Das Liebespaar traf trotzdem öfters zusammen und es kam deshalb zwischen den Eheleuten M. zu Streitigkeiten. Endlich ließen sie sich scheiden, blieben aber in der Wohnung beisammen.

Nun wurde Marie M. von ihrem Gatten sehr schlecht behandelt, und beklagte sie sich darüber wiederholt bei ihrem Geliebten. Sie sagte, sie fürchte sich vor ihrem Manne, weil er sie mißhandle; das beste wäre, wenn er nicht mehr lebe; H. solle ihr dazu verhelfen. Zuerst suchte sie ihn zu bereden, mit ihrem Gatten auf einen Berg zu gehen und ihn dort in einen Abgrund zu stoßen. Später verlangte sie, daß H. den M. erschieße. H. wollte selbst nichts unternehmen, verfiel aber auf einen dritten Mann, der auf den M. schlecht zu sprechen war, und versprach ihm eine Belohnung, wenn er den M. aus dem Wege räume. Zu diesem Zwecke stellte er einen Revolver zur Verfügung.

Aber, statt den M. umzubringen, erzählte dieser Dritte dem geschiedenen Gatten M. von dem Anschlage, der auf ihn von der Frau und ihrem Liebhaber geplant war. So kam es zu einer Anklage wegen Mordversuches.

Später hat sich Franz M. mit seiner Gattin wieder ausgesöhnt und wollte die Anzeige gegen sie und den H. zurückziehen. Dazu war es aber zu spät.

Die Angeklagte, Marie M., ist eine mittelgroße Frau, sie trägt einen langen, abgetragenen Regenmantel. Sie ist Mutter von zwei Kindern im Alter von 12 und 18 Jahren. Der Angeklagte H. ist ein großer stattlicher Mann. Nach dem Gutachten der Ärzte ist er hochgradig willensschwach und leidet an verminderter psychischer Widerstandskraft. Er erklärt sich nicht schuldig.

Vorsitzender: Wie sind Sie mit Herrn M. bekannt geworden?

Angeklagter: Ich hatte eine elektrische Uhr zum Umarbeiten, das hat M. besorgt, und dadurch wurden wir bekannt. Später kamen wir öfters im Wirtshause zusammen. Eines Tages lud mich Herr M. zu sich ein und bewirtete mich mit Branntwein.

Vorsitzender: Wann war das?

Angeklagter: Nachmittag, wir haben von 2 Uhr bis abends Schnaps getrunken. Frau M. war dabei. Dann ist es zum ersten Verkehr gekommen.

Vorsitzender: In Anwesenheit des Gatten. Was ist nachher geschehen?

Angeklagter: Wir sind einmal gemeinsam ins Burgenland gefahren, haben den Zug versäumt, Herr M. wurde zornig und hat seine Frau gestoßen. Ich habe mich ihrer angenommen und ihm eine Ohrfeige versetzt.

Vorsitzender: Damit war die Freundschaft aus. Sie haben uns aber nur den Anfang und das Ende erzählt. Was lag dazwischen?

Angeklagter: Ich habe mit der Frau einige Male verkehrt, auch nach dem Zerwürfnisse. Sie ist mir immer nachgegangen, hat mir Briefe geschickt, ich soll ihr doch helfen, weil sie ihr Mann mißhandelt.

Vorsitzender: Wie oft hatten Sie mit der Frau verkehrt?

Angeklagter: Zehn- bis zwölfmal.

Vorsitzender: In der Wohnung Ms.? Vor den Augen des Gatten?

Angeklagter: Ja, er war immer dabei. (Bewegung im Auditorium.) Als dann später der Mann sie schlug, hat sie mich eines Tages gebeten, ich solle ihr helfen, sie halte das nicht mehr aus, man müsse den Mann aus der Welt schaffen usw.

Vorsitzender: War der Mann nicht spät, aber doch eifersüchtig auf Sie?

Angeklagter: Das weiß ich nicht.

Vorsitzender: Aber zu Ihren Eltern hat er es gesagt.

Angeklagter: Meinen Eltern teilte er mit: „Wenn ich die zwei erwische, erschieße ich sie"...

Ein Geschworener: Wie ist es denn zum Verhältnis gekommen?

Angeklagter: Ich war stark berauscht und der Mann hat mir noch Schnaps zu trinken gegeben. So hat er meinen Widerstand beseitigt.

Ein anderer Geschworener: Wie oft waren Sie denn oben bei M.?

Angeklagter: So vielleicht zehnmal; der Mann war immer dabei.

Ein anderer Geschworener: Wo waren die Kinder während der Zeit?

Angeklagter: Die haben geschlafen.

Aus dem Verhöre der angeklagten Frau Marie M.: Sie gibt sehr ruhig an, daß sie die Bekanntschaft mit H. durch ihren Mann in ihrer Wohnung gemacht habe. Die beiden Männer vertrugen sich sehr gut. Sie sprachen zuerst geschäftlich, dann wurde Schnaps getrunken, ziemlich viel.

Vorsitzender: Welchen Eindruck hat H. auf Sie gemacht?

Angeklagte: Keinen besonderen. Ich habe ja vorher nie Gelegenheit gehabt, jemanden kennen zu lernen. Wir haben uns unterhalten, Radio gehört, nun und dann... Das Weitere kann ich nicht sagen. Schließlich wurde mein Mann eifersüchtig, beschimpfte, mißhandelte mich, bedrohte mich am Leben, sagte, er werde mich erschießen oder zum Fenster hinauswerfen.

Vorsitzender: Haben Sie die Drohung ernst genommen?

Angeklagte: Nein, denn ich weiß ja, daß mein Mann sehr jähzornig ist.

Vorsitzender: Haben Sie den H. gerne gehabt?

Angeklagte: Zuerst nicht, aber dann... Mein Gott, wenn der eigene Mann einen täglich mißhandelt, so tut es einem wohl, wenn ein anderer dann gut zu einem ist.

Der Gerichtshof beschloß hierauf, die Verhandlung während des weiteren Verhöres für geheim zu erklären. Der Gatte Franz M., als Zeuge, erschien angeheitert vor Gericht. Lachend gab er zu, daß er seine Gattin wiederholt mißhandelt habe. Er konnte auch nicht bestreiten, daß er mit Füßen auf ihr herumtrat, so daß sie oft gelabt werden mußte.

Der Vater des Angeklagten H. gibt an, daß sein Sohn vor der Bekanntschaft mit der M. niemals mit einer Frau zu tun gehabt habe.

Die Geschworenen verneinten die Schuldfragen einstimmig, worauf der Gerichtshof Freispruch und sofortige Entlassung verfügte.

Die Geschworenen erkannten, daß dieser Mann seine Frau in ihrer Würde so tief verletzt hatte, daß jede Form der Abwehr und sei es ein Mord, verständlich und entschuldbar wurde. Da ein Teil der Verhandlung geheim durchgeführt wurde, weiß ich nicht, ob die beiden Männer miteinander ein sexuelles Verhältnis gehabt haben. Wie dem auch sei, der Kenner sieht, daß es sich hier um das Dreieck des Königs Kandaules handelt. So wie dieser König seiner Frau den Freund Gyges zuführte, so führt der Mechanikermeister Franz M. den Uhrmacher Hubert H. zu seiner Frau. Wie die Königin — bei Hebbel Rhodope genannt — von Gyges verlangt, daß er den König für diese Freveltat töte, so verlangt es die beleidigte Frau des Mechanikermeisters von dem Uhrmacher, der ihr Geliebter geworden war. In den Augen des Gatten bedeutet der Wert dieser Frau so gut wie nichts. Er schenkt sie dem eigentlich Geliebten, wie man eine Sache herschenkt. Sie kann bei ihrem Mann nur dadurch an Wert gewinnen, daß sein Geliebter an ihr Gefallen findet.

Unter dem Titel: „Das Viereck mit neun Kindern", wurde in einem anderen Prozeß vom 28. Mai 1925 der vergebliche Versuch geschildert, aus dem Dreieck ein Viereck zu machen.

Der 44 jährige Pflasterergehilfe Johann W. und der um sechs Jahre jüngere Nachtwächter Wenzel N. waren die besten Freunde. Ihre Freundschaft ging so weit, daß der verheiratete Pflasterergehilfe dem ledigen Nachtwächter sogar seine Frau abtrat, was zur Folge hatte, daß zu den fünf Kindern, die bis dahin der Ehe entsprungen waren, noch drei dazukamen, zu deren Vaterschaft sich Wenzel N. ohne Bedenken bekennen konnte.

Angesichts dieser Duldsamkeit war nun die Entrüstung des Pflasterergehilfen sehr erklärlich, als sich sein Freund eine Geliebte nahm, aber nicht dulden wollte, daß sie sich auch gegenüber dem so entgegenkommenden Ehemann gefällig zeige. Wohl schien aber die Dame selbst der Meinung zu sein, daß sie das Dreieck zu einem Viereck zu ergänzen habe. Sie setzte ihre Ansicht auch in die Tat um und schenkte dem Pflasterergehilfen nicht nur ihre Gunst, sondern auch ein Kind. Diese Belastungsprobe ertrug die Freundschaft der beiden Männer nicht, und sie ging in Brüche. Der Nachtwächter bekam von seinem Freunde das Hausverbot mit dem Bemerken: „Es ist genug, ich dulde von nun ab diese ehebrecherischen Besuche nicht mehr!"

Auf seine Vaterrechte pochend, kehrte sich aber der Nachtwächter nicht an dieses Verbot, und eines Tages mußte Herr Johann W. von seiner sechzehnjährigen Tochter erfahren, die Mutter habe sich mit dem anderen „Vater" eine halbe Stunde im Zimmer eingesperrt.

Die beiden Männer sahen sich vor Gericht wieder, wo sich der Nachtwächter wegen Ehestörung zu verantworten hatte. Er sagte, er habe nur seine Kinder besuchen und mit der Frau über die Anschaffung von Kleidern für sie sprechen wollen. Was Unrechtes sei damals nicht vorgekommen.

Bei dieser Stelle sprach der Richter das erlösende Wort: Ihr seid eine feine Gesellschaft! — Angeklagter: Das stimmt. — Richter: Bei acht Kindern habt ihr Euch nicht gestritten, wohl aber beim neunten.

Die glückliche Mutter von acht Kindern trat nun vor. Da sie die Angaben des Vaters ihrer letzten drei Sprößlinge bestätigte, blieb dem Richter nichts anderes übrig, als den Angeklagten freizusprechen.

Wer die unbewußte Homosexualität nicht versteht, der wird niemals begreifen, warum derselbe Mann, der ohne einen Schimmer von Eifersucht, ja offenbar mit Lust an der Sache zusieht, wie die Frau mit seinem Freunde intim wird, auf einmal sich in einen Othello verwandelt, wenn er von den anderen beiden aus dem dreieckigen Verhältnis hinausgeschoben wird. So hatte in dem zuletzt geschilderten Falle der Freund jedes Anrecht auf die Frau des Pflasterergehilfen. Er hatte aber nicht das Recht, sich selbständig eine Geliebte zu wählen. Das war eine Untreue am Freund. Mindestens mußte die vierte, die da als Geliebte eingeführt werden sollte, auch dem Pflasterergehilfen zur Verfügung stehen, damit der Kreis sich schlösse. Wäre die Frau eine Sache ohne eigene Affekte und Triebe, so könnte das Dreieck von Dauer sein. Da die Frau bald bemerkt, daß sie für nichts steht, nur den Kitt abgeben soll, der die beiden Freunde fester aneinanderschließt, wird ihr Protest für gewöhnlich das Dreieck sprengen. Die beiden mitgeteilten Gerichtsverhandlungen zeigen, daß diese Verhältnisse ziemlich an der Oberfläche liegen. Die Verdrängung ist gering und deshalb eignen sich diese Fälle besser zur Darstellung der Situation als Analyse von Neurosen, die nur unter Anwendung einer eigenartigen Technik verdrängtes Material hervorbringt.

Ich empfing den Besuch einer etwas abgehärmten Dame von 38 Jahren, die mir erzählte: Ihr Mann sei um einige Jahre jünger als sie. Er sei ein ausgesprochener Beau, sehr beliebt in Gesellschaft. Zu allen Menschen sei er freundlich und liebenswürdig; nur gegen sie werde er täglich unleidlicher. Er bekomme wahre Tobsuchtsanfälle aus nichtigen Anlässen. Sexualen Verkehr pflegten sie gar nicht, der Mann sei impotent. Kürzlich und wiederholt habe er ihr den Vorschlag gemacht, sie solle sich in seiner Gegenwart mit einer anderen Frau zusammenlegen. Er wisse bestimmt, daß er dann seine Potenz wieder erlangen könnte. Welche Frau das sei, wäre ihm ganz gleichgültig. Sie könnte von ihm aus eine Dirne von der Straße sein. Die Dame war über diesen Vorschlag zuerst ganz entsetzt. Da sie aber ihren Mann liebt und gerne alles tun möchte, um ihn wieder zu gewinnen, fragte sie mich um Rat. Wenn sie hoffen könnte, daß es zu einem guten Ende führe, wäre sie bereit, den Wunsch ihres Mannes zu erfüllen. Da ich durch das Vertrauen der Dame zu ihrem Anwalt ernannt war, habe ich ihr geraten, den Wunsch ihres Mannes abzulehnen. Gesichtspunkte der Sittlichkeit haben mich bei diesem Rate nicht geleitet, sondern nur die Überzeugung, daß die Idee des Gatten auf eine vollkommene Entwertung seiner Frau hinzielte. Er mutete ihr etwas zu, was sie in ihrer Schamhaftigkeit und Frauenwürde auf das Tiefste verletzen sollte. Wäre sie auf diesen Vorschlag eingegangen, so hätte der Mann vermutlich den weiteren Schritt gewagt und von ihr verlangt, daß sie sich mit einem fremden Manne zusammenlege. Einer solchen Ehe ist nicht leicht zu helfen, weil schwerlich eine Frau imstande ist, die Vernichtung ihrer Persönlichkeit zu ertragen.

Dem völligen Mangel an Eifersucht steht die übermäßige Eifersucht gegenüber. Wo die Eifersucht ganz fehlt, kann man auf eine versteckte Anomalie des Liebeslebens schließen. Wo sie in übermäßigem Grade auftritt, macht sie sich ebenso verdächtig. Eine Frau in mittleren Jahren berichtete mir von ihrem Liebhaber, der sie quäle, daß sie nächtelang schlaflos liege vor Verzweiflung und Tränen. Sie kennt ihn seit einigen Jahren. Er verfolgt sie mit Eifersucht. Wenn ein Herr auf der Straße sie grüßt, dann sagt er: „Du hast ein Verhältnis mit ihm, bist bei ihm gelegen, du Dirne!" In öffentlichen Lokalen behauptet er, daß sie schamlos kokettiere, und sagt höhnisch: „Soll ich ihn dir holen? Ich sehe ja schon, daß du dich mit ihm ins Bett legen willst." Mit solchen Redensarten setzt er die Frau herab, deren erstes und einziges Verhältnis er ist und die ihn liebt. Eben weil sie ihn liebt und nicht von ihm lassen kann, hat sie ihre Nerven verloren und muß zum Arzte. Solches Übermaß an Eifersucht ist häufig alkoholischen und paranoischen Ursprungs. Im vorliegenden Falle war es rein neurotisch. Im Unbewußten dieses eifersüchtigen Liebhabers keimt der Gedanke, die Geliebte mit einem Manne zu verkuppeln. Es wäre ihm natürlich lieber, wenn die Frau etwas Derartiges ohne sein Dazutun täte. Er könnte dann die Lust des Dreiecks unter der Maske der Empörung genießen. Es ist klar, daß er die Frau unter dem Scheine des Abscheus auf dreieckige Gedanken bringt, indem er unablässig davon spricht. Ich wiederhole, was für den Analytiker selbstverständlich ist, daß alle diese Mechanismen unbewußt vor sich gehen und daß niemand erstaunter über solche Aufdeckungen ist, als gerade der, in dessen Innerem sie leben. Vom technischen Standpunkt muß man sagen, daß kaum etwas schwieriger ist, als den Patienten ihre unbewußte Homosexualität bewußt zu machen. Wenn man zu früh mit den Enthüllungen kommt, wird man seinen Patienten unweigerlich verlieren. Er empfindet die Enthüllung als eine Demütigung, die er nicht ertragen kann.

Ich habe einen Kaufmann behandelt, der über unerträgliche Schmerzen im linken Oberschenkel klagte. Alle möglichen Spezialisten wurden gegen ihn losgelassen, bis sie endlich miteinander zu der Meinung gelangten, daß es sich um eine Psychoneurose handle. So kam der Mann in meine Hände. Er war 40 Jahre alt, ein häßlicher Kerl mit einem scheuen Blick. Er beteuerte immer wieder seine besondere Anständigkeit, durch die er im Leben wiederholt zu Schaden gekommen sei. Seit zehn Jahren ist er verheiratet, hat eine junge und gebildete

Frau, der er an Erziehung und Geist nicht gewachsen ist. Keine Kinder. Dieser Mann zeigt die Eigentümlichkeit, daß er sich immer wieder Mitarbeiter aus der Hefe des Volkes sucht. Er zieht solche Leute an sich heran, überhäuft sie mit Wohltaten und erlebt schließlich immer wieder, daß er von ihnen schmählich betrogen, bestohlen oder sonstwie verraten wird. Das ist bei ihm „die ewige Wiederkehr des Gleichen". Der schlimmste Fall passierte ihm vor vier Jahren. Einen seiner Schützlinge, den er heute statt mit seinem Namen kurzweg als den Schurken bezeichnet, hat er bis zum Gesellschafter seiner Firma emporgebracht. Fast täglich aß der „Schurke" mit dem Ehepaar gemeinsam zu Abend, worauf der Gatte, der immer bald schläfrig war, sich frühzeitig zurückzog und den Schurken mit seiner Frau am Klaviere oder bei einer anderen geistigen Unterhaltung zurückließ. Im Sommer reiste der Kaufmann nach Karlsbald, seine Frau sollte nachkommen. Sie kam aber nicht nach, sondern ging mit dem Schurken nach Berlin durch. Es gab da nichts mehr zu bemänteln. Der Kaufmann reiste nach und hatte die Genugtuung, das Paar in flagranti zu erwischen. Im weiteren Verlaufe dieses Handels verzieh der Mann seiner Frau und stellte nur die Bedingung, daß sie ihre Beziehungen zu dem Schurken abbreche. Die Frau sagte, sie wolle das tun, aber er möge ihr Zeit lassen. Sie könne sich den Mann, den sie liebe, nur langsam abgewöhnen. Der Kaufmann ging auf die Bedingung ein, daß sie ihren Liebhaber ein- bis zweimal in der Woche sehen dürfe. Diese Anzahl von Zusammenkünften war offiziell. Wahrscheinlich wäre es zum dauernden Dreieck gekommen, wie es in so vielen Ehen besteht, wenn nicht das kaufmännische Prestige des Mannes erfordert hätte, daß er alle seine Beziehungen zu diesem Manne, sowohl die geschäftlichen, als auch die privaten löse. Er lebte nämlich in einer kleinen Stadt, wo Privatleben und Geschäftsleben sich voneinander nicht trennen lassen.

So verlor der Kaufmann durch die Tat seines undankbaren Schützlings und Gesellschafters nicht sowohl die Frau, denn die hat er noch heute, sondern den geliebten Freund, und er sieht keine Möglichkeit, wie er den Freund wieder gewinnen könnte. Er hat es an Annäherungsversuchen nicht fehlen lassen. Aber seine Gesellschaftsklasse gestattet ihm nicht, den letzten Schritt zu tun, d. h. den anerkannten Liebhaber seiner Frau zu bitten, er möge wieder in das Geschäft eintreten. Er weiß nicht, daß er an diesen Liebhaber fixiert ist. Schließlich hat er sich in die Krankheit geflüchtet, die ihm gestattet, seine Heimat und das ihm unleidlich gewordene Geschäft zu verlassen. Er ist materiell stark heruntergekommen, weil das Geschäft, um das sich niemand kümmert, schlecht geht. Aber das ist ihm, der früher ehrgeizig und habsüchtig war, derzeitig gleichgültig. Er will, wie er sagt, nur seine unerträglichen Schmerzen loswerden. Wir haben hier einen Fall von Konversionshysterie vor uns. Die Schmerzen in seinem linken Bein symbolisieren seinen Wunsch. Wir konnten in der Analyse aufdecken, daß die Krankheit das Ziel hatte, um jeden Preis den Geliebten zurückzubringen. Die Krankheit sollte so lang währen, bis das Geschäft gänzlich auf den Hund gebracht wäre, so daß dann kein anderer als der sachverständige Freund weiterhelfen könnte. In diesem äußersten Momente, wenn nicht früher, würde die Frau einsehen, daß nur sie die Macht besitze, ihren Gatten und damit sich selbst zu retten.

Es gibt blitzartige Beleuchtungen der Homosexualität, von denen ich hier zwei mitteile. Eines Tages bat mich dieser Patient zu sich und beklagte sich wie gewöhnlich über Schmerzen in seinem Bein. Mit einer Geschwindigkeit, gegen die ich nichts unternehmen konnte, entkleidete er sich, daß die Stücke durch die Luft flogen und stand nach einigen Sekunden vollkommen nackt vor mir. Er hatte auf mich übertragen und befriedigte sich durch eine Impulshandlung.

Ein anderer Zug: Der Patient bereitete mich ausführlich auf den Besuch seiner Gattin vor und bat mich dringend, ich solle ihr nicht erzählen, was ich von dem Ehebruch wüßte. Sie sei ohnehin nervös und er fürchte eine Verschlechterung ihres Zustandes, wenn man ihrem Stolze nahetrete. Die Frau kam, etwas kokett, gar nicht bedrückt, ziemlich abgefunden mit dem Leiden ihres Gemahls. Der Mann ließ uns allein und zog sich in das Wartezimmer zurück. Da die Frau mir gegenüber sehr verschlossen war, ganz unbefangen tat, als ob zwischen ihr und ihrem Manne keinerlei Unstimmigkeiten bestünden oder je bestanden hätten, kürzte ich die Unterredung mit ihr soviel als möglich ab. Ich war von dem Gedanken geleitet, daß mein Patient im Nebenzimmer fürchte, daß ich ihn verraten könnte. Als ich ihn nach einer Viertelstunde hereinrufen wollte, war dieser besorgte Gatte im Nebenzimmer auf dem Kanapee eingeschlafen. So wenig erregt war er über das, was zwischen mir und seiner Frau passieren könnte. Es ist sehr möglich, daß er auf dem Kanapee von seinem Dreieck geträumt hat, das er im Wachzustande nicht zusammengebracht hat.

Es gelang mir bei diesem Falle in ziemlich kurzer Zeit, auf analytischem Wege die Schmerzen im linken Oberschenkel zu besiegen. Das Triebleben des Patienten reichte zu einer bewußten Homosexualität doch nicht aus, und so konnte er die Gefahr, nachdem er sie einmal erkannt hatte, wirksam bekämpfen.

Dreizehntes Kapitel

Analyse mit einem Intellektuellen

Seitdem Freuds Psychoanalyse über die ganze Welt verbreitet und populär geworden ist, muß ein gebildeter Patient anders behandelt werden, als einer, der von den Theorien Freuds nichts weiß. Man kann nicht leugnen, daß die Kenntnis der Freudschen Mechanismen zu Beginn einer Analyse Vorteil bringt. Es gibt heute schon Patienten genug, die selbst Analyse betreiben und auf diesem Wege imstande waren, die erste Strecke auf dem Wege ins Unbewußte ohne Hilfe eines anderen zurückzulegen. Im weiteren Verlaufe der Analyse aber wird die — zumeist oberflächliche — Kenntnis der psychoanalytischen Wissenschaft dazu verwendet, um den Widerstand sorgfältig auszubauen. Die scheinbare Bereitwilligkeit zu Deutungen und Aufdeckungen wird verwendet, um den Analytiker irrezuführen. Indem so der Analytiker auf eine besonders schlüpfrige Bahn gelockt wird, bleibt nichts übrig, als die Regel niemals aus dem Auge zu verlieren, daß der Patient immer nur Material bringt und nichts als Material und daß auch seine Andeutungen nicht anders genommen werden dürfen. Wenn man diese Regel unentwegt befolgt, den intellektuellen Schaum zur Seite bläst, sich auf theoretische Diskussionen so wenig als möglich einläßt, wird Intelligenz und Bildung eines Patienten auch nicht schaden. Es ist schließlich gleichgültig, ob ein Patient zweifelt, weil er dumm und mißtrauisch ist, oder ob er zweifelt, weil er sich ein Recht zubilligt, in den schwierigsten kritischen Fragen der psychoanalytischen Wissenschaft mitzureden. Für den Analytiker ist der Zweifel Material und ob solcher Zweifel berechtigt ist oder nicht, bleibt für die Analyse gleichgültig.

W. K. ist ein kluger und liebenswürdiger, gut angezogener junger Mann, mit einem Anflug von Ironie für seine eigenen Schwächen. 28 Jahre alt. Er leidet an einer kapriziösen Potenz, die oft zu Versagern führt. Die klinische Untersuchung ergibt eine Varikozele links und darüber hinaus eine Verkleinerung des linken Hodens. Eine Gonorrhöe ist vorausgegangen. Urologen halten diesen Befund für belanglos. Ich bin, wie ich schon einmal ausführte, nicht ganz dieser Ansicht. W. K. zeigt schlanken, virilen Typus.

In letzter Zeit sind die Nieten häufiger geworden. Es gibt Frauen, bei denen es immer geht, andere, bei denen es nicht geht, und wieder andere, bei denen er unsicher ist. Zwischen Intellekt und Sexualität besteht bei ihm Feindschaft. Wenn er in Hitze ist, fällt ihm auf einmal ein Zusammenhang ein, der zur Situation gar nicht paßt, und alle Leidenschaft ist weg. Er begleitet eine junge Dame nach Hause, küßt sie und fühlt sich begehrend. Da fällt ihm ein, daß die Gasrechnung nicht bezahlt ist, und alle Erregung fällt in sich zusammen. Der Intellekt verfolgt ihn bis in den Alkoven. Wenn ein weibliches Wesen im letzten Moment zu ihm sagt: „Bitte, passen Sie auf", dann sind seine Möglichkeiten beim Teufel. Einmal hatte er ein Abenteuer in Weinlaune. Ein Freund war im Nebenzimmer und er selbst lag bei einem Mädchen. Der Freund rief durch die Tür: „Wird's ein Bub oder ein Mädl?" Das brachte ihn um alle Fähigkeit. Er zitiert als für ihn bezeichnend folgende Verse:

> Und denkt selbst noch im physiologischen Momente
> An Syphilis und an das Strafgesetz
> Und an die etwaigen Alimente.

W. K. erzeugt von Beruf Schuhwichse. Sein Vater betrieb diese einträgliche Fabrikation, und jetzt führt W. die Firma im Verein mit seinem um fünf Jahre älteren Bruder. Er schämt sich seines Berufes. Wenn man danach fragt, hat er jedesmal ein Minderwertigkeitsgefühl. Seiner Neigung nach ist er ein Schöngeist. Seine Ideale waren Oskar Wilde und Peter Altenberg. Aber er hat eingesehen, daß man von Schwärmerei nicht leben kann. Abwechselnd oder auch gleichzeitig hält er sich für seinen Beruf zu gut und zu schlecht. Da er nicht mit Liebe bei der Sache ist, täglich zu spät ins Bureau kommt, manches dem Bruder überläßt, was er selbst tun sollte, sieht er wohl ein, daß er nicht auf der Höhe der Situation steht. Soweit sein Verstand in Frage kommt, will er tun, was er kann, und hat kürzlich beschlossen, reich zu heiraten, um Geld ins Geschäft zu bringen. Er ist auch schon auf der Jagd nach einer bestimmten Erbin. Durch die Heirat würde die Verbindung Peters mit dem Geschäfte seines Vaters endgültig und unlösbar werden. Man darf sich also nicht wundern, wenn das Freien auf die Potenz dieses innerlichen Schöngeistes und Vagabundierers nicht gut einwirkt. Das Gefühl der Impotenz schützt ihn vor der Heirat.

Sein erster Versuch bei einer Prostituierten im Alter von 17 Jahren mißlang vollkommen. Ein Jahr später gelang ein zweiter. Bis zum Ende des Krieges bildeten Prostituierte fast ausschließlich sein Material, wobei es abwechselnd gut oder schlecht ging. Er stand im Felde, akquirierte dabei eine Gonorrhöe und fühlte sich die ganze Zeit über sehr gedrückt. Schopenhauer war sein Begleiter. Er masturbierte viel und führte seine Mißerfolge bei Frauen darauf zurück. Zweimal versuchte er sich bei nicht prostituierten Frauen, einmal bei einer Bäuerin in der Etappe und einmal bei einem Stubenmädchen. Beide Male Mißerfolge. Unmittelbar nach dem Kriege fiel ihm eine Frau der Gesellschaft in die Arme, die mit ihrem Mann in Scheidung lag. Sie soll von bemerkenswerter Schönheit und Eleganz gewesen sein. Vollständiger Mißerfolg. W. hätte sich sagen können, daß eine etwaige Körperschwäche, die eine Folge der Masturbation sein sollte, nicht erklärte, warum er bei dem schlechtesten Material, nämlich den Prostituierten, meistens Erfolg hatte, während er bei besserem Material versagte. Aber die Bereitwilligkeit, sexuelle Schwierigkeiten als Folge der Masturbation anzusehen, ist sehr groß. Das ist schon vielen Sexualforschern aufgefallen (Freud, Bleuler).

Kurze Zeit darauf begann die glücklichste Zeit seines Lebens. Er lernte einen reizenden Fratz kennen, der dem Backfischalter kaum entwachsen war. Sie war aus einem wohlhabenden Hause und behütet. Viele umwarben Sie. Sie gab sich W. Das erstemal hatte er seinen gewohnheitsmäßigen Mißerfolg. Aber später wurde er bei ihr außerordentlich leistungsfähig. Weder vorher noch nachher ist ihm annähernd Ähnliches gelungen. Die Liebe zu diesem Mädchen verwandelte den ganzen Menschen. Nach dem Kriege war er verdrossen und resigniert in das Geschäft seines Vaters eingetreten, seine schöngeistigen Ideen hatte er unterdrückt. Im Hochgefühl, dieses Mädchen errungen zu haben und so Außerordentliches zu leisten, trat er aus dem Geschäfte aus und nahm die unterbrochenen Studien wieder auf. Er hatte nur das Untergymnasium absolviert. Aber jetzt zeigte er sich und der Welt, was er leisten konnte, und legte nach einer Vorbereitung von wenigen Monaten die Maturitätsprüfung ab. Alles ging wie im Spiel, und das Mädchen bewunderte ihn ungeheuer. Er glaubte, dieses Mädchen ganz in seiner Gewalt zu haben. Er las ihr Gedichte vor, die abwechselnd von großen Dichtern oder von ihm selber gedichtet waren; das Mädchen machte da keinen Unterschied. Er konnte sie mit einem einzigen strengen Blick hypnotisieren, so daß sie in Somnambulismus verfiel. Wie es geschehen konnte, daß das Mädchen mit einem anderen Beziehungen anknüpfte, ohne daß W. es merkte, wird ihm immer unerklärlich bleiben. Eines Tages erhielt er von ihr die schriftliche Mitteilung, daß sie in einigen Tagen heiraten würde.

Die Wirkung dieser Nachricht war unermeßlich. Er erlebte einen völligen Zusammenbruch. Das Studium gab er auf, trat voll Ekel wieder zur verachteten Schuhwichse über, onanierte wie ein Verrückter, haßte die Menschen und sich selbst. Er hatte ernsthafte Selbstmordideen. Er schlich zu Prostituierten, bei denen es gleichgültig war, ob er versagte oder nicht. Seinen älteren Bruder, der im Geschäfte zuerst sein Vorgesetzter und später Seniorchef war, haßte er auch, er beschreibt ihn als einen Neurastheniker, der aber mit Geschäft und Gesellschaft immer einverstanden war. Darum verachtete er ihn und — bestahl ihn gelegentlich.

Der einzige Gewinn aus diesem allgemeinen Zusammenbruche war die Freundschaft mit dem Kunsthistoriker Dr. Richter, den er schon vorher kannte, aber erst jetzt schätzen lernte, als dieser um zehn Jahre ältere Mann sich seiner annahm. Richter fragte ihn liebevoll, warum er den Kopf hängen lasse, ging nächtelang mit W. spazieren, richtete ihn auf und gewann ihn dem Leben wieder. Noch heute ist Dr. Richter Ws. bester Freund. W. ist, wie gesagt, mit der psychoanalytischen Literatur vertraut. Er sagt selbst: „Ich dürfte meine verratene Liebe auf ihn übertragen haben, ich liebe ihn sehr. Unleugbar homosexuelle Komponente. Einziger bekannter Fall, in welchem die homosexuell-feminine Komponente deutlich wird." Ferner: „Ich habe immer den Anschluß an Ältere bevorzugt. Warum? Gleichalterige taugen ebensowenig wie ich. Stützung des Selbstbewußtseins durch Umgang mit Älteren."

Diese Äußerungen Ws. zeigen, daß die theoretische Beschäftigung mit der analytischen Literatur zur Selbsterkenntnis nicht ausreicht. Die Annahme, daß der Kunsthistoriker das einzige homosexuelle Erlebnis Ws. sei, wird bald als ein Irrtum erkannt werden. Seine Erklärung, warum er den Verkehr mit älteren Menschen bevorzugte, geht in die oberflächliche Richtung Alfred Adlers. Wir werden in der Fixierung an den älteren Bruder eine tiefere Erklärung für Ws. Vorliebe aufdecken. Ein Jahr nach dem Zusammenbruche seiner großen Liebe gewöhnte er sich an eine junge Malerin, mit der er, wie man in Wien sagt, drei Jahre lang „ging". Bei ihr war seine Potenz befriedigend, wenngleich sie den schwindelnden Grad des Liebesfrühlings nicht mehr erreichte. Die junge Malerin war liebenswürdig, klug und energisch. Er hat immer wieder Versuche unternommen, sich von ihr loszumachen. Die Versuche scheiterten. Sooft er sich mit anderen ins Bett legte, bewies es sich, daß er nur mehr mit der Malerin verkehren konnte. Bei anderen war er nicht leistungsfähig, einige klägliche Prostituierte etwa ausgenommen.

W. bringt mir ein kurzes Kurrikulum, dessen Schlußsätze lauten: „Für die Zeit vom 24. bis 28. Jahre ist nachzutragen: die wirkliche selbständige Entwicklung. In geistiger Hinsicht lebhafteres kritisches Bewußtsein, Selbstvertrauen usw. erwachten erst in dieser Zeit. Die Onanie wurde dennoch stets mit gleichem Mißerfolge bekämpft. Im letzten Jahre Selbstständigkeit und Selbstbewußtsein der Umwelt gegenüber. Kämpfe gegen Autoritätsglauben (Vater, Vorgesetzte)."

In diesen Sätzen erscheint das Wörtchen Selbst (Auto) fünfmal. Man sieht, daß ihn die Onanie und deren Bekämpfung stark beschäftigt (Selbstbefriedigung). Allein, welche Phantasien stecken dahinter? Direkt um seine Phantasien befragt, sagt er, sie seien stets sadistischen Inhaltes und handelten von wehrlosen Frauen, die er fesselt, schlägt und peinigt. Die älteste derartige Phantasie geht auf die schon damals verheiratete Schwester, bei der er einen Sommer verbrachte. Zwei Jahre früher hat er einen Kameraden gezwungen, pulverisierte Zitronensäure zu schlucken.

Wie die Analyse mit einem Intellektuellen beginnt, der Freud gelesen hat, geht aus dem ersten Traume hervor und dessen Deutung, die Patient gleich schriftlich mitbrachte. Diese schriftliche Deutung muß man als ein dem Traume gleichwertiges Material nehmen. Er bringt es mit den Worten: „Die Übertragung setzt mit einem Fortissimo ein (Übertragung, siehe auch mein Buch, Sigmund Freud, S. 81 ff.).

Traum 1. Im Geschlechtsverkehre mit einer Frau. Ich erkenne die Frau als Dr. W.

Erster Einfall: Das kann ich Dr. W. nicht erzählen.

1. Neid um seine originellen und selbständigen Gedanken. Ich möchte ihm überlegen sein. 2. Umkehrung: Beziehung zum Arzt. Ich möchte die Frau sein. 3. Nur wenn W. ein Weib wäre, könnte er mir meine Potenz beweisen. 4. Oktave Mirbeau, Garten der Qualen, zweiter Teil. Der Henker schneidet seinem Opfer die Genitalien ab und mißbraucht es als Frau, nachdem er ihm die Haut abgezogen. Wer ist der Henker? der Psychoanalytiker? nämlich Qual der Analyse, ferner das Wegziehen der Oberfläche. Umkehrung: Widerstand gegen Analyse, Rache am Analytiker. 5. An Stelle des Dr. W. könnte eine Frau stehen, bei der ich versagt habe, oder wahrscheinlicher alle diese Frauen. Dr. W. später unterschoben, etwa: wenn Dr. W. dabei wäre, ginge es. Oder: Hätte ich W. früher gekannt, wäre das alles nicht passiert.

Das ist gewiß alles Mögliche, wenn man bedenkt, daß ich diesen Patienten erst eine Stunde früher kennen gelernt habe. Er kannte mich aus meinen Büchern. Immerhin ist die Homosexualität kaum zweifelhaft. Man nehme dieses Traumgebilde und ihre ekklektische Deutung so künstlich als man will, Inversion steckt doch darinnen.

Der zweite Traum wird vom Patienten in ähnlicher Weise selbst gedeutet. Hier erkennt er seine Homosexualität nicht mehr, obgleich sie deutlich genug ist. Ich bringe zuerst den Traum samt der Deutung des Patienten:

Traum 2. Ich bin in Gesellschaft meistens Unbekannter. Keine Frauen anwesend. Großes, schönes Zimmer, in türkischer Art eingerichtet, dicke Teppiche, niedrige Rauchtischchen mit Messingplatte. Franz K. (ein Freund) macht irgendwelche mir unangenehme, taktlose oder aggressive Äußerungen. Ich bin verletzt und will weggehen. — Man versucht nicht, mich davon abzuhalten. Da vermißt jemand seine Zigarettendose. Ich finde sie in meiner Tasche, offenbar irrtümlich eingesteckt, gebe sie zurück. Sehr peinlich. Jetzt nehme ich meine eigene Dose aus der Tasche und diese sieht der ersten Dose völlig gleich, statt meiner? Ich öffne sie, um zu rauchen, und die Zigaretten fallen auf den Boden.

Deutung: Das Zimmer ist zu vornehm eingerichtet, ich gehöre nicht hin.

Bei einer Gesellschaft habe ich durch Versehen einmal eine fremde Brieftasche eingesteckt. Ferner vor Jahren einmal in Versuchung gewesen, eine am Tische liegende Dose einzustecken, glücklich, es nicht getan zu haben. Ferner in Vorkriegsjahren zu Hause kleine Schmuckgegenstände entwendet, um durch Verkauf Geld zu beschaffen. Messingplatte: Man muß Metall vorsichtig darauf legen, sonst macht es Lärm. Überhaupt Furcht vor Geräusch, schlechtes Gewissen. Mit K. Zwist. Statt K. ist mein Bruder zu setzen. Er würde mich auch weggehen lassen ohne Widerstreben, und zwar aus dem Geschäft. Er braucht mich nicht, ich bin für ihn entbehrlich. Nicht wahr! Er ist auch nicht tüchtig. — Ich will aus dem Zimmer, weil ich gekränkt bin, der Situation nicht gewachsen war, nicht schlagfertig und schlechtes Gewissen. — Latenter Selbstmordgedanke. Ferner: Die letzten Analysestunden kurz geraten, ich mußte früher weggehen, fühle mich verkürzt, gekränkt. Mein Fall ist Dr. W. unwichtig. — Die Dose: Symbol für Frau. Reiche Heirat. Ich eigne mir etwas an, das mir nicht gebürt. Dose aus Edelmetall. Ich bin ein Bluff. In den zwei wichtigsten Punkten, Geld und Potenz betrüge ich die Menschen, insbesonders Mädchen. Würde man das entdecken, müßte ich beschämt weggehen. Dose ferner Symbol für mein unbewußtes Junktim zwischen Rachebedürfnis und Onanie. Dazu Impotenzkomplex: die Zigaretten, Genital-Symbole, halten nicht in der Dose, das Gummiband ist schlaff. Die zweite (meine) Dose, sieht aus wie die fremde: Irreführung des Analytikers. Wenn er eine andere Dose öffnet, so sind es nicht meine Komplexe, die herausfallen. Weiters: Mein Eigentum ist eigentlich nicht wirklich mein Eigentum. Das Geschäft vom Vater übernommen, übernehme mit Vorliebe fremde Gedanken, schmücke mich mit fremden Federn.

Bis hierher die eigenen Worte des Patienten. Diese Art, seine eigenen Träume zu deuten, erinnert an die Tat der tapferen Hausgehilfin Ali Babas. Als sie sah, daß der Räuber das Haus ihres Herrn mit einem Kreidekreuz kenntlich gemacht hatte, zeichnete sie mit Kreide Kreuze an alle Türen des Viertels, so daß man das Haus Ali Babas nicht finden konnte. Ws. Deutungen erschöpfen alle Möglichkeiten. Es tritt nichts vor und nichts zurück. Er verwirrt. Man tut besser, zu beachten, was seiner Deutung entgangen ist. Die Bedeutung des Satzes: „keine Frauen anwesend" ist ihm entgangen. Gleich danach die Schilderung eines Haremmilieus ohne Frauen. Diesem Traume verdankte ich die Mitteilung, daß er in seiner Jugend dem Bruder immer wieder kleine Gegenstände gestohlen habe. Einmal hat ihn der Bruder dabei erwischt und zur Rede gestellt. W. antwortete überlegen mit kommunistischen Redensarten. Er hielt sich für ein Genie, bei dem die bürgerlichen Anschauungen nicht gelten. Schließlich hat er den Bruder entschädigt.

Die symbolische und zumeist sexuelle Bedeutung solcher Hausdiebstähle unterliegt mir keinem Zweifel. Ich hatte einen anderen Patienten, mittlerer Sproß aus sehr kinderreicher Familie, der seinem ältesten Bruder zwangsmäßig Geld entwendete, wenn er dessen Brieftasche erwischen konnte. Dabei nahm er immer nur kleine Summen an sich. Dieser Junge hat seine Familie schon im Alter von fünf Jahren in Erstaunen versetzt, weil er Geldmünzen, mit Vorliebe in Talergröße, entwendete und zum Fenster hinauswarf (siehe hierüber Freud, Sammlung kleinerer Schriften, Bd. IV, 31: Eine Kindheitserinnerung aus „Dichtung und Wahrheit"). Später hatte er sich zu Vaters Hose geschlichen, wenn sie bei Nacht auf einem Sessel lag, und aus der Tasche Geld entwendet. Man wird solche Handlungen mit frühzeitig erwachter Geldgier und Habsucht schwerlich ausreichend erklären.

Was es mit Ws. Hausdiebstählen für eine Bewandtnis hatte, wurde im Anschluß an den Traum durch eine Erinnerung aufgeklärt, die vorher völlig verdrängt war. Es gab sexuelle Spiele zwischen den Brüdern, als W. acht Jahre, der Bruder also dreizehn Jahre alt war. W. mußte „den Sklaven" darstellen und alles ausführen, was der Bruder von ihm verlangte. Das dauerte etwa ein Jahr, dann „kündigte" ihm der Bruder dieses Verhältnis und sagte später, wenn W. zur Wiederaufnahme drängte, nun seien sie älter geworden, es schicke sich nicht mehr für sie. Über diese Weigerung war W. sehr erbittert. Er konnte nicht finden, daß er zu alt dazu geworden sei, im Gegenteil, er meinte, daß er erst jetzt in das richtige Alter einrücke. Als er selber 13 und 14 Jahre alt war, fand sich ein Ersatz für den Bruder. Er betrieb mutuelle Onanie mit einem Kameraden, die durch einige Jahre fortgesetzt wurde. Der Kamerad ist später außerordentlich erfolgreich geworden, und Peter fühlte sich auch von ihm untergekriegt.

Die Kindheitserlebnisse mit dem Bruder wären vielleicht ohne Folgen geblieben — obgleich eine gewaltsame Aufweckung der Genitalien im achten Lebensjahre schwerlich ohne Folgen bleiben kann — wenn nicht W. durch das Leben gezwungen worden wäre, mit dem älteren Bruder gemeinsam einen Betrieb zu führen, den er nicht mag, in dem er deshalb an Leistung den Bruder nicht erreichen kann. W. wünscht eine Wiederholung der Jugendsitzungen. Der Bruder soll ihm kündigen. Er ist nicht für das Geschäft seines Vaters geboren. Sein Flug sollte höher gehen. Das Jugenderlebnis bindet ihn aber unsichtbar an den Bruder, und so sitzt er heute mit dem Bruder im gleichen Kontor, in das er nicht hineinpaßt. Einmal hätte ihn die Liebe beinahe aus dieser Bindung erlöst, aber dann wurde er von der Geliebten so schrecklich enttäuscht, daß er zum Bruder zurückkehrte.

Die Onanie hat sadistischen Phantasieinhalt, weil sie auf die Sklavendienste zurückgeht, die er dem Bruder leisten mußte. Sie vertritt den homosexuellen Komplex und gilt ihm symbolisch für den Mißerfolg an sich. Er verbietet sich die Onanie, weil er sich die unbewußte Homosexualität verbietet. Die vordrängende Homosexualität rächt sich, indem sie ihm den Verkehr mit Frauen verbietet, ihn impotent macht. Was ihm als Vordringen des Intellektes (siehe S. 118) zu Bewußtsein kommt und ihm die Sinnlichkeit im kritischen Momente erschlägt, das ist immer wieder das homosexuelle Ich. Er hat Angst vor diesem Ich, und da die Angst eine vernünftige Ursache braucht, klammert er sich an jede gegebene Möglichkeit, sich zu fürchten. Er hat Angst vor dem Versagen; Angst, daß er onanieren müsse, krank werden könnte, und als Schutz gegen die Analyse hat er Angst, daß der Zustand durch Analyse verschlechtert werden könnte.

Daß er wirklich die Homosexualität auf mich überträgt, geht aus folgendem Traume hervor.

Traum 3. Einem Hofrate aus einem Romane des Dr. W. übergebe ich irgendwelche Akten über meinen Bruder (er gibt mir das Geheimnis seiner Beziehungen zum Bruder preis). Nachträglich stellt sich heraus, daß er von den Akten unrechtmäßig Gebrauch machen will. (Da ich nun weiß, daß er feminin fühlt, will ich davon Gebrauch machen.) Etwa so: „Sie werden schon sehen, was dabei herauskommt (sexual-symbolisch). Das meiste spielt sich in Fiakern ab. Irgendwie beschwindle ich ihn wegen der Akten. Wir — der Hofrat und ich — gehen zusammen. Ich mache mich hinter seinem Rücken über ihn lustig (er glaubt nicht an meine Kunst. Beachte: hinter seinem Rücken), muß aber dann laut auflachen, so daß er es hört. Wir kommen zur Station der Bergbahn, steil aufsteigende Bahn (genital-symbolisch), der Zug fährt uns vor der Nase weg, wir werden den Anschluß versäumen. Ich setze mich ins Gras am Bahndamm und sage: „Jetzt soll mich die Bergbahn..." (beachte: Damm und das Götz-Zitat: Analerotik), dann lache ich und sage: „Wie unangenehm, wenn sie es wirklich täte". Plötzlich war der Hofrat weg und Dr. Richter war da (schließlich verwandle ich mich in seinen Freund. Die Homosexualität geht vom Bruder über den Onanie-Genossen im Untergymnasium und Dr. Richter, der ihn aus dem großen Zusammenbruche rettete, bis zu mir).

Ein Traum, der sich selbst deutet und auf die Sagen von Golem und anderen Maschinen (Olympia in Hoffmanns Erzählungen) ein Licht wirft:

Traum 4. Im Hause befindet sich eine abenteuerliche Maschine, den Glühköpfen vor Kachelöfen ähnlich. Seltsame motorische Geräusche. Zusammenhängend mit meinem Bruder. Geheimnisvoller Zweck der Maschine, die unheimliche und unbegreifliche Fähigkeiten hat. Ich sitze im Bad und werde gestört. Es kommen Leute in das Badezimmer, wahrscheinlich Familienmitglieder, schließlich auch das Stubenmädchen. Ich ärgere mich sehr und werde grob. Ich setze die Maschine in Gang, sie macht großen Lärm und läuft durch einige Zimmer. Ich immer hinter ihr her und bin sehr frisch. Jemand sagt: Die Nachbarn werden daraufkommen." Geheimnisvolle Fähigkeiten der Maschine: Transzendentale Beeinflussung des Menschen? Solange die Maschine im Hause ist, wird es voll von Ideen sein. Ich bringe die Maschine wieder in das Badezimmer und verwende sie zum Wasserwärmen, damit sie nicht auffällt.

Transzendental, als über die Grenzen der Einzelperson hinausgehend, sind in der Tat nur die Leistungen des Fortpflanzungsorganes. Es beeinflußt den weiblichen Menschen. Das Badezimmer war der Schauplatz seiner einsamen Orgien.

Traum 5. In einem Flusse, dessen schönes und klares Wasser in starkem Gefälle mächtig strömt — es ist beinahe ein Wasserfall — bade ich und weiter oben noch andere völlig nackt Badende, wahrscheinlich Frauen. Schöne Sonne, weiße Körper, das ganze Bild voll heidnischer Sinnenfreude. Da gesellt sich eine junge blonde Frau zu uns, die ein kleines 8—12jähriges Mädchen mit sich führt. Das kleine hübsche Mädchen versinkt plötzlich. Ich rufe so laut ich kann. Meine Rufe werden vom Rauschen des Wassers übertönt und bleiben ungehört. Ich tauche, finde das Mädchen, bringe es ans Land. Es scheint ertrunken, schlägt aber bald die Augen auf. Ich erzähle, was geschehen ist; die Kleine ist ohne Erinnerung an das Vorgefallene, und ich kann es ihr nicht verständlich machen, daß ich sie gerettet habe.

Ein Teil dieses Traumes bleibt dunkel. Die junge, blonde Frau scheint eine Erzieherin Ws. zu sein. Das 8—12jährige Mädchen ist W. selbst. Sein Bruder hat ihn damals zum Mädchen gemacht. Das Mädchen ist im Strome der Zeiten versunken. In diesem Traume hat er es gerettet. Das Mädchen will sich aber der schönen Zeiten nicht erinnern.

W. sagt, die schöne Stimmung dieses Traumes sei musikalisch zu umschreiben. Sie gleiche dem fünften Präludium von Bach in D-dur. Die Psychoanalyse zerlegt solche Angaben in einer für Schöngeister ärgerlichen Weise. Bach = Ejakulation. Deren Präludium im Kindesalter ist ein Wasserfall (Urin).

Dementsprechend die Wasser-Orgie im ersten Teile des Traumes, fünf ist die Hand. Dur ist wünschenswerter als Moll [1].

Die Gleichung Impotenz = Homosexualität = Mißerfolg = Onanie kann durch mehrere Träume bestätigt werden. Folgenden hat W., der sonst seine Träume gerne schreibt, nur mündlich mitgeteilt.

Traum 6. Mein Bruder kommt von einem Besuche bei einem Schulkollegen (beachte: die erste Übertragung des Bruders ging auf einen Schulkollegen) zurück und berichtet: „Der Vogel hat mir einen komischen Rat gegeben: Erklären Sie sich impotent".

Aus diesem Traume erwachte W. mit Herzklopfen. Er hat sich mit dem Bruder identifiziert und das Sexuelle mit dem Geschäftsleben vermischt. Deutlich der Anklang an: Erklären Sie sich insolvent.

Er steht unmittelbar vor der Verlobung mit einem reichen Mädchen. Manchmal sieht es so aus, als liebte er dieses Mädchen. Dann wieder zieht er die Angelegenheit ins Zynische, als sei die Heirat nur ein Geschäft. Wenn die Mitgift eine gewisse Höhe nicht erreiche, werde und könne er nicht heiraten. Sein Bruder rechnet damit, daß W. jetzt bald Geld in das Geschäft bringt. Der Bruder will selber heiraten und W. wird als Rosenkavalier in die Provinz geschickt, um, nach übelstem Brauche, eine „Partie" für den Bruder zu suchen und zu glätten. Diese gefühllose Art des Heiratens mißfällt W. beim Bruder durchaus nicht. Wenn man W. fragt, wie diese abscheuliche Gebarung mit seinen Idealen, seinen schöngeistigen und poetischen Tendenzen in Einklang zu bringen sei, dann rationalisiert er mit der Begründung, das Geschäft erfordere es durchaus. Aber wir wissen nun schon, daß die homosexuelle Komponente ihn zwingt, Liebe zu entwerten. Die jugendliche Verführung von seiten des Bruders, lange unbewußt und auch jetzt gewiß nicht ganz bewußt, drängt nach Wiederholung, wobei er den Knaben, der er damals war, entweder als Mädchen oder als Knaben darstellt und nach außen verlegt. Er spricht im Traume von sich in der dritten Person wie Julius Cäsar in seinen Kommentaren oder wie Rousseau, der von sich selber gerne Jean Jacques sagt. W. träumt z. B.: „Irgendeine wüste Orgie mit einem kleinen Knaben..." und dabei ist er selbst dieser Knabe.

Vom Einfluß der Eltern auf das Sexualleben Ws. habe ich nicht viel entdeckt. Vielleicht bin ich nicht tief genug eingedrungen. Er steht stark im Gegensatze zu ihnen, sagt, daß er alles Gute sich selber und seiner Selbsterziehung verdanke. Alles aber, was an ihm minderwertig sei, verdanke er seinen Eltern. Diese affektive Einstellung ist gewiß verdächtig. In der Nacht vor seinem Geburtstage hat er folgenden Traum:

Traum 7. Bei meiner Braut im Salon. Ein Einbrecher mit einem Revolver ist da, trägt die Züge des Dr. Chrobak. (So heißt ein Freund Ws. Aber so hieß auch ein berühmter Wiener Geburtshelfer, der W. entbunden hat.) Ich bin ohne Waffe, meine Pistole ist weit, sie liegt in einer ausrangierten Kommode, in der untersten Lade, in der ich als Kind meine Spielsachen aufbewahrte. Ich sage: „Es ist keine Kunst, hier einzubrechen, wenn Sie einen Revolver haben und ich nicht." Wir streiten.

Dieser Traum zeigt deutlich genug, daß ein Erlebnis noch lebendig ist, welches zeitlich vor der Verführung durch den Bruder liegt. Die ausrangierte Kom-

---

[1] Der bösartige Kritiker wird gut tun, an dieser Stelle hängen zu bleiben. Wenn er diese Deutungen dem Pöbel mit dem „gesunden Menschenverstande" hinwirft, kann er seines Erfolges sicher sein.

mode muß nicht unbedingt auf die Mutter gehen. Im Hause ist eine alte Engländerin, die schon vor der Geburt Ws. da war und die er eigentlich lieber hat als die Mutter. Die Annäherung an das, was Analytiker Mutterleibs-Träume nennen, ist nicht von der Hand zu weisen. Ein großer Penis (Revolver) und ein kleiner (Pistole), der infantil geblieben ist (in der Spielzeuglade).

Traum 8. Ich sitze auf einer Bank in dem öffentlichen Parke vor unserem Hause und betrachte das Haus. Die alte Engländerin schaut aus dem Fenster, sie beugt sich unglaublich weit vor (tut also etwas Gefährliches) und verdreht den Oberkörper, als ob sie nach einem Zeppelin schauen würde (Genitalsymbol). Sie ist sehr unvorsichtig. Frau Wetzer, eine mir bekannte alte Frau, setzt sich zu mir. Ein kärgliches Gespräch wird geführt. Ich bin nicht redselig (er gibt sein Geheimnis nicht preis). Sie nimmt den Hut ab. Ich gehe nach Hause. Ich kleide mich um. Die Engländerin kommt ins Zimmer und sagt: „Die Wetzer hat sich an dir aufgeregt, sogar den Hut hat sie deinethalben abgenommen." Im Spiegel erblicke ich einige Pusteln in meinem Gesichte. Ich nehme den Operngucker, um sie besser sehen zu können, sie liegen aber außerhalb des Gesichtsfeldes (wir sollen also nicht erfahren, ob die Engländerin sich an dem ihr zur Pflege anvertrauten Kinde vergangen hat oder nicht. Das liegt schon außerhalb des Gesichtsfeldes).

Immerhin erfahren wir, daß er als Kind bis zu seinem sechsten Lebensjahre an Verstopfung litt und viel klistiert wurde. Ich unterschreibe von meinem Standpunkt aus den Ausspruch Karl von Noordens: „Die Klistiere hat ein böser Geist in die Medizin eingeführt." Klistiere sind unnatürlich, reizen die Analzone und machen sie erogen. Sie entgenitalisieren die Geschlechtslust und bereiten der Homosexualität den Boden.

Die Engländerin hat W. gepflegt, angezogen, ausgezogen und er spricht noch heute von dem mehr als 60 jährigen Fräulein mit schwärmerischen Worten. „Sie hat uns ihr ganzes Leben geopfert."

Dieser Kranke wird immer wieder von scheinbar unmotivierten Verstimmungen verfolgt. Auch im Verlaufe der Analyse versinkt er in einem solchen Zustand. Der Inhalt der Verstimmung ist homosexuell und tritt als Übertragung auf mich in Erscheinung. Als er einmal sehr zornmütig ist, kann ich der Auseinandersetzung mit mir ein Ende machen, indem ich ihn aufkläre, daß er aus mir seinen Bruder machen will. Durch energische Aufdeckung der Übertragung konnte man die Verstimmung regelmäßig kupieren.

Die Unsicherheit der femininen Veranlagung zeigt sich in mancherlei Symptomen. Manchmal hat er Einschrumpfungsgefühl, manchmal muß er in den Spiegel schauen, um zu konstatieren, ob er überhaupt noch da ist und ob er ein annehmbares Äußeres habe; ob er ein Mann sei (Depersonalisation). Etwas fehlt und das Fehlende kann trotz allen Suchens nicht ersetzt werden (sentiment d'incomplètude). Dabei bringt er in Träumen die Erinnerung an ein verlorenes Paradies immer wieder zum Ausdruck. Goethes Gedicht an den Mond gibt diese Stimmung des Patienten wieder:

> Ich besaß es doch einmal,
> was so köstlich ist;
> daß man doch zu seiner Qual,
> nimmer es vergißt.

Folgender Traum bietet ein larmoyantes Bild vom Zustande seines Genitales:

Traum 9. In einem Alpenhotel. Ich eile durch Hilferufe erschreckt ans Fenster. Vor dem Hotel steht der „Ober" und schreit vor Schmerzen.

Seine Handgelenke sind seltsam verbogen, als ob die Knochen fehlten. Die Haut vom Arme zur Hand merkwürdig gespannt. Kein Mensch im ganzen Hotel (kein Spermatozoon?). Ich laufe in den hinteren Trakt (homosexuell), wo das Personal ist: „Ja, warum hilft denn niemand?" Man ruft zurück: „Dem ist nicht zu helfen." — „Das muß von selbst aufhören." Es soll eine Kriegsverletzung sein. Ich bin wieder beruhigt.

„Das muß von selbst aufhören" und „Dem ist nicht zu helfen" sind Antworten, die er von Ärzten gewöhnlich hört, wenn er sie gerade wegen seiner Potenz konsultiert.

Die Verbindung von Homosexualität und Kriminalität zeigt

Traum 10. Dr. Richter (der Kunsthistoriker, von dem er sagte, daß er in ihn verliebt sei) sagt mir: „Ich weiß, was dir fehlt. Du hast eine Doppelseele" oder „Seele mit doppeltem Boden". Ich falle vom Sessel, auf dem ich sitze, unvermittelt auf die Knie und flehe ihn an, mir zu sagen, was ich dagegen tun solle (vgl.: Moral mit doppeltem Boden. Außerdem Bisexualität. Der Sessel dürfte mit dem Sessel an meinem Schreibtische identisch sein, auf dem er bei mir sitzt).

Dann und wann suchte W. Prostituierte auf. Als es schlecht und recht ging, trieb er es so lange, bis er einmal völlig versagte. Das kam er triumphierend-unglücklich melden. Ich bin zu unbarmherzig gegen seine Übertragung. Er beschließt — zunächst im Traume — einen anderen Analytiker aufzusuchen.

Traum 11. Ich beschließe, mich Dr. X. anzuvertrauen, und erzähle ihm in seiner Wohnung meinen Fall. Seine Äußerungen erwecken in mir die besten Hoffnungen, und ich verlasse ihn in freudiger Stimmung. Ich schwanke nur noch, ob ich Dr. W. von diesem Schritte unterrichten soll, bzw. ob ich Dr. X. die Analyse des Dr. W. verschweigen kann (ob er verschweigen kann, daß er homosexuell ist) und wie ich mich zu den beiden Ärzten zu verhalten habe. Abgesehen von diesen Zweifeln aber bin ich überaus frohgemut. Wie ich, um das Haus zu verlassen, die Stiege hinuntergehe, begegne ich Frau Dr. X. und deren Schwester. Statt mich zu grüßen, wenden sie sich verächtlich ab und Frau Dr. X. sagt: „Pfui, es ist ein Skandal und eine Schande." (Die Frau will nicht zulassen, daß Peter mit ihrem Manne ein Verhältnis wider die Natur anfängt.) Vermutlich sind sie böse, weil ich zum Tode ihrer Tante noch nicht kondoliert habe (komischharmlose Entstellung der wirklichen Ursache, so daß der Träumer mit Recht folgendes Urteil fällt). Ich finde das Betragen der beiden ungerechtfertigt und übertrieben. Ich bekomme einen wahren Tobsuchtsanfall und weine vor Zorn, werfe meinen Hut zu Boden und trete darauf. Dr. X. kommt dazu und sucht, mich zu beschwichtigen.

Gegen Ende unserer Besprechungen nahm der Widerstand die Form an, daß er mich fragte, ob er nicht zugleich mit der Analyse Einspritzungen von Spermin machen solle. Es gibt Analytiker, die sich solche Entwertungen ihrer Arbeit verbieten. Da mein Patient wußte, daß sein Wunsch auf Widerstand gegen mich beruhe, sah ich nicht die Notwendigkeit, ihm eine Injektionskur zu verbieten und weigerte mich nur, sie selbst zu machen. Er ging zu einem Urologen, der sehr bald bei Prostatamassage und Behandlung mit der Kühlsonde angelangt war. Ich sagte: „Sehen Sie nicht, daß das nur Befriedigung Ihrer homosexuellen Neigungen bedeutet?" Er antwortete halb ironisch: „Lassen Sie mir mein Vergnügen."

Zwei Träume zeigten schließlich, wie es um seinen Heiratsentschluß steht. Er will nicht heiraten und seine Braut gefällt ihm nicht.

Traum 12. Ich sitze mit meinen Eltern, meinem Bruder und meiner präsumptiven Braut an einem Tische. Meine Freundin fragt, ob ich sie eigentlich zu heiraten gedenke. Alle sprechen, nur ich nicht. Ich rege mich auf und haue auf den Tisch, daß ich gar nicht zu Worte komme. Dann erkläre ich in sehr gewundener Rede, daß die Sache noch nicht spruchreif sei.

Traum 13. Die Braut kommt zum erstenmal in unser Haus und bringt meinem Vater ein Geschenk mit, und zwar Taschentücher. Das erste, das ich sehe, ist geschmacklos und mit einem blöden Spruche rot bestickt. Etwa: Herzliche Grüße aus Znaim. (Hier ist ein Anklang an die Sitte, nach der Brautnacht ein blutiges Tuch vorzuweisen. Außerdem: Die Heirat macht ihn zu einem hausbackenen Spießbürger.) Später sehe ich sie in einem braunen Anzuge unten stehen. (Rückwärts und braun sind anal.) Sie macht eine schlechte Figur (kann einen Mann nicht ersetzen)....

Da die aktuelle Frage der Eheschließung in ein kritisches Stadium getreten ist, beschließen wir, die Kur zu unterbrechen, bis diese Frage entschieden ist. Es ist sehr wahrscheinlich, daß dieser Patient nach Überwindung seines inneren Ehehindernisses in der Ehe vollkommen normale Potenz erlangen wird. Auch hat er genug in der Analyse erfahren, was seinen weiteren Lebensweg beleuchtet. Ich habe im allgemeinen Teile dieses Buches die kuriose Tatsache mitgeteilt, daß W. am nämlichen Tage, an dem ich die Kur beendigt habe, auch bei dem Urologen ausgeblieben ist. Der Kollege kann nicht wissen, daß er nur den Zweck hatte, mich zu ärgern und mein aktiverer Stellvertreter zu sein. Da ich selbst zurücktrat, war dem Patienten die Behandlung durch meinen Antipoden zwecklos geworden.

Nachtrag: W. hat kurz nach Beendigung seiner Beziehungen zu mir tatsächlich den Dr. X. aus Traum 11 aufgesucht und setzte die Analyse bei ihm fort. X. vertritt die Richtung Alfred Adlers. Patient wird also erfahren, daß alle Freudschen Mechanismen, die ich bei ihm aufgedeckt habe, nicht wirklich bestünden. Er hat keine homosexuellen Komponente, ist nicht an den Bruder fixiert, die kapriziöse Potenz nimmt keine Sonderstellung in seinem Charakterbilde ein, sie determiniert nicht, sondern ist nur Teilerscheinung seines Geltungstriebes, seiner Entmutigung und der mangelhaften Verwendung seines Gemeinschaftsgefühles. Nach dem Willen Ws. wird alles auf wissenschaftlichem Wege wieder verschüttet, was wir gemeinsam ausgegraben haben und, was der Hauptzweck ist, Eheschließung und geschäftliches Definitivum werden hinausgeschoben. — So endigt die Beschäftigung eines Intellektuellen mit der Analyse. Er wußte alles und glaubte von Anfang an nichts davon. Er glaubt natürlich an die Lehren Adlers auch nicht. Aus solchem Holze sind die Menschen geschnitzt, die von der einen wissenschaftlichen, künstlerischen, politischen, religiösen Richtung zur anderen schwanken: Ahasvere der Weltanschauung.

Vierzehntes Kapitel

Ein homosexueller Barockmensch

Ulrich Westenburg, Maler und Privatbeamter, 28 Jahre alt, in Breslau geboren und aufgezogen. Seit einem Jahre in Wien. Er leidet an Depression und Hemmungen. Er ist homosexuell, will heterosexuell werden, weil er sich als einen Sonderling empfindet und weil er bei den Männern, die ihn anziehen — es müssen immer Jünglinge unter Zwanzig sein — meist keine Gegenliebe findet. Seine Homosexualität empfindet er trotz aller Beschäftigung mit der Philosophie Blühers als eine Krankheit. Allerdings ist er kein Männerheld. Er ist groß und ungelenk, blaß und franziskanisch. Er macht einen weltfremden versonnenen Eindruck. Zeigt einen Tik, als ob ihm der Kragen zu eng würde. Den Analytiker, dem er gegenübersitzt, betrachtet er sichtlich als den Bösen, der ihm zwar alle Güter der Erde verspricht, dafür aber seine Seele verdirbt.

Die sexuellen Phantasien verfolgen Ulrich bis ins Bureau, er fürchtet auch, daß er mit dem Strafgesetze in Konflikt geraten könnte. Mit Frauen hat er nie verkehrt. Er hat aber nicht immer homosexuell empfunden. Erst im Alter von 18 Jahren trat ein Umschwung ein, der sich durch einige Erlebnisse vertiefte.

Ulrich stammt aus einer ungewöhnlich religiösen protestantischen Familie. Vater hochbetagt und leidend. Mutter gesund, betet, und schreibt ihrem Sohne Briefe wie den: „Wozu suchst Du Ärzte auf? Weißt Du nicht, daß ein großer Arzt im Himmel thront, der einzige, der hilft?" Die Eltern waren Kusin und Kusine. Ein älterer Bruder Ulrichs ist im Kriege gefallen. Ein um acht Jahre jüngerer Bruder lebt zu Hause und Ulrich sagt, er habe den Eindruck, als geriete auch der jüngere Bruder in homosexuelles Fahrwasser. Der ältere, Richard, war sicher normal empfindend. Er hat für Mädchen geschwärmt bis an sein frühes Ende.

Die Intelligenz der Familie geht von der Mutter aus. Die Legende wird überliefert, daß unter ihren Ahnen der berühmte Gelehrte Erasmus von Rotterdam gewesen sei. Ulrich erzählt mit einem gewissen Stolze, aus dem die Identifizierung spricht, man habe der Mutter des Erasmus den Hexenprozeß gemacht, aber dank der glänzenden Verteidigungsrede ihres Sohnes sei sie freigesprochen worden. Ferner erzählt Ulrich von der großen Religiosität im Hause. Seine Mutter sei schon fromm genug. Aber deren Schwester, seine Tante, ist noch viel frömmer. Er mußte sie mehrmals in der Woche besuchen, sie knieten mitten im Zimmer nieder und schrien zu Gott, die alte Jungfer und das heranwachsende Kind. Beide Großväter sollen stark innerliche Naturen voll Frömmigkeit gewesen sein. Wo man in dieser Familie hinschaut, überall „gedeiht das Knieholz" und mehrere Pastoren sind in die Schwägerschaft eingebacken. Eine von Ulrichs Großmüttern ist noch am Leben, dichtet noch heute Kirchenlieder und will auch von Zeit zu Zeit Geisterbesuche bekommen haben. Wenn man Ulrich seine Jugend und den Geist seiner Familie schildern hört, dann steigen Grimmels-

hausen, der Dreißigjährige Krieg und die Bernsteinhexe in der Erinnerung auf.
Man fühlt sich in die Zeit Gustav Adolphs versetzt. Ulrich Overbeck ist heute
im Bewußtsein nicht mehr fromm. Aber er glaubt an Astrologie und Strahlenvisionen. Mit großer Ausführlichkeit teilt er mir sein Horoskop mit und durch-
flicht es mit barocken Bemerkungen.

Ulrichs Horoskop: „Bei meiner Geburt stand im Aszendenten Luna im
Zeichen des Widders. Vielleicht gab mir Widder die große Gestalt, aber das
Wesen ward durch Luna bestimmt. Schon diese gegensätzliche Konstellation
ist für die Harmonie des Wesens sehr ungünstig, aber noch mehr streitet der
heroische Mars gegen Luna, der in Opposition steht. Doch dürfte er vernichtet
sein, da er sich im Hause der Krankheiten befand. Daß ich sechs Planeten in
negativen und nur drei in positiven Tierkreiszeichen habe, spricht für die Passivität gegenüber dem Schicksal und Temperamentsmangel. Daher dürfte mir
Luna, das Feminine in meinem Wesen, die nicht im ersten, sondern im zwölften
Haus, dem Haus der Tragik und des Unglücks, zum Verhängnis werden. Doch
kann ich diese Tragik vielleicht überwinden, da mir die Sonne im Quadrat zum
bindenden Saturn eine gewisse Freiheit gegenüber dem Schicksal bietet. Aber
glücklich wird mein Dasein wohl kaum sein, da der Glückspunkt im Todeshaus
steht. Oder liegt vielleicht mein Glück in der Beschäftigung mit den Dingen
jenseits des Todes? Weist mich nicht schon die Häufung der Planeten im Hause
der Krankheit dorthin? Merkur, der mir in diesem Hause Neurosen bringt,
Jupiter, der dort auf Herzkrankheiten weist, und Mars, der mir dort entzünd-
liche Krankheiten (meine Blinddarmentzündung) bringen kann? Die Schicksals-
verkettung meines Lebens aber dürfte in der Saturn-Konstellation zu suchen
sein: Er, der Herr alles Sonnenfremden, der Trauer, der Schwermut und Depressionen, aber auch der tiefen Erkenntnis des Weltcharakters, steht im Hause
der Freunde und Geliebten! Wie dieses Schicksal nun aussehen wird, zeigt der
Trigon des Krebses im fünften Haus mit Uranus im Hause der Freunde, welche
Konstellation ich mit Oskar Wilde gemeinsam habe und auf Liebe zu schönen
Knaben weist. Doch auch dort werde ich kein Glück haben, denn Uranus gilt
im Hause der Freunde als Trenner und Berauber, der die Freundschaften zerstört. Habe ich doch schon fünf Freunde durch den Tod verloren. Noch mehr:
mit dem ausschweifenden Kaiser Nero habe ich Uranus im Zeichen des Skorpion
gemeinsam, doch dürften diese Neigungen durch die aus der Konjunktion Saturn-
Uranus resultierenden Hemmungen paralysiert werden. Sind vielleicht meine
Hemmungen bei Eroberungen auf diese Saturnkonstellation zurückzuführen?
Doch auch positivere, hoffnungsvollere Konstellationen hatte mein Geburts-
himmel: Ist nicht die Sonne im eigenen Zeichen, im Löwen, eine überaus günstige
Konstellation für innere Kräfte und äußere Selbstbeherrschung, ohne auf Ge-
fühlseinflüsse verzichten zu müssen? Außerdem spricht Merkur im Sextil zu
Venus vorteilhaft für künstlerische Talente, Sinn für das Schöne, und das Trigon
des Glückspunktes mit der Venus verspricht sogar Glück in dieser Beschäftigung.
Doch was hat Neptun im Hause des Intellektes zu bedeuten? Hat er seine Be-
stimmung schon in meiner religiösen Vision und meinem Hang zu den jenseitigen
Dingen erfüllt, oder bringt mich die chaotische Wirkung seines Wesens auf
meinen Intellekt am Ende ins Irrenhaus? Doch die Gestirne drängen wohl,
aber sie nötigen nicht und Delphi hat noch immer schlangenzüngig gesprochen.
Stehen die Sterne für mich, dann Ruhm diesem Gestirn, das mich begleitet.
Stehen sie gegen mich, so will ich sie besiegen."

Ich enthalte mich hier jeder Stellungnahme zu diesen astrologischen Ausführungen. Daß sie den Menschen, der an sie glaubt, mit einem Fatalismus belasten, der ihn unter Umständen schädigt, ist gewiß. Ich habe die Erfahrung, daß alle Menschen, die besondere Neigung für Okkultismus zeigen, im Grunde das Leben nach dem Tode meinen. Als ob sie im Jenseits Interessen placiert hätten. Was für Interessen Ulrich drüben hat, wird noch deutlich hervortreten.

In der Familie spielte körperliche Züchtigung eine gewisse Rolle. Die Methode war in ein System gebracht. Der Vater statuierte nach der Schwere des Vergehens drei Grade. Erstens: die Tatze, das waren Schläge mit der Hand. Zweitens: mit einer Lederrute auf die Hand und drittens: mit der Lederrute auf das entblößte Hinterteil. Ulrich war ein schwächliches Kind und wurde wenig geschlagen. Da er mit dem älteren und gesunden Bruder Richard ebenso wie mit Kameraden nicht mitkommen konnte, ergab er sich von frühester Jugend an der Einsamkeit und machte schon mit sechs Jahren einen träumerischen und zerstreuten Eindruck. Alle möglichen Kinderkrankheiten mußte er überstehen: Keuchhusten, Masern, Wasserpocken, Diphtherie, Blinddarm mit Operation, häufige Bronchialkatarrhe, Darm- und Magenstörungen mit und ohne Fieber. Man kann sich denken, daß die Mutter ihn pflegte und daß er schließlich lieber krank als gesund war, weil die Mutter sich von ihm zurückzog, wenn er das Bett verließ.

Ganz anders war Bruder Richard. Ulrich raufte viel mit ihm. Sie boxten und Ulrich unterlag. Ulrich hielt sich gerne in der Küche auf. Richard packte ihn bei den Haaren und schleifte ihn in die Stube. Sie stritten auch mit Worten. Richard zeigte dem jüngeren Bruder Geringschätzung und wollte sich auf der Straße und auf Spielplätzen nicht als Bruder mit ihm zeigen. Ulrich war ein Gefühlsmensch, der sich nach Zärtlichkeit sehnte. Richard hatte eine übertriebene Abneigung gegen Äußerung von Gefühlen. Sie schlugen sich, um sich die gegenseitige Liebe nicht einzugestehen. Ein einziges Mal haben sich die Brüder geküßt, das war, als Richard einrückte, um nie mehr wiederzukommen. Einige Monate später wurde er mit Kopfschuß in die Etappe zurückgebracht und starb bald darauf. Von Zärtlichkeiten sexueller Natur zwischen den Brüdern weiß Ulrich zu Beginn der Analyse nichts. Auch glaubt er, daß der Tod des Bruders für ihn eher eine Befreiung bedeutet habe. Die Träume werden uns eines anderen belehren.

Im Alter von zehn Jahren hatte er das erste von seinen drei mystischen Erlebnissen. Ulrich hat mir ein Curriculum vitae gebracht, aus dem ich die Beschreibung seiner Vision und was ihr voranging, wörtlich wiedergebe:

„Wir verbrachten den Sommer wiederum im Pfarrhause. Ich kann mich erinnern, daß ich damals schon ein gewisses Naturgefühl empfand, indem mir der Charakter der sommerlichen, mittäglichen Erntefeldstimmung, vielleicht durch die sinnliche Wirkung der Schwüle auf das Blut, ins Bewußtsein kam. Ein Knabe, der dort einmal kurz auf Besuch war, wirkte stark auf mich, so daß ich an einem schönen Tag, als sein Besuch erwartet wurde, daheim blieb. Er kam aber nicht, was mich betrübte. Auch erinnere ich mich, ihm gegenüber befangen gewesen zu sein. Andererseits habe ich damals ein Mädchen beim Urinieren beobachtet und die formalen Unterschiede der Genitalien entdeckt. Folge war Strafpredigt der Frau Pfarrer. Auch habe ich dort mal einer Beschälung von Rindern zugesehen, doch ohne besonderes Interesse und Eindruck, da es unverstanden blieb.

In diese Jahre dürfte auch meine „Vision" zu verlegen sein. Es war wohl keine Halluzination (eine Lichthalluzination hatte ich zehn Jahre später mal bei Fieber), auch keine Autosuggestion oder ähnliches, sondern sie kam meines Wissens ganz zusammenhanglos am lichten Tag und in bester Gesundheit, ungewollt, spontan, ohne jede äußere Ursache, als ich gerade in mein Schlafzimmer getreten war und vor dem unteren Ende meines Bettes stand: Ich wurde für einen Augenblick in den Zustand überirdischer Glückseligkeit und Licht, das ich auch rein optisch sah und mich ganz umhüllte, getaucht. Nicht ohne auch rein körperlich das höchste Wohl- und Lustgefühl dabei zu empfinden. So hat mir schon damals die jenseitige Welt ihre Realität geoffenbart, so daß ich deren rationalistisch-materialistische Verneinung heute aus Überzeugung und Überlegenheit als psychische Impotenz übergehen kann. Ich konnte damals dieses Erlebnis noch nicht werten — obwohl mir nachher der Begriff „heiliger Geist", der mir schon vorher zu Ohren kam, durch den Kopf ging — und nicht verwerten, denn es blieb ohne ethische, oder moralische Wirkung, und ich habe es sogar vergessen, bis ich von derartigen Erlebnissen religiöser Menschen hörte."

Aus diesem Berichte wird augenfällig, wie nahe Ulrich seine Vision an die Entdeckung des Unterschiedes der Geschlechter heranbringt. Das Problem der eigenen Herkunft ist die Hauptfrage, welche sich durch die dunklen Jahre der Kindheit zieht. Erwachsene haben für gewöhnlich vergessen, mit welcher Leidenschaft sie als Kinder in diese Komplexe vertieft waren. Die Wahrheit über das Geheimnis der Geburt kann mit starkem Affekte in das Bewußtsein des Kindes treten. Folgende Erinnerung aus meiner eigenen Jugend habe ich in meinem derzeit vergriffenen Buche „Die sexuelle Not" veröffentlicht: „Nachdem ich über meinen Ursprung die verschiedensten mystischen Meinungen ausgeheckt und wieder verworfen hatte, kam ich wie in plötzlicher Erleuchtung der Wahrheit sehr nahe. Ich erkannte, daß die Menschen geradeso entstehen wie die jungen Pferde, die Kälber und alle anderen Tiere: immer eines aus dem andern. Die neue Ansicht von der Sache erschien mir im Gegensatz zu all den anderen Mythen überwältigend wahrscheinlich. Ich nahm den einen oder den anderen meiner Kameraden beiseite, und wie man ein sensationelles Ereignis heimlich erzählt, so teilte ich ihnen atemlos mit, was ich wußte. Ich wählte hiezu die sokratische Methode der Frage und Antwort. Ich fragte: „Woher kommt das Küchlein? Woher das Ei? Woher das Kalb, woher das Füllen? Bis hierher gingen die meisten mit. Einige wußten es schon. Als ich aber den kühnen Sprung auf menschliche Verhältnisse wagte und die Hauptfrage stellte: Woher kommt der Mensch? da sprangen fast alle Kameraden ab und wollten mir nicht glauben, als ich es ihnen leidenschaftlich ins Gesicht sagte. Es fehlte ihnen nicht an Intelligenz, um mit mir den leichten Schluß zu ziehen, es fehlte ihnen an Mut. Denn man muß mutig sein, um eine neue Wahrheit zu finden. Die Wahrheit wäre nicht so selten, wenn man sie mit Verstand allein finden könnte. Zur selben Zeit wies ich mit Entrüstung die Wissenschaft eines Erfahrenen zurück, der meine Wahrheit ergänzen wollte. Ich glaubte ihm so wenig, daß ich vergaß, was er sagte und erst Jahre später mich seiner wieder erinnerte. Aber schon meine eigene Lehre, die von einigen Jüngern verbreitet wurde, bekam mir übel. Eltern kamen zum Lehrer und klagten mich an. Sie haben ihren Söhnen den Verkehr mit mir verboten. Der Lehrer rief mich in sein Zimmer und sagte, wenn ich schon so gemütsroh sei, sollte ich reinen Mund halten, sonst müßte er mich aus der Schule ausschließen."

Ulrich bezeichnet seit dem Wiederauftauchen seines Erlebnisses in der Erinnerung den „rationalmaterialistischen" Atheismus als „psychische Impotenz". Er selbst, im Besitze eines untrüglichen Beweises für die Existenz Gottes, wäre also nicht psychisch impotent. Eine eigentümliche Umkehrung gegenüber der Wirklichkeit, da er ja mit Frauen nicht verkehren kann. Die Vision ist vom analytischen Standpunkte eine Deckerinnerung, hinter der sich wichtige Erlebnisse der Jugend, die verdrängt sind, verstecken. Auf die Frage, wann er sich der vergessenen Vision wieder erinnert habe, erfahre ich, daß es unmittelbar nach dem Tode des Bruders gewesen sei. Das gedeckte Erlebnis mag einen Zusammenhang mit dem Bruder gehabt haben. Wir werden sehen. Der Tod des Bruders ist auch nach anderer Richtung für das Leben Ulrichs entscheidend geworden.

Das Postulat des früh erwachten Trieblebens ist auch in diesem Falle erfüllt. Leidenschaftliches Interesse für männliche und weibliche Geschlechtsorgane fällt schon in die Zeit vor der Vision. Ungefähr zur Zeit der Vision mußte Ulrich vom Vater sexuell aufgeklärt werden. Er war zehn Jahre alt. Der Vater, ein frommer Protestant, hätte sich gewiß nicht so früh zu dem Schritte entschlossen, wenn der Knabe nicht unablässig mit Fragen gequält hätte. Mit 13 Jahren will er begonnen haben, zu onanieren. Er hat die Onanie selbst „entdeckt". Es ist selbstverständlich, daß er sie als Sünde empfand und wie gegen Tod und Teufel vergeblich dagegen ankämpfte. Inbrünstige Gebete, gebrochene Gelübde, Gewissensqualen wechselten ab. Seine Phantasien beim onanistischen Akte waren immer weibliche Wesen, aber ohne Gesicht. Später benutzte er in der Phantasie auch ein ertrunkenes, angetriebenes und von ihm am Strande aufgefundenes Mädchen. Tote können sich nicht wehren. Hier kommen wir also in die Gegend der Nekrophilie.

Zwei Erinnerungen aus der Jugendzeit scheinen mir noch bemerkenswert. Mit den eigenen Worten Ulrichs:

„Ich bemerkte vom Bett aus, daß mein Vater beim Nachhausekommen schwankend durch das dunkle Zimmer ging, scheinbar infolge zuviel Alkoholgenusses, was sicher versehentlich erfolgte, da er sehr mäßig ist. Es ergriff mich sehr, meinen Vater in einer weniger achtungswerten Situation zu sehen. Ich fühlte mich plötzlich einsamer in der Welt.

Ich beobachtete mitternachts vom Bett aus, daß meine Mutter in ihrem Toilettenzimmer weinend in der Bettjacke saß und mein Vater aufgeregt sie zu beruhigen suchte. „Es kann nicht mehr so weitergehen, ich werde fortgehen" und ähnliches jammerte und drohte sie. Die Ursache war mir unbekannt. Ich bangte."

Bei dieser und anderer Gelegenheit stand Ulrich mit dem Herzen auf der Seite des Vaters und empfand ein wollüstiges Bangen bei dem Gedanken, die viel energischere Mutter könnte aus dem Hause gehen. Die Einstellung zur Mutter geht aus der anderen Erinnerung hervor, über die Ulrich anschließend berichtet. Für die alte Näherin ist analytisch die Mutter zu setzen.

„Es dürfte einige Jahre später gewesen sein, daß mich eine eigenartige sadistische Anwandlung befiel. Ich mußte mit einem großen Tranchiermesser hinter dem Rücken einer alten Näherin vorüber, wobei mich plötzlich eine ungemeine Lust ankam, das Messer in den mir weiß entgegenleuchtenden Scheitel — ihr dünnes Haar war in der Mitte gescheitelt — zu stoßen. Ich riß mich weg und ging aus dem Zimmer. Sonst tat mir der Anblick von Quälereien weh, so z. B. als Richard vor meinen Augen mit seinem Taschenmesser (von da an von ihm „Froschgieckser" genannt) lustig einen Frosch durch viele tiefe Stiche verletzte und langsam tötete."

Die Mutter hat ihn, als er größer wurde, mit ihrer Liebe im Stiche gelassen. Er haßt sie aus Eifersucht.

Traum 1. Ich wurde zwei Damen vorgestellt, Mutter und Tochter. Die Tochter ist 28 Jahre alt (in diesem Alter steht Ulrich. Die Tochter ist er selber. Er ist ein Mädchen). Die Mutter kenne ich in Wirklichkeit; die Tochter noch nicht (er weiß noch nicht, daß er ein Mädchen ist). Sie war nicht schön (Protest gegen die Inversion). Meine Mutter trat nicht in Beziehung zu diesen Zweien (auf einmal wird die Mutter in den Traum eingeführt. Für den Deuter war es aber von Anfang an klar, daß es sich um die Mutter des Patienten handelte). Sie geht hinaus in das andere Zimmer und nimmt eine Torte heraus (etwas Gutes, Schönes, ein kindliches Ideal). Im anderen Zimmer war der Tisch gedeckt für Besuch. Sie schließt dann zu und gleich wieder auf (Vision?). Ich gehe aus Interesse in das Zimmer hinein (Frauenzimmer?) und sehe dort meinen Vater stehen, der hat Tränen in den Augen und sagt: Mama versteht unsere augenblickliche Lage nicht. Er sagt es nicht, aber ich weiß, was er damit gemeint hat. Sie soll nicht die große Dame spielen, sondern etwas bescheidener sein (hier ist der Sinn unbedingt umzukehren. Denn in Wirklichkeit ist die Mutter sparsam und der Vater ärgert sich darüber. Auch der Träumer, der in seine Kindheit zurückgeht, wünscht, daß die Mutter weniger sparsam gewesen wäre. Im Traume ist immer Liebe gemeint, wenn vom Gelde die Rede ist. Die anale Bedeutung von Geld und Sparsamkeit übergehe ich).

Sein zweites mystisches Erlebnis nennt Ulrich das Beatrice-Erlebnis.

Im Alter von 14 Jahren wurde er konfirmiert. Seine Religiosität erreichte einen hohen Grad. Bibelstunden, Konfirmationsunterricht, sonntäglicher Kirchengang, Beeinflussung durch Eltern und Tante, tägliche Andachten und Tischgebet wirkten da zusammen. Wer in freierer Luft erzogen ist, kann sich kaum eine Vorstellung machen, welche Gewalt der Pietismus erreichen kann, der alles Tun und Lassen durchdringt. Hier handelt es sich um einen protestantischen Kreis. Ich werde im nächsten Kapitel einen chassidischen Juden schildern, der ebenfalls durch die religiöse Sexual-Ablehnung seines Kreises in die Homosexualität gedrängt worden ist. Ulrich sagt, der Konfirmations-Denkspruch, der ihm mitgegeben wurde, stünde im Gegensatze zu seinem traurigen Dasein. Der Spruch lautete: „Freue dich in dem Herrn aller Wege!" In einem diabolischen und sexualisierten Sinne hat aber Ulrich diesen Spruch buchstäblich zur Wahrheit gemacht.

So vorbereitet nahm Ulrich das erste Abendmahl in starker Erregung und religiöser Extase.

„Doch ich weiß, daß ich große Mühe hatte, mich auf die heilige Handlung zu konzentrieren, da mir gegenüber Eva Wächter saß. Ich wußte damals nicht, daß meine religiösen Gefühle wohl zum größten Teil Deckerscheinungen für meine Liebe zu diesem Mädchen waren. Sie wurde mir zum Beatrice-Erlebnis. Ihr schönes Antlitz leuchtete mir acht Tage vor der Konfirmation aus einer Schar Mädchen so plötzlich entgegen, daß ich von dem Anblick ganz gebannt und starr war. Verwirrt und glückselig ging ich heim. Ich habe wohl seither nie wieder so etwas Schönes gesehen. Ihren Bruder begleitete ich ab und zu, aber in seine Wohnung wagte ich nie mitzugehen. Ich wußte, daß mir ihr gegenüber die Stimme versagt hätte. Wenn ich sie zufällig oder absichtlich auf der Straße sah, befiel mich immer eine Art Erstarrung. Es waren meine Festtage. Ich betete damals, daß sie später meine Frau werden möge, und an die Wirkung dieses Gebetes habe ich noch geglaubt, als ich längst keinen besonderen Wert mehr auf sie legte. Nach Jahren flaute ihre Wirkung auf mich ab und als mein Bruder starb, war sie nur noch eine schöne Erinnerung."

Zwei Jahre nach diesem erhabenen Mädchen trat er einem anderen schönen Mädchen näher:

„Zu dieser Zeit verliebte ich mich in ein Mädchen Franziska M., meine Gespielin seit vielen Jahren. Wir waren viel zusammen, machten uns schüchterne Liebeserklärungen und dezente Liebkosungen, die aber nur in einem Handkusse gipfelten. Sie war in diesem Sommer an der Nordsee und ich schrieb ihr einen schüchternen Liebesbrief, der aber ihrer Mutter in die Hände kam. Skandal. Noch am Tage meiner Rückkehr vom Riesengebirge bekam ich von meinen Eltern eine strenge Moralpredigt und Verweis wegen dieses Briefes, worauf bei mir ein Schuldgefühl und unbewußt eine starke Verdrängung meiner Gefühle für Franziska eintrat. Diese zog bald darauf von Breslau weg, aber ich litt nicht darunter. Ich sah sie erst Jahre später wieder — im Sarg. Sie starb an Tuberkulose. Ich konstatierte, daß sie sehr schön geworden war."

In diesem Leben ist so Vieles mystisch. Wenn ich meine Meinung sagen darf, so ist jedes Leben so viel oder so wenig mystisch, als einer selber will. Ulrich sagt, daß alle Menschen, die er liebt, sterben müssen. Er begründet das mit vier Fällen, von denen einer soeben erzählt worden ist. Die anderen Fälle sind etwas gezwungen. Einmal hat sich einer umgebracht und Ulrich erinnerte sich später, daß dieser Junge einen gewissen Eindruck auf ihn gemacht habe. Aber er hat nie mit ihm gesprochen, und der Junge gewann erst später durch seinen Selbstmord Bedeutung für Ulrich. Ulrichs schrecklicher Rhythmus vom Tode aller Menschen, die er liebt, geht auf den Tod des Bruders Richard zurück. Aber gerade diesen Todesfall zieht Ulrich nicht in seine Rechnung. Er glaubte ja vor der Analyse, daß Richard in seinem Leben keine bedeutende Rolle gespielt habe.

Und doch wird er nicht müde, von Geschwisterliebe zu sprechen und sie zu verherrlichen. Folgende Erinnerung hält er fest:

„Ein schönes Erlebnis von Geschwisterliebe hatte ich dort, das mich als Gegenstück zu meinem Verhältnis zu Richard sehr ergriff. Die Geschwister Hans und Eugenie hatten sich zerstritten. Hans ging dann in den Turnsaal und machte dort vor den Augen seiner Schwester waghalsige Übungen, wohl um seine Schwester zu ängstigen, was ihm voll gelang. Als er aber sie in ihrer Angst sehr weinen sah, ging er plötzlich in sein Zimmer, schloß sich ein und weinte dort bitterlich, da es ihm leid tat, seiner Schwester so wehe getan zu haben. Sie versöhnten sich dann unter Tränen. Ich beneidete sie um ihre Feinfühligkeit."

Als der Krieg ausbrach, meldete sich Bruder Richard sogleich als Freiwilliger, wurde aber erst einige Jahre später eingezogen. Ulrich rückte überhaupt nicht ein. Er war, als in einem Betrieb unentbehrlich, enthoben. Von Anfang an war das Verhältnis der beiden Brüder wie Siegfrieds zu Schwarz-Alberich. Der Heldentod Richards besiegelte dieses Verhältnis für alle Zeiten. Ulrich fuhr mit dem Vater, um die Leiche Richards heimzubringen:

„Die herbstliche Rheinreise unter diesen Umständen machte auf mich einen sonderbaren Eindruck, doch konnte ich mich des Gefühles nicht ganz erwehren, daß sein Tod für die Entfaltung meines eigenen Wesens eine Befreiung bedeutet. Auf dieser Reise erlebte ich im Kölner Dom ein Hochamt, das mich in seiner mystischen Größe mächtig ergriff. Im dunklen Riesendom der lichtüberschüttete Altar, irgendwoher Orgelklang, der monotone Gesang der Priester, der Duft des Weihrauches und meine empfänglichen Sinne und Seele.... Daß ich Richard doch unbewußt geliebt haben muß, zeigte mir erst jetzt eine unwillkürliche Neigung zu einem jüngeren, aber nicht schönen Kollegen, der ihm ähnlich ist, auch in der Ungelenkigkeit der Bewegungen."

Ulrich neigt dem Katholizismus zu. Merkwürdigerweise hat dieser Mystiker den Marienkultus nicht entdeckt. Seine protestantische Erziehung und die im Dunkel heranschleichende Homosexualität haben ihn daran verhindert. Für ihn sind Unio mystica und Himmelfahrt die Haupterlebnisse. Als er später homosexuell wurde, malte er mit Vorliebe etwa zehnjährige nackte Knaben, die in einem Strahle zum Himmel fahren. Sie stehen im Mittelpunkte des Bildes, das von allerlei dunklen Ballungen erfüllt ist, in denen unschwer sexuelle Motive gefunden werden können, die fast pornographisch anmuten, von denen aber der Maler nichts weiß. Es ist wohl schon bekannt, wie vielfach man besonders in Landschaften genitale Symbolik findet. Die analytische Art, Gemälde zu betrachten, kann einem die Unbefangenheit und den Genuß der malerischen Schönheit rauben. Man muß sie verscheuchen, wenn man durch Bildergalerien geht.

Kurz nach dem Tode des Bruders trat Robert Lang in Ulrichs Leben ein, mit dem er bis auf den heutigen Tag in unverbrüchlicher Freundschaft lebt. Robert Lang empfindet geschlechtlich normal, hatte immer Freundinnen und gedenkt demnächst zu heiraten. Er gewann bedeutenden Einfluß auf Ulrichs Entwicklung und löste ihn aus der religiösen Umklammerung der Familie, indem er ihn der „heidnischen Sinnenfreude" zugänglich machte. Lang war Wandervogel und gewann Ulrich für diesen Kreis.

Die Wandervogel-Bewegung erstrebt, die Jugend zur Erkenntnis ihres Selbstwertes, ihres „Sinnes in sich selbst" zu erziehen. Die Verbreitung des Wandervogeltums in Deutschland ist sehr groß. Sie versuchen eine eigene Kultur zu gründen, geistig und körperlich, pflegen das mittelalterliche Volkslied, Reigentänze, kameradschaftlichen natürlichen Verkehr zwischen Knaben und Mädchen, Körperkultur, sehen im Nacktbaden nichts Anstößiges, betreiben Speerwerfen und anderen edlen Sport, tragen eigene Kleidung und bedienen sich eigentümlicher Redewendungen. Sie pflegen Künste und Musik und haben vor allem die Einfühlung in die Natur durch Wandern in ihr Programm aufgenommen. Dort also ging Ulrich seine neue Welt auf, jenseits vom Elternhause, jenseits von Staat und Kirche. Da war er in einer Gegend, in welche die Überlegenheit seines in Gott ruhenden Bruders Richard scheinbar nicht hinreichte. „Wir sind jung und das ist schön."

Man kann sich kaum einen Kreis vorstellen, in den Ulrich weniger hineinpaßte. Schon dem Alter nach war er ihm entwachsen und hatte bei der Aufnahme einige Schwierigkeiten, weil er schon fast 20 Jahre alt war. Ulrich wollte ein Kind bleiben und mischte sich unter Kinder. Sein ganzes Wesen atmete Befangenheit. Was wollte er unter Unbefangenen? Eckig, ungelenk, düster, versuchte er mit Heiterkeit und Grazie zu tanzen. Zuerst fühlte er sich noch von Mädchen erregt, die in bunten Kleidern rhythmische Tänze aufführten. Aber er merkte, daß hier nur Kameradschaft üblich war und unterdrückte seine Triebe.

In diese Zeit fällt die Verkehrung seines Liebeslebens. Unter den Wandervögeln fand er die ersten Geliebten männlichen Geschlechtes. Zuerst war er sich des sexuellen Charakters seiner Neigung nicht bewußt. Er las Blüher und Stephan George. Die Homosexualität trat an diesen Barockmenschen zuerst von der mystischen und intellektuellen Seite heran. Immer aber hatte er einen kräftigen Gegenspieler an dem durchaus normal empfindenden und hohler Mystik abgeneigten Freunde Robert Lang (Bruderimago).

In der neurotischen Tendenz, sich selbst davonzulaufen, entfernte sich Ulrich nach dem Ende des Krieges so weit von der Weltanschauung seiner Eltern und seines für das Vaterland gefallenen Bruders, daß er, wenn auch nur flüchtig, seine Nase in die Spartakuskreise steckte und schließlich für eine Zeitlang Dadaist wurde. Der Dadaismus war die vollständige Negierung alles Ernsthaften und jeder Bindung, selbst der logischen, und sollte alles Hergebrachte zertrümmern. Ulrich strebte unbewußt nach einer Lösung seiner Bindung an Bruder und Mutter. Unter Dadaisten und Kommunisten konnte er diese natürlich nicht finden und seines Bleibens in dieser unheiligen Bande war nicht lange. Er sagt, daß er „der letzten Lockerung", die der Dadaismus fordert, nicht gewachsen gewesen sei.

Durch das Beispiel einiger Freunde wurde er dem aufblühenden Expressionismus in der Malerei zugeführt. Alles, was befreien konnte, ergriff Ulrich mit unnatürlicher Intensität. Neben Blüher und Wyneken natürlich auch Friedrich Nietzsche. Auch andere weniger bekannte Propheten wurden gehört und gelesen. Was immer dieser Barockmensch unternahm, es mündete stets ins Mystische. Ins Diesseits kann er nicht Wurzel schlagen.

„Ein nach vielen Richtungen begabter Arzt gründete in Breslau eine Art platonischer Akademie für einen kleinen Kreis und ging auf harmonische Ausbildung von Körper, Seele und Geist aus. Er unterrichtete rhythmische Gymnastik (als Abreaktion psychischer Affekte und zur Heilung psychischer Defekte), Philosophie, Religionsphilosophie und Mystologie, Literatur, Kunstgeschichte, Aktzeichnen und künstlerische Anatomie und Psychoanalyse.

Robert Lang und ich waren oft sechs Stunden in der Woche in diesen Kursen, die unseren geistigen Horizont außerordentlich weiteten und unser selbständiges Denken, namentlich auch auf religiösem Gebiet, sehr entwickelten. Dr. M., ein Mensch von großen sinnlichen Intensitäten, starker persönlicher Suggestivkraft, Temperament und glänzender Rednergabe (er lehrte auch Rhetorik), gab uns eine tiefe Erkenntnistheorie, so daß uns der Zwiespalt zwischen sichtbarer und unsichtbarer Welt, Körper und Seele, Eros und Logos, Gut und Böse nicht mehr Probleme, sondern die Pole der großen Weltkraft Luzifer waren. Die Erscheinungen wie Spiritismus und Materialisationsphänomene sind mir seither nicht mehr Probleme und erregen nur noch wenig mein Interesse. Dr. M. persönlich war deutlich bisexuell, zog mich aber körperlich nicht an; eher sein Lieblingsschüler im Tanzen, Hermann Groß, der mir einige Male Modell stand und mit dem ich mich gern unterhielt. Starken Eindruck machte mir seine Ableitung des Chrestos-Mythos und des Meßopfers von den altägyptischen sadistisch-dionysischen Mysterien-Kulten. Es ist dasselbe, sich von einem Körper nähren und sich dessen Seele nähern. Beim sakralen Lustmord verschwand die Seele des Priesters in der Kommunion des sexuellen Aktes mit der Seele des Geopferten, die in diesem Moment schon mit dem Jenseits in Fühlung war und damit mit dem Göttlichen (der Opfertod Richards!). Daraus entstand später das Mysterium des Meßopfers. Für den wirklich Gläubigen ist es kein Symbol, sondern er nimmt in der Hostie und dem Wein tatsächlich das Fleisch und das Blut des Gottes in sich auf und wird so seiner teilhaftig. Dr. M. wollte damit nicht Religion predigen, sondern nur „Tore der Seele, die meist verschlossen bleiben", aufstoßen. Nicht mehr.

Besonders ein Abend wurde mir damals zum starken geistigen Erlebnis. Die Stunde, in der er uns vollends „in medias res" führte und die letzte Scheidewand zwischen der sichtbaren und unsichtbaren Welt niederriß. Wir fühlten uns in die klassischen Mysterien eingeweiht. Mich durchströmte in solchen

Momenten die Erkenntnis ganz körperlich fühlbar in einem wohligen Rieseln und Prickeln, wie ich auch auf künstlerisch-geistige Eindrücke auch körperlich reagiere (ein Erfolg des rhythmischen Tanzes, der die Verkrampfung des Körpers nahm und die seelische Ausdrucksmöglichkeit gab, was ich aber inzwischen größtenteils wieder verloren habe). So hatte ich z. B. in Ausstellungen moderner abstrakter Kunst — ohne gegenständliche, sinnliche Sujets — Erektionen, während ich solche vor gegenständlichen Bildern voll nackter Sinnlichkeit nie hatte."

Es scheint, als wäre dieser Dr. M. immer noch zu weltlich für Ulrich gewesen. Er verließ ihn und fand einen jungen Dozenten der Religionsphilosophie, dem er sich anschloß. Wenn Ulrich schon die Gedanken Dr. Ms. zu weltlich waren, der eine Konfusion der nüchternen Psychoanalyse mit übersinnlichen Welten vollzog: Wie wird es Ulrich mit der genuinen Psychoanalyse ergehen, die er bei mir betreibt?

„Dr. L., der Religionsphilosoph, war von M. wesentlich unterschieden. M., der modern-sinnliche, fast dionysische Künstlermensch und Geistesakrobat („es ist eins, ob du malst, dichtest, komponierst oder zum Mädchen gehst, es sind alles Abreaktionen psychischer Affekte") und L., der tiefe, starke Christenmensch, von einnehmender Güte und Persönlichkeit, doch ohne patriarchalischen Vollbart, sondern jung und von schönem Äußeren. Er war früher protestantischer Missionär in Indien, stieß mit den hohen indischen Religionen zusammen, trat aus dem Missionsdienst aus und baute sich eine neue tiefere Anschauung aus der Gestalt Jesu und seiner Liebe und der indischen Tiefe und Weisheit. Wir fühlten bald, daß er sub specie aeterni größer und stärker als M. war. Er unterrichtete uns in Indologie, Religionsgeschichte und -Philosophie, wobei er besonders die mystischen Erlebnisse der großen Religionsstifter und Heiligen einer glänzenden Analyse unterzog. Ferner war er der gefürchtetste Gegner der Steinerschen Anthroposophie, die er einer objektiven Kritik unterzog. Als solcher spielt er heute noch eine Rolle. (Jetzt hat er einen Lehrstuhl für Relig. Phil. als Professor.) Er verhält sich zu Ms. Religion vielleicht wie Philia zu Eros."

Das ist die geistige Entwicklung Ulrichs. Sexuell schwand damals das Interesse für Mädchen immer mehr. Die Homosexualität flackerte. Das letzte Mädchen, das ihn körperlich interessierte, war schon die Schwester eines Jungen, in den er sich kurz darauf verliebte. Im Alter von 23 Jahren, d. i. fünf Jahre vor heute, hatte er sein drittes mystisches Erlebnis, welches er „Absalom" nennt (1. Strahlenvision, 2. Beatrice-Erlebnis, 3. Absalom).

„Er war an Gestalt, Haar- und Gesichtsfarbe und Temperament ein Ebenbild meines Knabenkörpers und starb, ehe eine eigentliche Freundschaft zwischen uns zustande kommen konnte, und ich spürte erst nach seinem Tode, wie wahnsinnig ich ihn liebte, so daß mich maßlose Trauer befiel und ich sogar einige Tage körperlich krank war. Ich versuchte, mich in einer gewissen unio mystica mit seiner Seele zu verbinden und fühle noch heute leise Schuld, daß ich mich nachher wieder so ganz an andere verschenkte."

Ulrich spricht in seinem Curriculum nicht viel von seinem Absalom-Erlebnis. Nicht immer geht der Mund über von dem, wes das Herz voll ist. Der mystische Absalom, gewissermaßen sein Astralkörper, ist seit fünf Jahren der Zielpunkt aller mystischen Strebungen und Bedürfnisse Ulrichs geworden. Er malt den Geliebten immer wieder (siehe Abb. 1), denkt an ihn, träumt von ihm, betet ihn an und bezieht von ihm alle Trauer und alle Lust.

Das Wesen der Homosexualität Ulrichs wird hier ziemlich klar. Er identifiziert sich, ohne es zu wissen, mit seinem verstorbenen Bruder Richard und reali-

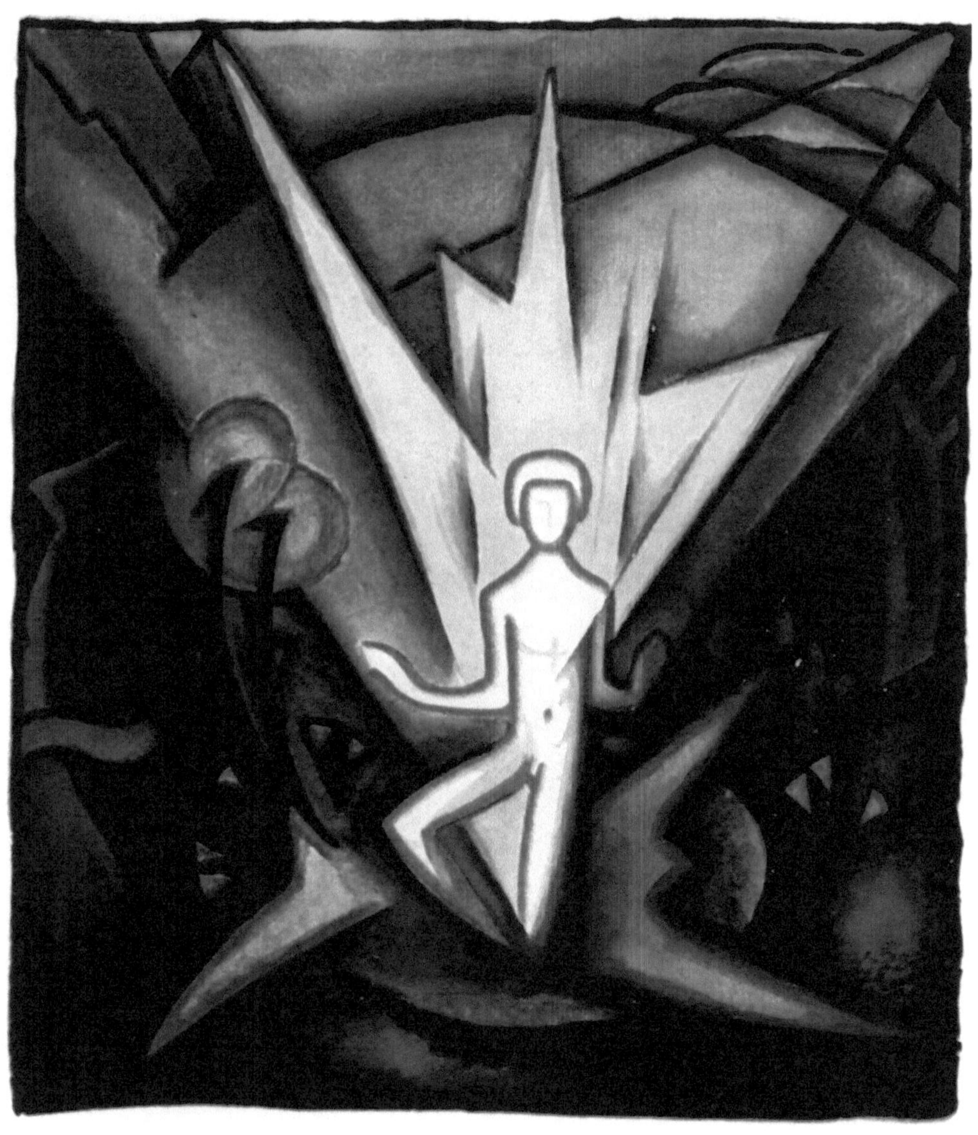

Abb. 1.

Das Bild ist eines von den vielen, die Ulrich zu Ehren Absaloms (S. 138 f.) gemalt hat. Himmelfahrt eines Knaben, unio mystica. Unverkennbar die Darstellung der Geburt. Aufsteigen aus blutigen Tiefen. Zahlreiche, Sexualsymbole zu beiden Seiten. Zu den Strahlen vgl. die „Vision" (S. 132). Die Knabenfigur in ihren Teilen und als ganze ein Penissymbol. Die Strahlen Ejaculat. Eine durchaus bisexuelle, lingamistische Komposition.

siert die Liebe, die er von Richard einst erwartete, indem er sich zugleich in Absalom „das Ebenbild seines Knabenkörpers" verwandelt. Die Notwendigkeit und die Möglichkeit solcher Verwandlung wird in Träumen, die ich später wiedergeben werde, immer wieder symbolisiert. Die Homosexualität Ulrichs ist durchaus narzistisch. Er liebt in den Knaben sich selbst, wie er früher war. Deshalb reizen ihn nur Junge unter 20 Jahren. Er selbst war 19, als Richard fiel, und Richard war 20. Alle seine Geliebten müssen sterben, weil Richard starb und weil er auch selbst nicht mehr ist, wie er damals war. Seine Existenz als Knabe ist dahin. Der Knabe Ulrich ist gestorben. Sein verspäteter Eintritt in die Wandervogel-Horde zeigt, daß er lieber ein Knabe bleiben als ein Mann werden wollte.

Das Wesen der Projektion und der Identifizierung muß man sich so vorstellen wie das Wesen der Liebe, das aus zwei Wesen eines machen will. Die unio mystica, von der Ulrich wiederholt spricht, meint die Vereinigung mit dem Bruder Richard. Da muß entweder der Tote wieder zurückkommen aus dem Lande, von des Bezirk kein Wanderer wiederkehrt, oder Ulrich muß hinüber. In übertragener Form geschieht beides. Absalom, das ist Ulrichs Imago, ist hinübergegangen zu den Toten; die Knaben in Fleisch und Blut, die — wie wir bald sehen werden — Absaloms Nachfolger wurden, bilden mit Ulrich eine fleischliche Einheit im Diesseits, wobei Ulrich seinen Bruder darstellt. Dieses Gebäude, in dem Ulrich einen anderen darstellt und in dem ein Knabe unter 20 Ulrichs Jugend sein soll, behält immer etwas Künstliches und kann auf die Dauer nicht bestehen. Es bricht immer wieder als unzulänglich zusammen, der narzistische Ulrich zieht sich auf seine Onanie zurück und trauert. Er trauert um den Bruder Richard, ohne es zu wissen.

Der Tod Absaloms hat ihn vollends zum Maler und zum Dichter gemacht. Er malt nackte Knaben, die durch die Luft schweben, die auf einsamen Felsen sitzen, immer einen einzigen Knaben umgeben von dunklen Symbolen. Er besingt Absalom in Versen, deren Faltenwurf George und Rilke abgelauscht sind. Der Analytiker versteht, daß er sein knabenhaftes Ich-Ideal besingt und malt. Die Verse lassen sich leicht als onanistische und anale Phantasien deuten. Es ist das Schicksal des Analytikers, mit solchen Deutungen Ärgernis zu erregen. Man will nicht verstehen, daß die Deutung des Analytikers keinem Kunstwerke seine Schönheit oder Erhabenheit raubt. Wir decken nur einen unbewußten Teil auf, der den ästhetischen Betrachter weiter nicht zu interessieren braucht. So hat einmal ein Analytiker darauf aufmerksam gemacht, daß Goethes Zauberlehrling die dämonische Gewalt seiner Wirkung vielleicht einer Bettnässerphantasie verdankt. Die Erwachsenen vergessen gerne, daß die ersten Lebensjahre von dem Schreckensrufe „Pipili!" beherrscht werden. Wenn das Kind dieses Wort ausruft, dann laufen Mutter und Kindermädchen, und wenn dem Kinde ein Malheur passiert, dann wird eine Staatsaffäre daraus gemacht. Diese Situation wird vom Kinde später vergessen, aber sie steckt im Unbewußten. Solche unbewußte uralte Motive betreiben die Mühlen der Dichtung. Wir wollen aber nicht vergessen, daß auf mehrere Millionen Kinder, die Schwierigkeiten mit der Zimmerreinheit hatten, nur ein Goethe kommt, und daß die Schönheit einer Dichtung durchaus von einem anderen Standpunkte aus beurteilt werden muß. Immerhin geht die Wirkung von einem Unbewußten, nämlich dem des Dichters, zum anderen Unbewußten, dem des Lesers, ohne daß einer von beiden weiß oder zu wissen brauchte, was für tierische oder göttliche Gewalten mitspielen. Dies vorausgeschickt, kann ich einen Traum Ulrichs, des Onanisten, mitteilen:

Traum 2. Ich baue etwas, aber lasse das Bauwerk unvollendet (unvollendete Analyse). Die Begründung entging meinem Gedächtnisse (er hat ein wichtiges Erlebnis vergessen, das uns seine Bindung an Richard erklären würde), während ich an Rilkes Verse dachte:

> Werkleute sind wir, Knappen, Jünger, Meister
> und bauen dich, du hohes Mittelschiff,
> und manchmal kommt ein ernster Hergereister (Ulrich vor einem
> Jahr zugereist),
> geht wie ein Glanz durch unsre hundert Geister
> und zeigt uns zitternd einen neuen Griff.

Beim Wiedereinschlafen verwandelt sich das Bauwerk in einen Altar, vor dem ein schönes Mädchen, es ist Kriemhilde im Nibelungenfilm, eingesegnet wird (das Mädchen ist er selbst, der Bruder Richard ist sein Siegfried. Aber das Auftauchen des Mädchens im Traume ist auch Heilungstendenz).

Nach dem Tode Absaloms beginnt die aktive und obligate homosexuelle Periode in Ulrichs Leben. Von früher Kindheit an hatten ihn hauptsächlich Mädchen angezogen. Seltener Knaben. Die Verhältniszahlen haben sich seit Richards Tode umgekehrt und seit fünf Jahren üben Mädchen gar keinen Reiz mehr auf ihn aus. Seine erste Liebe nach Absalom war Parsifal. Von ihm erzählt er:

„Er war seit zwei Jahren in meiner Wandervogel-Horde und schon lange stach er mir in die Augen. Aber er neigte bisher zu anderen. Nachdem der letzte Konkurrent aus seiner Nähe ging, gerieten wir aneinander. Er war außer Absalom meine „grande passion" und der einzige Mensch, der meine Liebe voll erwiderte. Sein heißes Blut und seine sinnlichen Lippen zogen mich mächtig an, doch ließen mich ethische Hemmungen vor der körperlichen Vereinigung mit dem nur 16 jährigen zurückschrecken, obwohl ich Gelegenheit zur weiteren Annäherung gehabt hätte. Fast bereue ich, daß ich mich damals so bald zurückzog, als ich ihn abends bereits im Bett antraf und er mich immer wieder bat, noch dazubleiben. Wenn ich damals den großen Schritt in den heiteren Hellenismus getan hätte, wäre er vielleicht heute noch mein Intimus und ich gesund. Trotzdem mir bereits 1920 auf einem Solo-Urlaubsaufenthalt meine mächtige Sexualität (?) sehr zu schaffen machte und ich trotz eifriger Beschäftigung mit Theosophie und Anthroposophie und starken Natureindrücken und malerischer Betätigung fast den ganzen Tag nicht aus Triebgefühlen herauskam (selbst 15 jährige Mädchen, die dort nackt badeten, interessierten mich noch, doch wohl nur rein körperlich), stand mir doch die Liebe zu Parsifal so hoch, daß ich nicht nur mich ihm gegenüber mit Küssen begnügte, sondern selbst ihm und Absalom zu Ehren monatelang sexuell abstinent lebte, was mir nach den abendlichen Balgereien mit Parsifal und der körperlichen Ermüdung der Gynmastik nicht schwer fiel. Parsifal war übrigens schon damals stärker als ich und ließ sich nur küssen, wenn ich ihn überwältigen konnte, ein weiblicher Zug, der auch durch einen auffallend kleinen Penis bestätigt wurde. Seinem sonstigen Wesen nach war er aber durchaus männlich, an Mut, Ausdauer und Kampfeslust war er mir weit über.

Im April des nächsten Jahres zog ich mit Robert Lang und einem Dritten nach Italien. Es war die dem Deutschen typische Italiensehnsucht, verstärkt durch die Gefahr, daheim zu ver„spießern". Auch wollte ich dort durch Selbstbesinnung innerlich gewinnen, um meinen Freund Parsifal, den ich leider nicht mitnehmen konnte, mehr bieten zu können, da mir bereits um die Zukunft unserer Freundschaft etwas bangte."

Die Reise nach Italien erregt unbedingt unser analytisches Interesse. Wäre die sexuelle Begierde Ulrichs oder was er seine Liebe nennt, wirklich so stark gewesen, wie er sagt, so hätte er sich des ihm angebotenen Körpers Parsifals schwerlich enthalten. Der Knabe gab ihm ja Gelegenheit genug, um sich zu entspannen. Die am lautesten von ihrer Liebe sprechen und ihr ungeheures sexuelles Bedürfnis betonen, sind, wie man weiß, gewöhnlich sexuell unterbeschäftigt. Irgend etwas hält Ulrich von der körperlichen Vereinigung mit dem Knaben zurück. Irgendeine Gewalt treibt ihn von Parsifal weg nach Italien. Hätte Ulrich den Knaben hemmungslos geliebt, so wäre er nicht nach Italien davongelaufen. Die Begründung, daß er geläutert zurückkommen wollte, ist zweideutig. Er wollte seine Homosexualität loswerden. Italien ist für den Nordländer das Land des klassischen Altertums, Land der Ruinen und des Unwirklichen. Wer der Realität entfliehen will (Goethes Philisterium in Weimar), der geht nach Italien wie in seine eigene Kindheit, die auch nur mehr in einzelnen ruinenhaften Denkmälern erhalten ist. Man wird durch ein Bad in klassischer Luft zum Mann. Ulrichs Absicht, seine Homosexualität in Italien zu begraben, gelang nicht. Nur das damalige Sexualobjekt, seinen Knaben, hat er verloren.

„Bereits 14 Tage vor meiner Rückkehr fühlte ich, daß was nicht in Ordnung ist (auch körperlich war ich von da an nimmer wohl). Und tatsächlich ist auch um diese Zeit Parsifal von mir abgefallen. Dieses Ereignis schien mir schicksalhaft unvermeidlich. Parsifal hatte ja sein eigentliches Wandervogelalter noch vor sich, während das meine längst hinter mir lag. Meine Interessen standen ihm fern, weshalb ich ihn nicht befriedigen konnte. Um so mehr fühlte er sich daher durch Philipp Grün angezogen, der sein Ideal — eine „feine Horde" — ganz teilte, auch körperlich schöner, frischer, jünger und temperamentvoller als ich war. Dazu noch routinierter Violinspieler, was Parsifal gefiel, während er für bildende Kunst keinen Sinn hatte. Auch hatte der vollinvertierte Philipp ein starkes erotisches Fluidum und war sexuell viel hemmungsloser als ich. Doch an Geist und Kunstsinn steht er als kalter Mathematiker und Rationalist mir nach und gab seiner Horde eine fast militärische Disziplin.

Ein gütiges Geschick hat mich bisher in meinem Leben vor Banalitäten bewahrt, und so geschah auch mein Abschied in Erhabenheit. Ich erkannte in jener Nacht im Walde, was für einen wertvollen Menschen ich in Parsifal verlor. Ich hätte nicht erwartet, daß ein 16jähriger Junge dieses Band in solch vollendet taktvoller und zartfühlender Weise lösen könnte. Es drängte mich weiterzuleben, um einen solchen Menschen zu verherrlichen. Dies und das erhabene Gefühl des reinen ungetrübten großen Leides, dessen ich gewürdigt ward, trugen mich über die sonst unvermeidliche Verzweiflung und ihre Folgen hinweg."

Ulrich ist in der Tat nicht voll „invertiert". Das Leben in Gestalt des „Männerhelden" Philipp Grün ist stärker als Ulrichs schattenhafte Phantasie, mit der er seinen verstorbenen Bruder Richard mimt. Ulrich will nichts anderes als beiseite geschoben werden. Entweder der Tod oder das Leben stellen sich immer wieder zwischen ihn und seine Phantasie. Das kann nicht anders sein, da die unio mystica aus einem Verstorbenen (Richard) und einem Lebenden (Ulrich) besteht. Aus der Darstellung seines „ungetrübten großen Leides" glänzt der Narzismus hervor.

Ulrich berichtet weiter, daß er nach dem Verluste Parsifals die Luft der Heimat nicht länger atmen konnte. Er verließ Breslau und kam nach Wien, weil man ihm diese Stadt als sinnenfroh und leichtlebig geschildert hatte. Er weiß nicht, daß ihn mindestens noch zwei Gründe bewogen haben, Heimat und Familie zu verlassen: die Mutter und der heranwachsende jüngere Bruder. Über seine Beziehungen zur frommen Mutter ist weiter nichts zu sagen, als was wir Analytiker immer wieder bis zum Überdruß berichten. Da soeben von Italien die Rede war, denke man doch an Goethes Mutter und wie der Sohn ihr vor und nach der Reise ausgewichen ist; sie in Frankfurt und er in Weimar.

Karl, Ulrichs jüngerer Bruder, war damals noch unter 20, sehr keusch und zurückhaltend. In Gegenwart Ulrichs wollte er sich nicht einmal waschen. Ulrich wollte ihn einmal Akt malen. Karl verweigerte das zuerst, dann bot er seinen Schattenriß hinter einer beleuchteten Leinwand. Da ist gewiß keine Unbefangenheit mehr vorhanden. Ulrich sagt, er habe sich ängstlich gehütet, seinen jüngeren Bruder zu beeinflussen. Er überließ ihn ganz der elterlichen Erziehung. Trotzdem stellten sich aber — zum Erstaunen meiner Eltern — auch bei ihm Depressionen ein und in letzter Zeit gewann ich aus seinen Aussagen den Eindruck, daß auch er invertiert ist. Für Mädchen hat er angeblich nie geschwärmt — er ist jetzt 20 Jahre alt — und selbst die Onanie will er nur theoretisch kennen." Ich glaube, daß die Angst, den Bruder in das homosexuelle Verderben zu ziehen, an der Flucht nach Wien mitgewirkt hat.

Ulrichs Abschied von Breslau führt uns wieder ins Barocke. „Mein bisheriges Leben beschloß ich feierlich, indem ich in der letzten Nacht in Breslau— in der Geisterstunde — einen einsamen Tempeltanz vor einem siebenarmigen Leuchter, dessen Kerzen nie gebrannt haben und der mir seine — Parsifals — Gestalt symbolisierte, tanzte. Ich sehnte mich, den geliebten Knaben noch einmal zu sehen. Als ich mich wieder schlafen gelegt hatte, lag er plötzlich im Traume leibhaftig neben mir. Mein Blick fragte ihn nochmals, ob mir nicht der bittere Kelch der Trennung doch erspart bleiben könne, aber sein Auge sprach, zwar voll Mitleids, doch deutlich: nein. Am Morgen war ich erstaunt und in aller Wehmut der Gefühle doch freudig überrascht, daß ich mit dem Tanze meines Körpers sein Bild bannen konnte. Seither gelang es mir nicht mehr, obwohl er ungerufen öfters meine Träume bewohnte (doch immer scheu und ablehnend und in Begleitung von Philipp Grün), während ich das Bild Absaloms leider nie durch ein Traumgesicht auffrischen konnte."

In Wien hat Ulrich dann einige Jungen gefunden, mit denen er mutuelle Onanie betrieb. Er hat den Gedanken, daß er durch extreme Ausübung der mutuellen Onanie zu einem Gefühle des Ekels vor seiner Neigung gelangen und so von ihr befreit werden könnte. Aber er hat diesen Gedanken niemals ausgeführt. Er ist so ungeschlacht, daß er selten oder nie auf Gegenliebe stößt, um so weniger als er homosexuelle Kreise ängstlich vermeidet. Er sucht, was er nicht finden kann: normal empfindende Knaben, die sich ihm hingeben.

Zu Beginn unserer Besprechungen schrieb Ulrich für mich einen Traum nieder, den er vor mehr als Jahresfrist geträumt hatte. Wir nannten den Traum „Roberts Garten". Er umspannt die ganze Breite dieser Neurose, und ich teile ihn in folgendem mit. Der Traum eines Malers:

Traum 3. Ich fand mich am Spätabend eines Frühlingstages — die Dämmerung war schon ziemlich fortgeschritten, nur der Westen zu meiner Linken war noch hell und sandte ein unwirkliches weißes, fast magisches Licht über das vor mir flach abfallende Ackerland (Westen, Dämmerung, Sonnenuntergang sind Todesmotive). Ich war mit meinem Bruder Richard, dem ich Roberts Garten zeigen wollte (Richard war geschlechtlich normal empfindend. Robert

Lang ist es auch). Richard hatte übrigens weder das Gesicht, das er im Leben trug, wobei ich gestehen muß, daß ich mich seiner Züge gar nicht mehr erinnere, noch war Roberts Garten sein wirklicher Garten, welcher Marienthal heißt (feminines Genital-Symbol). Am Rande eines Ackers — er schien unbebaut — blühten niedrige Hecken und riesige volle rote Rosen. Rote Rosen sind eigentlich nicht mein Geschmack (Rosen, besonders rote, sind ein der Folklore wohlbekanntes Symbol. Der weibliche Duft ist nicht Ulrichs Geschmack. Wohl aber war er der seines Bruders). Mein Bruder pflückte sie. Dann gelangten wir an Wiesen und Weiden, die sich flach und heideartig im Dunkel des nördlichen Himmels verloren. Vor diesem dunklen Hintergrunde tauchten halb rechts — vom letzten Tageslichte gestreift — einige Büsche und junge Bäumchen auf und dazwischen leuchteten die weißen Blüten eines großen hohen Rosenstockes heraus. Das war also „sein" Garten. Der Anblick bewegte mich tief und erfüllte mich für einen Augenblick mit einem märchenhaften, fast paradiesischen Gefühle (hier wird deutlich genug, wo wir uns befinden. Wir sind im Paradies, im Jenseits, wo es keine Verbote gibt, wo die Engel auch den Unterschied der Geschlechter nicht kennen), das aber nicht etwa eine besondere Üppigkeit der Vegetation, sondern nur die ungemein malerische Zusammenstellung der paar Büsche und schlanken Bäumchen mit dem weiß schimmernden Mittelpunkte in der magischen Beleuchtung auszeichnete (das behaarte Genitale, vgl. seine Vision). Ich meine mich sogar an ein gewisses stolzes Gefühl zu erinnern, als ich dies meinem Bruder als Roberts Garten vorstellte. Nun kam das Märchenhafte: Als wir bei dem weißen Rosenstocke waren — seine Blütenkronen begannen erst in Scheitelhöhe — sahen wir plötzlich, daß wir von einem ganz feinen dichten Spinngewebe umgeben waren, das den Rosenstock wie eine riesige Glasglocke überwölbte und etwa dreimal so hoch wie er war. Merkwürdigerweise erinnerte ich mich erst drinnen daran, daß wir durch dieses Netz beim Eintritt durchgebrochen waren. Aber die Öffnung war nicht mehr zu sehen. Die Wände dieses Schleiergebildes hatten einen eigenartigen matten opalisierenden Schimmer und ließen die Außenwelt nur verschwommen, aber in schöneren Farben und Formen, wie idealisiert durchscheinen (der Analytiker merkt, daß hier die Mutterleibs-Phantasie eines Malers vorliegt. Er ist mystisch mit seinem verstorbenen Bruder vereinigt, im Garten des Paradieses, der am Anfange des Menschengeschlechtes steht. Er befindet sich in einem märchenartigen Gewölbe, irgendwie durchgebrochen, ohne daß er die Eintrittsstelle sieht. Daß es sich wirklich um die Mutter handelt und daß eine Trivialität hinter dem Märchen steht, geht aus der Fortsetzung des Traumes deutlich hervor).

Wie oft im Leben, so stand auch hier im Traume das Erhabene neben dem Banalen: mein Bruder wies mich an — er hat mich im Leben öfters ein wenig tyrannisiert — aus den weißen Blütenkelchen, die ich gepflückt hatte, einen Arnika-Salat zu machen. Die Blüten waren sicher keine Arnika und ich habe noch nie von einem Arnika-Salat gehört (der Traum verballhornt gerne Worte, besonders Eigennamen. Die Mutter heißt Anna). Inzwischen geschah etwas Sonderbares: Richard entdeckte in einer kleinen Erdmulde eine Tastatur zu einer unterirdischen Orgel und begann sofort zu spielen (die Deutung dieser Stelle bleibt späteren Träumen vorbehalten). Hiebei sank jedoch sein Körper bis an die Hüften in die Erde und bewegte sich dort immer auf und ab wie beim Treten eines Orgelblasbalges. Aber er spielte gleichzeitig und es klang wunderschön. Ich war erstaunt, daß Richard so reif und gefühlvoll spielte. Es kam mir dabei ins Bewußtsein, daß er doch durch den Krieg älter geworden ist und wir seither eigentlich ganz friedlich miteinander leben, während wir vorher viel Streit hatten (seit Richard tot ist, lebt Ulrich friedlich mit ihm, nämlich mit seinem Andenken. Richard tut im Traume das, was Ulrich entbehren mußte, solange Richard lebte: er ist gefühlvoll. Man kann hier schon den Verdacht äußern, daß es einmal zu Intimitäten zwischen den beiden gekommen sei, von denen die Mutter nichts wissen sollte). Als das Orgelspiel leiser wurde, erschien plötzlich ein Weiblein, was mir Eindringling in diesen Garten zunächst etwas bangemachte. Vielleicht dachte ich an etwas wie eine Hexe (die Mutter stört die Harmonie der Sphären). Das Weiblein entpuppte sich aber dann als eine alte Bekannte und begrüßte uns freundlich. Zu gleicher Zeit trippelte von der anderen Seite ein kleines Kind herbei, mir unbekannt (er selbst, auch sein jüngerer Bruder).

Vom Bruder Richard träumt er immer wieder. Aus der Fülle dieser Träume bringe ich drei Beispiele:

Traum 4. Ich spreche mit einem Schullehrer älteren Schlages. Er will einen Ausflug machen und ich schlage eine Bergpartie vor. Er erwidert, Richard käme hier nicht mit. Richard ist in diesem Falle sein Schüler, ein schöner, zarter Knabe von etwa 12 Jahren (Patient hatte seine Vision, als der Bruder 12 Jahre alt war). Ich lache ihn hierauf aus, da Richard gut mitgehen kann. Ich bin jetzt allein mit meinem Bruder Richard. Wir hören über uns einen Flieger und bemerken, daß er direkt auf uns eine Bombe abwirft (die beiden sind entdeckt). Die Bombe fällt dicht über meinem Kopfe auf, platzt jedoch nicht, Richard bemerkt, daß der Flieger eine zweite abwirft. Er sagt, wir sollen rasch fliehen. Er rennt den Weg aufwärts, ich abwärts. Er macht öfters halt, schaut, ob die Bombe schon nahe ist, und kommandiert dann immer „weiter". Ich renne dann immer wieder ein Stück weiter. Ich grabe mich dann in den Boden ein, der aus lauter Bettstücken, Kissen und weichen Matratzen besteht, so daß das Eingraben leicht ist (die Situation wird hier in ein Bett verlegt. Vielleicht Erinnerung an eine sexuelle Handlung, die vom Bruder kommandiert wurde).

Traum 5. Es sind soeben Zeichen und Wunder geschehen, die deutlich zeigen, daß die Welt in 8 Tagen untergeht. Das Licht ist noch fahl, und es liegt eine gewitterartige Schwüle in der Luft. Der Schrecken liegt mir noch wie ein Alp in den Gliedern. Auch sind weiße Schriftzeichen freischwebend im Zimmer erschienen, von unsichtbarer Hand geschrieben, aber den Wortlaut weiß ich nicht (Menetekel. Die Analyse bringt es an den Tag). Ich sage mir, das Leben hat mir ja doch nichts geboten, und freue mich fast auf die Änderung. Ich bete viel. Ich befinde mich mitten im Wohnzimmer im Bette liegend. Ich bekomme Angst. Es ist schon ziemlich dunkel. Ich rufe und läute, worauf Mama erscheint. Ich sage ihr, Richard solle doch endlich ins Bett gehen (die Toten sollen nicht wiederkehren).

Die Straße vor unserem Hause ist ein Fluß. Ich halte mich, während ich ins Wasser steige, an dem Penis Richards, der aber schon im nächsten Moment ein Faltboot ist. Dann stoße ich das Faltboot schwimmend mit dem Kopfe vor mir her. Es ist plötzlich aus dünnem Blech und verbogen. Ich biege es im Wasser zurecht, aber es schwimmt nachher nimmer grad, so daß vorne Wasser eindringt. Ich schütte es aus. Ich nehme die Spitze ab und stoße sie beim Schwimmen vor mir her. Die Spitze steckt jetzt in der Wand des gegenüberliegenden Hauses (in diesem Hause haben seine beiden Ziehtanten gewohnt). Ich bemerke, daß ich ganz nackt bin.

Im Anschluß an diesen Traum steigt ihm die Erinnerung auf, daß er tatsächlich vom Bruder zu sexuellen Spielen verwendet worden ist. Wie alt er damals gewesen ist, weiß er nicht. Die Erinnerung verknüpft sich mit dem Affen im Breslauer Tiergarten. Er war wahrscheinlich damals zwischen 7 und 9 Jahren. Er erinnert sich dunkel, zum Bruder gesagt zu haben: „Laß doch! nicht so stark!" Diese Erinnerung paßt zu dem Kommando „weiter!" aus Traum 4. Die Verwandlung in ein Faltboot ist eine schöne Symbolisierung für die Notwendigkeit, das Penis-Ideal in ein weibliches Ideal umzuwandeln.

Traum 6. Ich befinde mich in einem Kinderheim, muß mit der Oberschwester durch die Säle gehen und auf jede der eisernen Säulen mit weißer Kreide aufschreiben: 25 2 19 und 11 9 73 (25/2. 1897 ist sein Geburtstag. 119 war die Nummer von des Bruders Regiment. 19 war er, als der Bruder fiel).

Die eisernen Säulen sind Penis-Symbole. Alle Genitalien verwandeln sich in die seines Bruders und in seine eigenen. Daß er sich in seiner Inversion als was Besonderes vorkommt, geht aus Traum 7 hervor:

Traum 7. Eine Frauenstimme hinter mir sagt: „Ah, der Herr Westenburger"; aber ich gehe weiter!

Er ärgert sich, wenn man ihn, wie es oft geschieht, Westenburger nennt. Das sei eine Herabsetzung seines viel vornehmer klingenden Namens Westenburg. Die Frau, die ihn ruft, zieht ihn also herab. Vgl. damit den letzten Brief, den er mir nach der Analyse schrieb.

Seine Vorliebe für das Motiv der Verwandlung im Traume könnte Religionspsychologen interessieren. In mystischer Richtung führt das Motiv zur Transsubstantiation. In der realen Richtung meint es Ulrichs Verwandlung in den gesunden, überlegenen und normal empfindenden Bruder Richard.

Traum 8. Vor mir sehe ich einen jungen Stier. Hinter mir sehe ich ebenfalls einen. Ich trete auf die Seite. Inzwischen hat sich der Stier vor mir in ein Pferd verwandelt, das an mir vorbeirennt. Plötzlich macht es neben mir halt. Es trägt einen Gendarmen (Mann der Ordnung. Stier ist ungebändigter Trieb. Vorne und hinten ist bisexuell. Pferd ist der gezähmte erlaubte Trieb).

Traum 9. Wir übernachten in einem Hotel in Breslau. Wahrscheinlich im Bezirk Bubendorf. Mit mir Richard, der sich später in Berger verwandelt (das ist einer von Ulrichs Lustknaben in Wien). Ein schwarzhaariger Junge, der später Pepi wird (ein anderer Lustknabe) usw.

Traum 10. Fehl (ein Freund. Beachte den Sinn dieses Namens) verwandelt sich in Elisabeth Wagner (ein Fehlender. Der Sündige verwandelt sich in Elisabeth, die Heilige in Wagners Tannhäuser).

Traum 11. Ich sehe auf dem Boden grüne Vampyre und einen großen Frosch, der schreit. Ich will weiter, rutsche aber auf der gleichen Stelle. Der Frosch wird zu einem Krokodil. Dann wird er zu einem riesigen Hummer mit vielen Scheren. Ich falle hin. Das Tier hängt sich an mich, so daß ich nicht aufstehen kann. Der Boden ist zu schlüpfrig. Mitten unter häßlichen Tieren, und ich erwache (eine Maler-Phantasie nach holländischen Motiven, etwa des Höllen-Breughel oder Bosch).

Wenn in einer Analyse Mutterleibsträume auftauchen wie der in Traum 3 mitgeteilte, dann sind immer mehrere dieser Art da. Ich teile noch zwei davon mit. Mutterleibsträume gehören gewiß zu den eigenartigsten Phänomenen der Psychoanalyse. (Siehe darüber S. 75 f.)

Traum 12. Ich stehe vor einem Gefängnisse, vor der Wohnung des Aufsehers. Will hinein. Man schickt mich auf die entgegengesetzte Seite des Hauses (anal), wundere mich, da ich weiß, daß dort nicht die Wohnung des Aufsehers ist (der Vater benützt eine andere Tür). Ich warte vor dem Tore. Es ist allgemeine Besichtigung der Gefängnisse, aber ich trenne mich von den übrigen Besuchern. Ich gehe hinein, komme in einen größeren Raum aus Holzfachwerk, der aussieht wie Vaters Magazin. Vor mir am Boden eine Falltüre, durch die ich hinuntersteige. Ich frage einen Aufseher, ob man die Gefangenen besuchen dürfe. Der Aufseher verneint. Ich steige die Treppe wieder herauf. Der Führer der Besichtigung kommt mir entgegen, schimpft und bezichtigt mich des Diebstahls (der Träumer hat etwas Verbotenes getan), ist aber gleich darauf freundlich. Ich trete auf die Straße, die gerade mit Holz gepflastert wird.

In diesem Traume kommt zweimal das Motiv Holz vor, welches nach Freud die Mutter bedeutet.

Traum 13. Ich bin in eine neue Stellung eingetreten. Das Gebäude ist sehr kompliziert gebaut und stößt an eine Staatsdruckerei (Staatsdruckerei ist anal). Ich mache Entdeckungsreisen im Hause und komme plötzlich in eine Wendeltreppe. Von dieser führte ein schmaler Eingang, der nur durch eine senkrechte Eisenstange in der Mitte versperrt war (männliches Genitale) in das Archiv (hier fehlt ein Buchstabe) der Druckerei. Ich zwängte mich zwischen Stange und Türbalken durch und kam in einen lichten Saal, in dem auf Regalen Bilder aus einem sexualanatomischen Werke aufgelegt waren. Ich betrachte den Querschnitt eines Penis. Ich gehe weiter und werde in einem anderen Raume von Beamten entdeckt. Ich sage, ich hätte mich verirrt. Sie sind freundlich und führen mich zurück. Sie wollen den Weg durch den Haupteingang nehmen. Ich sage aber, ich könne ja die Wendeltreppe, wo ich hereinkam, als Rückweg benutzen.

Übertragungsträume auf mich übergehe ich. Einen Traum, in dem sich ein schönes Mädchen in eine Rose verwandelt, bringe ich als Beleg zu dem Traume von Roberts Garten.

Traum 14. Ich balge mich mit Käte F. Ich weiß nimmer, ob sie dabei nackt oder bekleidet war, aber ich kann mich erinnern, die Weiblichkeit ihres Körpers besonders an den Hüften gefühlt zu haben. Ich bezwinge sie und lege sie quer mit dem Rücken auf meinen Schoß (das ist ohne Zweifel Heilungstendenz). Ich will sie küssen, da ist ihr Kopf plötzlich ein Blumenstrauß oder von einem Blumenstrauß umgeben, so daß er ganz unsichtbar ist. Ich küsse eine dunkelrote Rose, dann eine teegelbe Nelke, dann eine rosa Pfingstrose. Ich sage, das Blumenküssen befriedige mich nicht, das könne ich auch sonst ohne Mädchen, ich würde gerne ihren Mund küssen.

Später taucht im selben Zimmer ein nackter Knabe vor mir auf, der, mit dem Rücken mir zugekehrt, vor dem Bette steht, in dem ich liege. Ich beabsichtige eine Pädicatio (der homosexuelle Teufel reißt ihn wieder an sich).

Die Aufklärung, daß er seinen Bruder darstelle und sein eigenes ehemaliges Ich in die Lustknaben verlege; die Entdeckung sexueller Spiele mit dem Bruder in früher Kindheit und die Aufdeckung, daß er auf den heranwachsenden Bruder Karl als Ersatz für den verstorbenen Bruder warte, verfehlten ihre Wirkung auf Ulrich nicht. Mädchen, besonders eines, das aus der Heimat zu Besuch kam, begannen ihn zu erregen. Von Knaben enthielt er sich seit Beginn der Kur. Immer mehr heterosexuelle Motive finden sich in seinen Träumen. Allerdings sieht er sich noch oft selbst als Mädchen oder als Hermaphroditen.

Traum 15. Auf der Straße sehe ich Paul B. als Knaben mit kleinen Mädchen spielen. Er ist nackt und hat weibliche Genitalien mit schwarzen Schamhaaren. Er kennt mich kaum mehr. Deutlich heterosexuell ist

Traum 16. ⌐Ich bin in den Ferien an einem See. [Parsifal kommt später an, während ich bade. Er weiß aber nicht, in welcher Badeanstalt ich bade, so daß er mich wahrscheinlich nicht findet, was mich beunruhigt (er fürchtet, daß er seine Homosexualität durch die Fortsetzung der Psychoanalyse verlieren könnte. Er ist wie alle Neurotiker. Sie wollen ihre Neurose nicht hergeben). Ich gehe einen Steg dem Ufer entlang, der sich langsam ins Wasser senkt. Darüber weg gehen ab und zu Balken. Auf dem letzten Balken liegt ein Mädchen (Balken sind männliche Symbole). Ich halte mich an diesen Balken und schaukle mich im Wasser, was mir sehr wohltut, da ich zugleich den Körper des Mädchens mit der Hand berühre. Ein Gewitter zieht auf. Die Wellen werden höher. Ich liege in einer Art Strand-Liegehalle neben obigem Mädchen (vgl. hiezu die auf S. 133 geschilderten nekrophilen Phantasien). Plötzlich taucht ihr Kind zwischen uns auf (Genital-Symbol). Das Kind greift mir mit der Hand ins Gesicht und dann, dort abgewehrt, zwischen die Beine in die Genitalgegend. Ich entferne mich. Die Frau ist leider verheiratet. Das Gesicht ihres Mannes wird sichtbar (Vater und Mutter). Ich fürchte, Parsifal nicht mehr zu finden. Vielleicht ist er wieder abgereist, da ich ihn so vernachlässigt habe. Ich mache mir Vorwürfe und bin betrübt (betrübt über das Ende seiner Homosexualität).

Traum 17. Ich gelange in die Halle des neuen Bahnhofes in Breslau (neue Fahrordnung). Ich suche nach einem Fahrplan, um nach einem Zuge zu sehen. Ich fand lange keinen Fahrplan. Endlich fand ich einen Fahrplanständer usw. Ich recke mich hiebei und wachse über den Ständer hinaus etwa 3 m hoch (er wird sehr männlich). Ich komme nun aus der neuen Halle in die alten nicht mehr benützten Bahnsteighallen, der Verputz ist bereits weg und die rohen Backsteinwände mit den romanischen Bögen erinnern an die römischen Thermen (die Analyse hat die antiken Anlagen in Ruinen verwandelt). In einer Halle steht noch ein alter Güterzug drin. Die Hallen dienen jetzt als Passage usw.

Die beiden letzten Träume der Analyse, die insgesamt $2^1/_2$ Monate dauerte:

Traum 18. Ich warte in der Straßenbahn (Trieb) mit einem Freunde auf einen Dritten. Ich will inzwischen zeichnen (die Sexualität in Kunst sublimieren). Der Dritte kommt nicht (der jüngere Bruder kommt nicht in Betracht). Die Straßenbahn fährt inzwischen ab. Wir steigen daher aus (er gibt die Hoffnung auf, mit dem überlebenden jüngeren Bruder in nähere Beziehungen zu treten, er wird heterosexuell). Ich bin mit Käte in meiner elterlichen Wohnung. Ein junger Maler ist zu Besuch (er selbst). Käte nimmt dessen schwarze Lederjacke, zieht sie an und springt damit im Zimmer und Garten herum. Sie sieht darin wie eine Reiterin aus (Käte ist ein maskuliner Typ). Ich will sie zeichnen. Der erste Negrostift, den ich nehme, ist zu hart. Der zweite, ein Blaustift, nicht gespitzt. Ich spitze ihn, aber die Mine rutscht zurück. Ich sage, der Stift hätte jüdischen Charakter. Ich schiebe dann die Mine weit heraus, so daß Gefahr ist, daß sie abbricht (diese Bleistift-Symbolik ist durchsichtig. Als Einfall zum langen großen Stifte zwei Verse von Stephan George:

> Wie zeug ich dich aber im Heiligtume
> Dunkle, große, schwarze Blume.

Zu Blaustift fällt ihm die blaue Blume der Romantik ein). Käte wartete inzwischen an eine Gartenvase gelehnt (weibliche Genital-Symbolik). Sie sagt, in ihrem leichten Rocke hätte sie sich verkühlen können. Ich spotte erst, dann bitte ich aber reuig und liebevoll um Entschuldigung.

Traum 19. Ich wurde den Husaren zugeteilt und gehe zu Fuß hinter den Berittenen am Bahnhof vorbei, der etwas mexikanisch angemalt ist (hiezu das

Wortspiel: „meg sie kaner", d. i. keiner mag sie). Ich bemerke, daß wir nicht mitkommen. Der junge Maler und Hans Schnorr, die auch zu Fuß sind, kommen nicht mit (zu Schnorr ergänze Schnorrer und deute: Solange er kein Geld hat und solange er auch als Maler nichts Besonderes leistet, ohne diese Beschäftigung, zu der sein Talent nicht ausreicht, aufgeben zu können, wird er mit den Husaren, d. i. dem brausenden Trieb gesunder Menschen, nicht mithalten können). Ich will meinen Karabiner aus dem Futterale ziehen, es geht aber zu langsam, weshalb ich durch die Frauen, die mich aufhalten wollen, durchspringe und hinter einem Gartenzaun in Hinterhalt gehe, um auf meine Verfolger zu schießen (daß er von rückwärts auf Husaren schießen will, ist der Gegensatz zu seiner Heilungstendenz).

Es ist nicht leicht, den Göttern zu fluchen, die man bisher angebetet hat. Sechs Wochen nach Abschluß der Analyse schreibt mir Ulrich einen Brief, aus dem ich einen Teil wiedergebe:

„… Ich taumle blöd in der neuen Welt herum. Der große Kriegsschauplatz? Nur quantitativ, mehr eine Treibjagd, mit großem Halali, aber das Wild ist nicht so edel. Was habe ich denn als Einsatz ins Spiel zu geben? Die Werte, die ich bisher gesammelt habe, scheinen hier wertlos zu sein. Vielleicht sogar Ballast. Ist im Kampf um das Mädchen nur Schein und Bluff brauchbare Waffe? Die meisten scheinen sich wegzuwerfen, wenn sie das Gefallen der Frauen sich erwerben wollen. Ich soll mir also jetzt die Fertigkeiten der „Kavaliere" beilegen. Der gute Wille ist sogar da. In der Not frißt der Teufel Fliegen. Ich gehe 6—8 Stunden in der Woche in die Tanzstunde und tanze außerdem Sonntag abends in befreundetem Hause, damit sich die Wirkung der Behandlung nicht verliert. An inniger Berührung mit dem weiblichen Körper fehlt es ja beim modernen Tanz nicht. Und ich tanze sogar gut, aber die Unterhaltung mit fremden Mädchen will nicht in Fluß kommen. Näher bin ich allerdings dem weiblichen Geschlecht bisher nicht gekommen. Abgesehen von einigen Küssen, die für mich aber mehr Flirt-Charakter als wirklichen erotischen Akzent hatten. Um mir das sexuelle Erlebnis zu verschaffen, müßte ich die ganze Stufenleiter der erotischen Spannungen überspringen, gerade das, was das Wertvolle und Erhebende der Liebe ausmacht. Gut, ich würde es tun, aber wo ist das Mädchen, das mittut? Soll ich auf die Straße, wo man sich einen „Schnupfen" holen kann, oder zum bürgerlichen Mädchen, das dafür geheiratet sein will? Jene Schicht, die keines von beiden wäre, habe ich bis jetzt nicht gefunden. Auch ein befreundeter Künstler, der viele Erfahrungen in puncto Mädchen hat, konnte mir bis jetzt keine derartige Verbindung verschaffen. Und wenn ich eine Abweisung bekäme? Ein Korb wegen anderweitiger Belegung wäre mir ja gleichgültig, aber das Befremden eines wertvollen Mädchens und das scheue Sichzurückziehen würde mich sehr treffen.

Meine Stimmungen außerhalb der Mädchennähe sind schwer zu beschreiben; es ist noch lange nicht das einheitliche Gefühl, das ein nie anders Gewesener haben dürfte. Meine früheren Depressionen sind zum Glück nicht mehr aufgetreten. Nur noch Rudimente in Form einer Trauer um das Versäumte, um zehn Jahre Liebesglück, da für mich in den Stunden normaler Einstellung meine Erlebnisse im Eros paidicos keinen Realitätswert, nur Traumwert haben. Und doch habe ich wieder das Gefühl, daß die normale Liebe mir nicht mehr jene Gefühlsfülle geben kann, die meine allerdings schmerzlichen Erlebnisse in der Knabenliebe erzeugten. Und der Ruf des Prometheus von Spitteler steht wieder vor mir auf: „Auf, laßt uns anders werden als die vielen, die da wimmeln in dem allgemeinen Haufen. Denn so wir nach gemeinem Beispiel richten unsern Brauch, so werden wir gemeinen Lohnes sein und werden nimmer spüren adeliges Glück und seelenvolle Schmerzen". Es ist mir sicher nicht um des Anderssein willen, sondern um des adeligen Glückes und der seelenvollen Schmerzen willen. Das klingt alles rückfällig und nach der Couélektüre kam mir der Gedanke, ob ich nicht gerade durch meinen Willen zur Heterosexualität das Gegenteil bewirke. Zumindest veranlassen mich solche Gefühle, jetzt nicht krampfhaft ein sexuelles Erlebnis zu forcieren, sondern den neuen Weg unter Wahrung aller Form zu gehen, mit jener sicheren schönen Geste des nie krank Gewesenen, der nichts zu probieren und auch nichts versäumt hat. Denn manchmal plagen mich sonderbare Neidgefühle bei dem Gedanken, daß ein zehn Jahre jüngerer Freund von mir in der Ars amandi weiter sein und stärkere Erlebniskräfte aufbringen könnte als ich. (Das ist immer noch der Schatten des Bruders, der seit etwa 10 Jahren tot ist.)

Dann drängt mich dieses Gefühlschaos wieder in die Sphären des Faustprologs: „Und mich ergreift ein längst entwöhntes Sehnen nach jenem stillen ernsten Geisterreich..." Doch in jenem Reich sehe ich noch keine Frauen. Ich fühle mich weit unten, wenn ich mir die tatsächliche Erfahrung vor Augen halte, daß ich mich im Zusammensein mit befreundeten Mädchen am wohlsten fühle. Dann komme ich mir wieder so unendlich lächerlich vor, weil mir Dinge, die ein Jüngling als siegreich Erobernder und berechtigt Besitzergreifender und das Mädchen mit lächelndem Gewähren ohne jede Problematik tut, so Schwierigkeiten machen sollen. Ist das nicht Schwäche? Sind das Kinderkrankheiten der Liebe oder die Konflikte des komplizierten Menschen der Gegenwart?

In mir blieb eine Leere. Lieben kann ich Mädchen, aber verliebt bin ich noch nicht. Das Chaos beruhigte sich etwas, aber eine Lethargie schlich heran. Wohl ist es angenehm, wieder dolce far niente zu können und nicht dauernd den Drang zu Sublimaten und Ersatztätigkeiten wie Malen zu haben, doch scheint es mir doch schade, wenn meine Kunst jetzt ganz ruht, ohne daß ich mir auf der anderen Seite neue Erlebnisse und Gefühle erobern würde, wozu mir augenblicklich der gewisse Elan zu fehlen scheint. Vielleicht auch das Objekt. Ich erhoffe vom Frühling mehr. Wachstum braucht Zeit."

Auch diese Analyse ist nicht zu Ende geführt. Wünsche, die auf die Mutter gehen, sind nicht genügend herausgearbeitet, und Ulrich wollte durchaus nicht, daß man sie weiter herausarbeite. Das geht aus folgendem Traume mit Deutlichkeit hervor.

Traum 20. Ich will aus einem Wirtshause weggehen. Die Wirtin (diese Wirtin, obgleich weiblichen Geschlechtes, muß der Analytiker sein) führt mich aber zurück und sagt, ich soll erst das Verschüttete am Boden aufputzen. Ich sträube mich, sage, so würde sie ihre Kundschaft verlieren, schimpfe, aber sie läßt nicht nach, worauf ich von einem Tische eine frische Tuchserviette nehme und den Boden damit aufreibe, so daß die schöne Serviette ganz schmutzig wird, was in mir Schadenfreude erweckt.

Wenn ich, der Analytiker, darauf bestehe, daß auch noch die letzten Flecke aufgewischt werden, so wird eine ihm teuere, bis jetzt blendend weiße Sache (die schöne Serviette) dabei beschmutzt werden, das Bild seiner engelgleichen Mutter müßte darunter leiden.

Ulrich ist der Sproß einer Verwandtenehe. Seine Vitalität ist gring. Auch der jüngere Bruder scheint zu Homosexualität zu neigen. Das sind konstitutionelle Momente, die einer Analyse natürlich nicht weichen. Aber gerade die erbliche Belastung befördert psychische Kunstbauten und Wucherungen, die der Analyse bedürfen, um den schwach Konstituierten nicht zu unterdrücken.

Nachwort: Ich sah Ulrich acht Monate nach Abbruch der Analyse. Die Knabenliebe hat er ganz aufgegeben. Er ist frohgemut, tanzt viel, tändelt mit Mädchen, ist aber zum Intimsten noch nicht vorgedrungen. In seinem bürgerlichen Leben ist ein wichtiger Umschwung eingetreten. Er wurde zum Leiter eines großen Industrieunternehmens bestellt. Er war nämlich in seiner Vaterstadt und hat dort durch sein verändertes, heiteres und selbstbewußtes Auftreten so guten Eindruck gemacht, daß man auf ihn und seine Fähigkeiten aufmerksam wurde. Eine Charakteränderung, die man der Analyse zugute schreiben muß. Der Analytiker nimmt den Gebeugten schwere Lasten ab und sie richten sich auf.

Ulrichs Analyse ist nicht zu Ende geführt. Er selbst drückt seine Situation in einem Gemälde aus, das er mir brachte. Man sieht auf dem Bilde einen am Kreuze erhöhten nackten Jüngling, den ein nacktes Mädchen mit schlangenartigen Gliedmaßen von unten umschlingt. Der Jüngling hat die rechte Hand vom Kreuze gelöst und umfaßt mit ihr das Mädchen. Die linke Hand bleibt ans Kreuz genagelt. Das heißt, ohne daß Ulrich es weiß: die Analyse hat ihn nur zur Hälfte befreit. Die andere Hälfte bleibt der Neurose treu. Er nennt das Bild „Die Erlösung durch das Weib" und schreibt als ironisches Motto dazu: Das Ewig-Weibliche zieht uns hinan. Man sieht ja auf dem Bilde, daß es uns herabzieht, den Willen zur Askese und Heiligkeit durchkreuzt und durchaus blasphemisch und teuflisch ist.

Fünfzehntes Kapitel

Ein homosexueller Chassid

David Rosenbaum ist ein polnischer Jude, 29 Jahre alt und seit dem Jahre 1910 in Wien. Im Jahre 1912 wurde er in einem Dampfbade verführt und ist seit damals invertiert. Vor drei Jahren hat er geheiratet, weil die Familie ihn dazu drängte und weil er hoffte, durch die Gewalt der Tatsachen wieder auf den normalen Weg zurückzufinden. Der Ehe entsproßten zwei Kinder. David verkehrt mit seiner Frau, ohne daß diese seine Abnormität bemerkt hat. Aber die Frau reizt ihn nicht, keine Frau reizt ihn, so daß wir hier einen frigiden Mann mit normaler Potenz vor uns haben. Heute reizen ihn auch die Männer nicht mehr, ausgenommen dicke, langbärtige, ältere fromme Juden, sog. Chassidim. Solche Respektspersonen regen ihn auf. Wenn er ihnen auf der Straße oder anderwärts begegnet, kann er sich nur mit Mühe zurückhalten, sie anzusprechen. Er kommt zu mir, um diesen schrecklichen Reizzustand loszuwerden.

David Rosenbaum zeigt einen wohlgenährten, etwas femininen Habitus, runden Kopf, das Gesicht von einem gekräuselten Barte umrahmt, der nicht fassoniert ist. Nach der Vorschrift seiner Religion darf ja kein Schermesser seinem Gesichte nahen. Er ist ungepflegt, einige Knöpfe an seinem Anzuge sind immer abgerissen, Kragen und Manschetten schmutzig, und wenn er das Ordinationszimmer verläßt, muß nach ihm gelüftet werden. So hat er allerdings wenig Aussicht, den Frauen von Wien zu gefallen. Er sagt, daß er den Eindruck gewonnen habe, als ob ihn alle Frauen unfreundlich ansähen. Freundliche Blicke könne man nur von Chassidim erhalten. Er wohnt mit Frau und den Kindern in einem Kabinett, das ihm der Schwager zur Verfügung gestellt hat. Er ist auch beim Schwager, der mit Schneiderzugehör handelt, angestellt. Er hat keinerlei Ehrgeiz, eine geräumigere Wohnung oder eine bessere Anstellung zu bekommen. Seine Frau ist so alt wie er, trägt nach rituellem Gebrauche eine Perücke (Scheitel), unter der ihr hübsches rötliches Haar versteckt ist. Die chassidische Vorschrift erlaubt den Geschlechtsverkehr nur im Finstern. Das kommt David zugute, da die Frau im Finstern nicht bemerkt, wie wenig sie ihn reizt. Eine andere Vorschrift verlangt 14 Tage lang, vom Beginn der Periode gerechnet, die Enthaltung vom Weibe. Diese Frist hält David streng ein. Er sagt, seine Frau sei eher kalt. Immer hört man das von Männern, die ihre Frauen nicht aufgeweckt haben. Häufig kommt dann ein anderer, der dieselbe Frau durchaus nicht kalt findet. Die Frauen sind in der Ehe das, wozu die Männer sie machen.

Das Erlebnis im Dampfbade steht im Mittelpunkte von Davids Leben. In diesem Wiener Dampfbade befindet sich unter einer Kuppel ein kreisrundes Warmwasserbassin, wo die Unken auf ihre Opfer lauern. Sie hocken auf den Stufen und exhibitionieren. Wenn sie ein Grünhorn wittern, dann umgeben sie es und machen sich an dessen Genitalien geschäftig. Obgleich diese Zustände

in Wien stadtbekannt sind und Jugendliche immer wieder gefährdet werden,
scheint der Unfug ungestört weiter zu bestehen. Als David für den Kreis gewonnen war, wurde er regelmäßig zu Zusammenkünften bestellt, bekam auch
Geld, Backwerk und allerlei Zärtlichkeiten. Die Immissio penis in anum erlaubte er den anderen nicht, hat sie aber über Aufforderung selbst wiederholt
ausgeführt. Gewöhnlich wurde an ihm Fellatio vollzogen. Er setzte den Umgang bis kurz vor seiner Eheschließung fort. Seine Freunde waren zumeist
Christen. In diesen Kreisen scheint der Antisemitismus keine Rolle zu spielen.
Auf der anderen Seite schwieg auch bei David die anerzogene Abneigung gegen
die Gojims. Seit fast vier Jahren kommt er nicht mehr ins Dampfbad und diese
Männer ziehen ihn auch nicht mehr an. An ihre Stelle traten die graubärtigen
Chassidim.

Die Entwicklung des jungen David ähnelt insoferne der im vorigen Kapitel
geschilderten Ulrichs von Breslau, als auch David in einem streng religiösen
und asketischen Milieu aufgezogen ist. Sonst freilich sind diese Beiden himmel-
weit verschieden. Ulrich ein hochgeistiger Kämpfer, ein Himmelstürmer,
der alles daran setzte, um seine Libido ins Geistige zu sublimieren, und dabei
Schiffbruch erleidet. David ein stumpfer gutmütiger Bursche und gänzlich ungebildet. Eines Tages entdeckte ich, daß er nicht einmal wußte, daß die Erde
sich um die Sonne dreht. Ich verwende die kopernikanische Lehre gerne als Vergleich, um zu zeigen, daß der Augenschein trügt. Bei David kam ich mit diesem
Vergleiche übel an. Er wollte nicht glauben, daß die Sonne stille steht. Das
hält er, wenn nicht für eine Fopperei, bestenfalls für eine dieser neumodischen
Lehren, an die ein Chassid nicht zu glauben braucht.

David ist in einer ostgalizischen Stadt aufgewachsen. Sehr viele Kinder,
David der Drittälteste. Mit fünf Jahren kam das Kind in die jüdische Schule,
den Cheder, und wurde auch sonst streng chassidisch erzogen. Seine Verehrung
für Rabbiner und besonders für durchreisende Wunderrabbis war grenzenlos.
Die Wunderrabbis haben Diener (Gabbe), von denen sie sich sogar auf das
Klosett begleiten lassen. Höchster Ehrgeiz des kleinen David war, so ein Gabbe
zu werden und vor dem Klosette Schildwache halten zu dürfen. Wenn er die
Pantoffel des Rabbi putzen durfte, war er glücklich. Man machte Unterschiede.
Der Rabbi von Slotschow war nicht fromm genug. Man hielt sich an den Rabbi
von Belz oder an den Kapitschintzer.

Große Rolle im Leben der Frommen spielt das rituelle Bad, die Mikwe.
Ungefähr täglich, für alle Fälle nach vollzogenem Beilager besuchen die Männer
dieses Bad, das gewöhnlich ein rundes Bassin mit erwärmtem Wasser ist. Wenn
warmes Wasser nicht zu haben ist, dann begnügt sich der Chassid auch mit
kaltem. Die Mikwe ist in alten Zeiten als ein Gebot der Reinlichkeit aufgestellt
worden. Aber jetzt handelt es sich für gewöhnlich um ein schmutziges schlam-
miges Wasser, in dem sich die Frommen versammeln. Sie erscheinen da ganz
nackt und genieren sich nicht voreinander. Auch sonst herrscht bei den Ver-
richtungen dieser Menschen große Ungebundenheit. Naturalia non sunt turpia.
David erinnert sich an jene Zeit, in der Männer noch keinerlei Eindruck auf ihn
machten. Frauen aber durften keinen Eindruck machen. Im Städtchen waren
zwei schöne Mädchen, Sarah Goldenthal und Rifke Kniewisch. Wer mit ihnen
spazieren ging oder sie auch nur ansah, der wurde als verdorben und minderwertig hingestellt. Schürzenjäger konnten sich im Kreise der Frommen nicht
halten. Das Weib wurde, entsprechend der Weltanschauung des Chassids, gering geschätzt. Trotz eifrigen Forschens erinnert sich David an keinerlei Er-

lebnis mit Frauen bis zu seiner Abreise nach Wien. Er hat immer nur gehört, es sei die größte Sünde, an eine Frau zu denken oder sie anzuschauen. Sein Verkehr bestand ausschließlich aus jungen Burschen, die so dachten wie er. Jeder durchreisende Rabbiner predigte gegen die Frauen und warnte vor den Gefahren der Geschlechtslust. Geschäftsreisende, die gelegentlich aus dem Westen in das Städtchen kamen, wurden verachtet, weil sie freiere Ansichten über Religion und Verkehr mit Weibern äußerten.

Nach der Konfirmation (Barmizwa) brachte der Vater den Jungen nach Wien und verschaffte ihm eine Stellung als Praktikant bei einer Textilfirma in Wien, mit der er seit langem in Geschäftsverbindung stand. Der Chef dieser Firma war selbst ein frommer Jude, jedoch nach ungarischer Art, d. h. er trug keine Schläfenlocken, sein Bart war fassoniert und teilweise rasiert. Herr Bergstein besuchte die „Schiffschule“, d. i. ein Tempel, in dem der Gottesdienst nach anderen als chassidischen Grundsätzen abgehalten wird. David hielt Herrn Bergstein, seinen neuen Chef, und den ganzen ungarischen Kreis für tief unter dem heimischen stehend. Was war das für ein Gottesdienst? In diesem Kreise fand man sogar Zionisten, das waren in Davids Augen gottlose Juden, die der Meinung waren, man könne und dürfe durch menschliche Hilfe und aus eigenen Kräften nach Jerusalem streben. Der Zionismus, der auch vom Standpunkte der Psychoanalyse ein ungemein interessantes Problem darstellt, erscheint den frommen Juden (Agudisten) als eine vollkommene Verkennung und Verletzung der Gebote Gottes. Es steht geschrieben, Gott selbst wird seine Hand ausstrecken und das Volk Israel aus der Verbannung in die alte Heimat zurückführen. Es sei lästerlich, durch menschliche Verträge und Organisation dem Erscheinen des immer bevorstehenden Messias vorzugreifen. Die Benützung der heiligen hebräischen Sprache, die zum Verkehre mit Gott auserkoren ist, als Umgangssprache scheint dem Chassid eine Sünde. Die Eröffnung einer hebräischen Universität in Jerusalem haben die ganz Frommen mit einem Fasttage beantwortet, um ihre Trauer auszudrücken. Zu diesen ganz Frommen, Finsterern und Asketen gehörte David, als er nach Wien kam. Es besteht die Vorschrift, am Samstag drei Mahlzeiten zu sich zu nehmen. Die Allerfrömmsten essen noch eine vierte: die Mahlzeit des König David. Herr Bergstein verzichtete auf diese vierte Mahlzeit und David sah deutlich, daß sein ungarischer Chef an Frömmigkeit an die Chassidim nicht heranreichte....

Um so beleidigender waren die Worte, die Herr Bergstein zu Davids Vater, dem alten Rosenbaum, sagte: Ob er denn bedacht habe, daß ein polnisch Jüngel in Wien sehr schnell zum Schegiz (Ungläubigen) werde. In der Tat hält die Zwischenstufe dem Ansturm der westlichen Kultur besser stand als die überhitzte Frömmigkeit des Ostens. Zunächst freilich änderte sich David nicht. Im Gegenteil. Sein erster Quartiergeber in der Leopoldstadt war ihm nicht fromm genug, und er bat um Aufnahme in eine andere Familie, deren buchstabentreues Judentum er aus dem Fenster beobachtet hatte.

Bei seinen geschäftlichen und privaten Rundgängen in Wien mußte er bald bemerken, wie wenig beliebt die Tracht war, die er trug, und das Idiom, das er sprach. In der Elektrischen rückten die Leute von ihm weg, auf der Straße rief man ihm kränkende Reden nach, und bald lernte er auch die stummen Blicke deuten, die so beredt waren wie Worte. Er wußte zwar bei sich, daß alle diese Leute in Wien, sowohl die Christen, als die „Westler“ unter den Juden schmutzige und schlechte Menschen waren. Noch viel später, als er bemerkt hatte, daß sie weit mehr Seife verbrauchten als seine Landsleute und daß man aus dem rituellen

Bade für gewöhnlich schmutziger herauskam als man hineinging, galt ihm alles Heimische und Chassidische für rein und alles Reform-Judentum für unrein. Über das Reform-Judentum ging sein Blick überhaupt nicht hinaus. Das Äußerste an „links" schien ihm der Zionismus.

Trotz so viel Festigkeit der Gesinnung litt er sehr unter den fortwährenden Demütigungen von seiten der Wiener Bevölkerung. Eine Zeitlang hielt ihn der strenge Brauch seiner Vorfahren auch in Wien von Frauen fern. Unter Seinesgleichen konnte er zugängliche Frauen nicht finden und andere Frauen — das sah er schon — waren für den verachteten polnischen Juden nicht zu haben. Einmal begab er sich in ein Bordell — er tat es mit dem Schuldgefühl eines Abfalls vom Gebote — und geriet an eine Dirne, die ihn durch die ordinärsten Beschimpfungen erniedrigte. Sie sagte in einem verächtlichen Tone Moritz zu ihm und daß sie sich vor ihm ekle und, obgleich er einen längeren Aufenthalt ausgehandelt hatte, warf sie ihn vor Erledigung des Geschäftes unter Schmähungen und judenfeindlichem Geschrei hinaus. Seit damals traute er sich nicht mehr zu Prostituierten und begnügte sich mit Masturbation. Freunde gewann er in Wien nicht, er sehnte sich nach Hause, war auch in jedem Jahre zum Osterfeste daheim, aber die Familienverhältnisse erlaubten nicht, daß er blieb.

In diesem Seelenzustande traf ihn das Erlebnis im Dampfbade. Hier war er auf einmal jemand, kein schmutziger Jud, sondern geachtet und geliebt, bekam zärtliche Kosenamen, wurde in Gast- und Kaffeehäuser eingeladen und erhielt auch Geld. Durch einige Jahre ging er jeden Sonntag ins Dampfbad, wo seine Freunde ihn erwarteten und der Kuppelbau des warmen Bassins ersetzte ihm die Heimat. Die Anlage erinnerte an das rituelle Bad, verhielt sich aber zu den schmutzigen Lacken in Galizien wie das Paradies zum Golut (der Verbannung).

Nach Ausbruch des großen Krieges kam die ganze Familie, Vater, Mutter und alle Geschwister nach Wien. Der Vater ergatterte eine geräumige Wohnung und David wurde neuerdings zum Kinde, das die Wogen des Chassidismus umflossen. Denn der Vater war einer der strengsten und nahm David, „den Wiener", in Zucht. David wußte wohl, daß er schwer sündigte. Aber er lief doch alle Sonntage ins Dampfbad, manchmal auch in der Woche unter dem Vorwande von Geschäftsgängen zu Stelldichein mit seinen zärtlichen Freunden. Daß diese Freunde Christen waren, vergrößerte noch das Verbrechen. Im Anfange sagte sich David, daß nur der Umgang mit Frauen von den Rabbinern verworfen wird. Von einem Umgange mit Männern wurde in diesen Kreisen so gut wie nie gesprochen. Einen homosexuellen Chassid kann sich David gar nicht vorstellen.

Die Voraussage des Herrn Bergstein war in einem schrecklicheren Sinne in Erfüllung gegangen, als irgend jemand ahnte. Aber auch die Frömmigkeit Davids geriet um diese Zeit ins Wanken. Er wurde von anderen Handlungsgehilfen in sozialistische Versammlungen mitgenommen, und was die Redner da vorbrachten („Religion ist das Opium der Völker"), die Einteilung der Menschen in Ausbeuter und Ausgebeutete, anstatt in Chassidim und Westler, schien ihm nicht immer unberechtigt. Er begann zu ahnen, daß auch unter Chassidim Lumpen sein können, ja daß im Chassidismus an sich sehr viele Heuchelei und in den Reden der Rabbiner bewußte Irreführung stecken könnte. David geriet so in eine unhaltbare Mittelstellung. Er schwankte zwischen Chassidismus und Reformjudentum. Reformjudentum beinhaltete für ihn Zionismus, Sozialismus, Umgang mit Mädchen. Der Vater merkte, wie der Sohn dem Glauben der Väter entglitt, und veranlaßte ihn zu heiraten. Die Absicht bestand und besteht noch,

David mit seiner inzwischen zugewachsenen Familie nach Galizien zurückzuschicken. Der Vater denkt, daß David nur so dem Chassidismus zurückgewonnen werden könnte.

Was man in anderen Analysen mühsam und in wochenlanger Arbeit zutage fördert, das brachte David wie auf einem Präsentierteller in die Analyse mit. Der Vater reizt David sexuell. Wenn er den Vater nackt sieht, zu Hause oder im rituellen Bade, gerät er in Erregung. Bei häuslichen Streitigkeiten stellt er sich auf die Seite der Mutter. Wir verstehen, daß er sich mit der Mutter identifiziert. Er wirft dem Vater vor, daß dieser vor lauter Gottesdienst und Gebeten das Geschäft vernachlässige. David findet es in Anbetracht seines „Homo" ganz natürlich, daß der Vater ihn sexuell erregt. Er ist merkwürdigerweise der Meinung, daß normal empfindende Menschen von der Mutter geradeso beeinflußt würden wie er vom Vater.

Außer dem Vater reizen ihn nur noch ältere, bärtige Chassidim, wie eingangs beschrieben. Seine Freunde aus dem Dampfbad sucht er seit Jahren nicht mehr auf, und wenn er ihnen begegnet, machen sie keinen sexuellen Eindruck mehr auf ihn. In der Gasse, wo er wohnt, läuft ein Jude geschäftig auf und ab. David glaubt, daß er ein Schochet (ein Schächter) ist, also eine rituelle Amtsperson. Zu diesem unbekannten Manne fühlt er sich hingezogen. Er will ihn einmal ansprechen, obgleich er kaum Hoffnung hat, daß der andere ihn verstehen würde. Er hat bemerkt, daß dieselben Chassidim, die ihn reizen, wenn er sie in ihrer Tracht erblickt, ihn kalt lassen, wenn sie nackt sind. Er fühlt sich auf dem Rückwege von der Homosexualität. Durch die Analyse hat er seine Perversität dann fast vollständig verloren. Er hatte den besten Willen, normal zu werden, und er wurde es. Schon während der Analyse verkehrte er in der erlaubten Zeit täglich und mehrmals täglich mit seiner Frau. Dabei entwickelte er mir die Absicht, er wolle zu einem frommen Rabbi gehen und sich ihm enthüllen. Das war Widerstand. Er drohte, von mir weg zum Chassidismus zurückzukehren. Er sagte, man müsse ihm ausnahmsweise erlauben, daß er leichte Mädchen aufsuche, um an ihnen normal werden zu können. Ob ich wohl glaube, daß ihm der Rabbiner (deute Vater) so etwas erlauben würde. Er beneidet den Vater um seine Fähigkeit, lustvoll mit der Mutter zu verkehren. Von einer Geschäftsreise sei der Vater früher als beabsichtigt zurückgekommen, vermutlich, weil er es nicht länger ohne die Mutter ausgehalten habe. Manchmal schaut er mich zweifelnd an und sagt: „daß einer ein anständiger Mensch sein soll und kein Chassid, kommt mir unmöglich vor. Die Chassidim sind die Reinen. Ich weiß, daß sie schmutzig und verlaust sind. Trotzdem scheinen sie mir rein. Ihre Geschlechtsorgane sind rein...."

Während der aktiven homosexuellen Periode hat David viel onaniert. Seitdem er verheiratet ist, onaniert er nicht mehr. Er hatte damals narzistische Phantasien auf seinen eigenen Körper. Damals fühlte er sich geliebt und deshalb liebte er auch sich selber. „Jetzt", sagte er, „scheint mir, daß niemand mich liebt."

Man muß hinzufügen, daß auch Gott ihn nicht mehr liebt. Religiöse Erziehung und Sexualität sind bei ihm nicht zu trennen. Wir erkennen den Chassid, der ihn reizt, als sein Ich-Ideal. Durch seine Entfernung vom Chassidismus hat er sich mindestens so schuldig gemacht als durch die Homosexualität. Wenn ich ihm aber sage, daß er klar werden müsse, was er wolle, und vielleicht sei es das beste für ihn, zum Chassidismus zurückzukehren, dann wird er verstimmt. Er hat mir nicht die Aufgabe zugebilligt, ihn ins Ghetto zurückzuschicken.

Er will jetzt durch mein Beispiel frei werden wie ich. Ich soll-sein neues Ich-Ideal werden. Mit meiner Hilfe will er von der Homosexualität und zugleich vom Chassidismus loskommen, von der Regression in die eigene Kindheit zurückkehren.

Wir haben oft Patienten, die uns für ihre Zwecke benützen wollen. Ich hatte eine Dame mit Angstzuständen, die mich gleich in der ersten Sitzung (es kam zu keiner zweiten) bat, ich solle ihrem Manne sagen, daß er sie für den Fall seines Todes materiell -sicherstelle. Andere, die von der verruchten Psychoanalyse gehört haben, wollen sich einen Liebhaber verschreiben lassen. Manchmal merkt man erst spät, was die Patienten im Schilde führen. Man kann sich ihrer Absichten oftmals nicht erwehren. Der Weg Davids führte vom orthodoxen Judentum hinweg, und die Analyse sollte eine Etappe werden auf diesem Wege. Sie wurde es, trotzdem ich aus Leibeskräften die Übertragung aufdeckte. Davids geringe Intelligenz und Bildung waren stärker als ich. Er hatte ein Junktim zwischen sexueller Inversion und Chassichismus erzeugt. Deshalb reizen ihn nur mehr Chassidim. Er verlangt das Unmögliche: der Rabbiner sollte selbst ihm erlauben zu sündigen.

Eines Tages erscheint er bei mir ohne Bart. Er ist rasiert, ist ein Schegiz geworden. Seine Frau war ganz entsetzt, als sie ihn erblickte. Wie zum Trotz hat er gerade den Tag vor dem Passahfeste zu dieser Veränderung gewählt. Er wird vor Abend bei seinem Vater erscheinen und ihm durch den Anblick des rasierten Sohnes Kummer bereiten. Die feindliche Handlung ist offenkundig. Er will allerdings sagen, daß der Friseur sich geirrt habe. Aber der Vater wird ihm das nicht glauben. Mir selbst symbolisiert das Schermesser zugleich die Abkehr von der Homosexualität.

Im Gegensatze zu den Fällen unbewußter Homosexualität konnte ich bei dem bewußt invertierten David kaum eine Spur von Kriminalität finden, es sei denn der Abfall vom Glauben der Väter, in dem sowohl Ulrich als David aufgewachsen waren. So ein Abfall wird freilich in diesen Kreisen für schlimmer eingeschätzt als Raub und Diebstahl. Ich bemerke, daß in den Träumen der bewußt Invertierten auch die Motive des Verkehrten, von rückwärts, vorne und hinten, links und rechts fast gar nicht vorkommen. Da die Inversion nicht verdrängt ist, liegt kein Anlaß vor, von ihr in Symbolen zu träumen.

Davids Träume sind im Gegensatze zu dem hochgebildeten Ulrich ziemlich dürftig und deuten sich meistens von selbst.

Traum 1. Vater kommt von einem Bethaus oder einer anderen chassidischen Zusammenkunft, und ich habe ihn auf verschiedenen Wegen geführt. Vater wollte andere Wege gehen, aber ich habe mich besser ausgekannt und sagte, hier ist es besser zu gehen.

Traum 2. Ich war mit meinen unverheirateten Schwägern; das sind moderne Menschen. Auch meine Kinder waren da (er ist also modern geworden). Wir haben gegessen, und sie haben sich gefreut. Auch von meinem Vater wurde gesprochen, daß er, wie alle Chassidim, ein Schwindler ist. Ich habe ihn verteidigt. Der Schwager sagt: „Er ist eigentlich nicht mehr Schwindler als die anderen, eher weniger, und ich werde ihm eine Gefälligkeit erweisen.“

Traum 3. Ich bin mit meinem ältesten Bruder gefahren oder gegangen, und ich habe ihm meinen Zustand erklären wollen. Aber ich habe nicht die Gelegenheit gehabt, ihm alles zu erzählen. Dann war ich bei einem Rabbiner und sage ihm: „Ich denke immer an die Männer, obgleich ich nicht mit ihnen verkehre. Warum denke ich an die Männer?“ Er hat mir erklärt, was in einem Buche geschrieben: „Man muß sich doch nicht jeden Menschen als Gott vorstellen. Gott muß ein Ideal sein.“

Hiezu als Einfall die beiden wichtigsten Religionssätze: „Du sollst den Ewigen lieben mit deinem ganzen Herzen (veohafto adonai...)" und das andere: „Liebe deinen Nächsten wie dich selbst (veohafto lereacho komoicho)". Man sieht auch hier die Homosexualisierung religiöser Leitsätze, ganz wie im Falle Ulrichs, der seinen Konfirmationsspruch („Freue dich mit dem Herrn aller Wege") wörtlich nahm. Die Linie Davids führt vom Chassid — nur der Chassid kann als „Nächster" in Betracht kommen — über Rabbi und Vater bis zu Gott.

Traum 4. Ich war in einem Bethaus und da war plötzlich einer tot. Er war so ein erhabener Jud in diesem Tempel. Die Leute sind hingegangen. Mich hat das nicht interessiert (Tote anzuschauen ist eine gute Tat der Frommen, David ist nicht mehr fromm. Sein Glaube ist tot. Sein Vater ist tot. Aber dann bekommt er es doch mit der Angst zu tun): Ich fahre in die Höhe, die Häuser waren sehr tief (Himmelfahrt?), und ich habe geglaubt, man will mich hinunterwerfen, damit ich tot bin. Aus meinen Zetteln in der Brieftasche (er bringt mir die Träume auf Zetteln) wird man sehen, wer ich bin. Ängstliches Gefühl....

Traum 5. Ich habe auf den Schochet gewartet (das ist der geheimnisvolle Jude, der auf der Gasse geschäftig hin und her läuft und David erregt). Er ist richtig vorbeigekommen, und ich habe ihn angesprochen. Ich wollte ihn fragen, wie er heißt. Er hat ausweichend geantwortet. Er hat sich nicht einmal recht umgeschaut nach mir. Ich habe mir gedacht, wenn ich wüßte, wie er heißt, würde ich ihn ganz laufen lassen (auch im Volksmärchen verlieren die Gespenster ihre Kraft, wenn man sie beim Namen nennt. „Oh, wie gut, daß niemand weiß, daß ich Rumpelstilzchen heiß." Der Name Gottes darf nicht ausgesprochen werden). Dann glaube ich zum Schlusse, ich bin im Bett gelegen und das Dienstmädchen hat sich zu mir gelegt (also endlich hetero). Meine Frau sagt: So eine Frechheit. Aber das Mädchen hat sich in mich verliebt (es liebt ihn wieder wer, der sich solange ungeliebt fühlte).

Traum 6. Ein Jude ist zu meinem Vater gekommen, um Ware zu kaufen. Ich wollte den Vater rufen, er hat gerade den Gebetmantel umgehabt. Vater ist davongelaufen zum Beten. Ich sage: Vater, jetzt ist eine Kundschaft da. Vater sagt: Zuerst muß ich beten gehen. Ich habe mich aufgeregt: Die Kundschaft wird ja nicht so lange warten, was bist du für ein Kaufmann? Jetzt geht er beten, wenn eine Kundschaft da ist.

Traum 7. Versöhnungstag in einem Tempel. Aber nicht lauter Chassidim. Gegen Nile (Ende des Gottesdienstes) sind die paar Frommen weggegangen. Ich bin noch dageblieben unter den Reformierten. Die Frommen sind nicht zurückgekommen. Die Reformierten haben weiter gebetet. Ich wollte die Frommen suchen, habe sie aber nicht getroffen und da bin ich zurückgegangen zu den Reformierten. Ich glaube, es war auch ein Fräulein darunter (er hat seine Homosexualität an die Orthodoxie gehängt. Das Fräulein findet er nur unter Reformierten).

Traum 8. Ich bin in eine Trafik gegangen. Hinter dem Tische sind einige Verkäuferinnen gestanden. Ich bin zu einer gegangen und habe Dames verlangt. Das ist die Sorte, die ich rauche. Einige sind auf dem Pulte gelegen. Sie hat gesagt: Bitte. Ich habe gefragt, was ich zahle, hat sie mir eine sehr hohe Summe genannt: achtzehn (Patient sagt, achtzehn sei dem Zahlenwerte nach Chajim, d. i. das Leben! Sollten ihn die Dames das ewige Leben kosten?). Ich habe gesagt: Das ist zuviel. Dann habe ich gesehen, daß die Zigaretten keine Dames waren, sondern eine andere Sorte.

Sechzehntes Kapitel

Zwangsneurose

Johann G., 46 Jahre alt, ist ein kleiner Hutmacher in der Vorstadt. Ein Fabrikant ist sein Gönner und bringt ihn zu mir in die Ordination. G. leidet an Zwangshandlungen, die ihn so verfolgen, daß er keine Arbeit rechtzeitig abliefern kann. Er fürchtet immer, der Fertigware könnte ein Makel anhaften, eine Unreinlichkeit, ein Stäubchen oder Sandkorn und oft, wenn er die Ware zur Ablieferung schon verpackt, muß er sie wieder auspacken. Der Schatten des Papieres, der beim Einpacken entsteht, erschreckt ihn, und er muß wieder öffnen. Der Fabrikant sagt, daß G. sonst ein hervorragender Qualitätsarbeiter sei und ob ich diese ungeheuerliche Belastung nicht beseitigen könnte. G. war schon vorher bei Alfred Adler gewesen und der hat ihm gesagt, der Fall sei klar: G. wolle nicht Hutmacher sein, der Beruf freue ihn nicht und deshalb dieses Arrangement, das ihn mit der Zeit an den Bettelstab bringen müsse. Als G. einwendete, daß er seinen Beruf besonders gut verstehe und sogar einige Erfindungen gemacht habe, sagte Adler: ,,Aha, Sie glauben, daß Sie großartige Ideen haben, Ihre Beschäftigung dünkt Ihnen zu gering und daher das Ganze.'' Die Psychoanalyse brachte andere Motive zutage.

G. stammt aus einer Hutmacherfamilie. Sein Vater (1898 an Tuberkulose gestorben) war Hutmacher, sein Bruder Eduard (1919 an Tuberkulose gestorben) desgleichen. Ein anderer Bruder, Karl, der Magistratsbeamter war, ist 1914 samt seiner Frau bei einer Kahnfahrt im Neusiedlersee ertrunken. Johann G., mein Patient, arbeitete mit Eduard in der Werkstätte, die sie vom Vater übernommen hatten, und als Eduard 1919 starb, führte Johann das Geschäft allein weiter und lebt mit der Gefährtin Eduards, Marie, in gemeinsamem Haushalte. Marie war einmal katholisch verheiratet, ist geschieden und deshalb konnte Eduard sie nicht heiraten. Johann übernahm sie mit der anderen Erbschaft seines Bruders. Auch er kann sie aus dem mitgeteilten Grunde nicht heiraten (siehe Traum 10 vom Seipel). Sie wohnen in der gleichen Stube, aber er verkehrt nicht mit ihr, hat überhaupt noch nie im Leben den Geschlechtsverkehr ausgeführt. Masturbation mäßigen Grades seit dem 13. Lebensjahre. Er hat eine Phimose, eigentlich nur eine Verwachsung des Frenulums, und der Versuch des Koitus, den er einmal mit Marie unternahm, war so schmerzhaft, daß er endgültig darauf verzichtete.

G. ist ein rothaariger, phthisischer, etwas ausgemergelter Typ, sehr höflich, mit rundlichen Handbewegungen, die einen unaufrichtigen Eindruck machen. Er wolle durchaus gesund werden, überdies durch absolute Aufrichtigkeit der Wissenschaft dienen. Ich könne mich darauf verlassen, daß er kein Mißverständnis aufkommen lassen werde, natürlich soweit es an ihm liege, denn soweit es nicht an ihm liege usw. in Redensarten.

Seine Krankheit begann im 13. Lebensjahre mit einem heftigen Ausbruche von Zwangsideen und Zwangshandlungen, besserte sich nach einem nahezu deliranten Jahre und wurde später im Felde — er mußte für einige Monate an die Front — fast ganz gut, um nach der Heimkehr wiederzukommen. Seit dem Tode Eduards (1919) wird die Krankheit immer schlechter und ist derzeit unerträglich. Er könne gar nichts mehr fertigbringen, habe ein verwickeltes Zeremoniell von früh bis abends, das er mir einmal schriftlich schildern will. Auch die endlose Reihe der früheren Zwangshandlungen, die im Verlaufe der Jahre öfters gewechselt haben, wolle er mir schriftlich bringen. Aber er brachte nichts. Hätte ich ihm seine Mitteilungen nicht abgelistet, so wüßte ich bis heute nichts davon. Unter allerlei Ausreden, aber nie mit der Wahrheit, daß er seine Gewohnheiten nicht preisgeben wolle, verschob er die schriftlichen Mitteilungen von Stunde zu Stunde.

Die Mutter ist 1911 gestorben. In der Kindheit litt er viel an fieberhaften Krankheiten und mußte gepflegt werden. Er war schon bei der Geburt nicht stark und um das auszugleichen, soll er über 12 Monate lang an der Brust gewesen sein. Sechs Jahre alt, sei er schon in eine Verkäuferin verliebt gewesen, die ihm wie ein höheres Wesen erschien (Mutter-Ersatz). Als er um diese Zeit zur Schule mußte, war sein Lieblingsspiel „die Mutter sein". Er richtete sich mit beiden Händen eingebildete Haarnadeln, stopfte die Bettdecke in den Bettfalz, bis die Mutter, die ihn zur Schule brachte, ungeduldig wurde. Dann ging er und hatte unterwegs den Zwangsimpuls, an jedem Gaskandelaber aufwärts und abwärts zu blicken. Die Mutter sagte: „Komm weiter!" und schleppte ihn am Arme vorwärts. Der unbewußte Zweck scheint gewesen zu sein, den Schulgang, der ihn von der Mutter trennte, zu verzögern[1]. Aber die Angelegenheit liegt soweit zurück, daß ausreichende Aufklärungen nicht mehr möglich sind.

Im 13. Lebensjahre brach eine Art Wahnsinn bei ihm aus, so daß er aus der Schule genommen werden mußte. Er erinnert sich an einen Zettel: „Johann G. kann wegen Wahnideen die Schule nicht besuchen." Die Psychiater auf der Klinik Krafft-Ebing bezeichneten die Krankheit angeblich als „Fett- und Schmutzekel". Nichts war ihm rein genug. Sich selbst wusch er dreimal. Die Zahl „drei" spielte damals und später die wichtigste Rolle. Er führt das auf den Ausspruch des Vaters zurück: Aller guten Dinge sind drei. Aber auch die Mutter sagte das, wenn von ihren drei Söhnen die Rede war. Der Zwang zur drei war so groß, daß er in der Nacht erwachte und mit Schrecken feststellte, daß er sich abends nur einmal gewaschen hatte. Er stand dann so leise als möglich auf und schlich auf den Zehen, damit die schlafenden Eltern und Brüder nichts merkten, unendlich langsam und unendlich vorsichtig in die Küche, um sich noch zweimal zu waschen. Das dauerte stundenlang und brachte ihn sehr herunter.

Auf der Straße konnte er nur in der Straßenmitte gehen, um weder links noch rechts an die Mauer zu streifen. Er gibt selbst die Erklärung: Nur ja nichts Unrechtes tun, nicht rechts, nicht links vom Wege weichen. Besonders interessiert war er an Zeichnen und Physik. Aber gerade in diesen Lieblingsfächern plagte ihn der Zwang. Wenn er Zeichnungen mit Brot reinigte, wie das in der Schule üblich ist, bildete er sich ein, es sei etwas Fett im Brote gewesen und das

---

[1] Verzögerung, Stillstellung der Zeit ist ein Sinn und Zweck aller Zwangshandlungen. Jede Zwangshandlung hält auf.

Blatt sei nun beschmutzt. Er wollte sich ein Goldblattelektroskop herstellen, konnte aber mit der Reinigung der Flasche niemals fertig werden, bevor er die Goldblätter hineinsteckte (hier drängt sich der Gedanke an Koitus-Symbolik auf; Analerotik).

Beim Analytiker wird der Verdacht rege werden: Wo Reinlichkeitstrieb ist, muß viel Schmutztrieb sein. Kriminalität? Frühzeitig erwachte Sexualität? Beides wird geleugnet. Er hätte von sexuellen Dingen erst sehr spät erfahren. Selbst von seiner Phimose habe er lange Zeit nichts gewußt, bis er beim Militär (1917) erst davon erfuhr. Und doch hatte er erzählt, daß er schon mit sechs Jahren verliebt gewesen sei.

Einmal wurde das Kind zu einem Wiesenfeste mitgenommen. Im Gedränge bekam er Angst, er könnte einer Frau unabsichtlich die Brust gestoßen haben, so daß sie an Krebs erkranke. Ein voller Busen ist für ihn bis auf den heutigen Tag eine Liebesbedingung. Er will überhaupt die längste Zeit vom Unterschiede der Geschlechter nicht mehr gewußt haben als die weiblichen Brüste. Als er später seine einzige große Liebe hatte, war es der hohe Busen einer Gemüsehändlerin, der ihn anzog. Besonders gefiel ihm, daß diese Frau nichts davon herzeigte und selbst im Sommer hochgeschlossen ging. In seiner Lehrzeit strich er durch die Gassen der Prostituierten mit heimlichem Grauen und hatte das Gefühl, daß die Männer irgendwie am weiblichen Busen manipulierten. Hieher gehört auch sein Zwang: Alles muß abgerundet, nichts darf eckig sein. Diese Überwertung des Busens kann — wenn man will — mit dem ungewöhnlich späten Absetzen des Brustkindes in Zusammenhang gebracht werden. Die Angst, er könnte eine Frau im Gedränge gestoßen und zu schwerem Schaden gebracht haben, entspricht dem Wunsche, die Mutter zu verletzen. Dieser kleine Ödipus hat sich zum Dank für die lange Säuglingsschaft in einen Liebhaber des mütterlichen Busens verwandelt und aus Haß des Verschmähten ist er feindlich gegen die Mutter eingestellt. Er hat seine Mutter verschluckt, deshalb spielt er sie, wenn er zur Schule gehen soll und lieber zu Hause bleiben will.

In einem späteren Stadium der Analyse trat eine koprophile Erinnerung hervor, die den Reinlichkeitsdrang beleuchtet. Der Junge hielt bei der Defäkation die Hand unter und was er da spürte, erzeugte Erektionen (vgl. hiemit das Goldblattelektroskop).

Später kam zu dieser Analerotik der scheinbar dazugehörige Sadismus, welcher in seinen Dimensionen fast unübersehbar ist. Der Sadismus wurde zu seinem eigentlichen Sexualleben und trat allenthalben in vollkommener, aber durchsichtiger Verkehrung in sein Gegenteil auf: Opferbereitschaft und äußerstes Mitleid mit aller Kreatur. So sagte er mir einmal, er sei seinem Gönner, dem Fabrikanten, so dankbar, daß er ihn zu mir gebracht habe; sonst hätte er ja zugrunde gehen müssen. Er wolle dem Wohltäter seine Dankbarkeit beweisen und habe sich etwas ausgedacht: Er sei bereit, ein Stück Haut seines Leibes zu opfern, wenn vielleicht eine Hauttransplantation bei dem Fabrikanten nötig würde. Armer Wohltäter! Es muß ihn also erst ein furchtbares Unglück treffen, eine ausgedehnte Verbrennung etwa, damit die Dankbarkeit seines Schützlings in Erscheinung tritt. Nach diesem Schema sind alle Lieblingsphantasien, Träume und Zwangshandlungen Johann G.s gebaut. Im Bewußtsein steht eine schöne und Unheil verhütende Tat. Aber im Hintergrunde lodert die Hölle, wie auf einem Bilde des Orbis pictus, von dem G. aus seiner Knabenzeit berichtet. Dargestellt waren die gefallenen Engel und der Teufel, nackt von rückwärts, der das Tor des Inferno öffnet.

Immer zogen ihn auf Bildern nackte oder akrobatisch gekleidete Männer an. Siemirádzkis Bild: „Die lebenden Fackeln des Nero" machten den größten Eindruck. Weniger die brennenden Christen als die halbnackten Schergen, die das Feuer schürten. Als er dieses Bild zum ersten Male sah, war er etwa acht Jahre alt. So früh erwachte in ihm das Triebleben. Er sah diese Vorliebe für nackte Männer schon damals als unrecht an und diktierte sich als Sühne, daß er zu Hause blieb, wenn die anderen in den Zirkus gingen, wo man solche Akrobaten sehen kann. Er vertiefte sich in Bücher, die von Foltern und Hexenverbrennungen berichteten. Andererseits war er so vorsichtig, daß er Vögel mit Brotkrumen, die er in der Rocktasche hatte, nicht füttern wollte. Das Brot könnte neben Kupfergeld gelegen sein und die Tiere vergiften. Als er einmal eine Fledermaus sah, die sich in Kletten gefangen hatte, rührte ihn die Not des Tieres zu Tränen. Als er in die Lehre kam, interessierten ihn besonders die Einrichtungen der Fabrik zur Verhütung von Unfällen. Wenn er hört, daß jemand sich verletzt hat, dann fühlt er noch heute ein Ziehen in den Oberschenkeln. Ebenso wenn er jemanden einen Landungssteg hinausgehen sieht oder wenn einer vor ihm eine Leiter hinaufsteigt (Verwunden, Ertrinken, Hinabstürzen). In einem besonderen Verhältnisse steht Johann G. zum Feuer. Wenn er, um Feuer anzufachen, in den Ofen bläst, bekommt er Kopfschmerzen und Schwindel. Die Feuerwehr und ihre Verbesserung sind immerwährend Gegenstand seiner Sorge. Ein Feuerwerk zu sehen, ist für ihn ein mit höchster Besorgnis gemischter Genuß. Von allen Gedichten machte auf ihn Schillers Glocke den größten Eindruck, nämlich die Schilderung des Großfeuers.

Traum 1. Ich bin mit jemandem gegangen: Mutter, Geschwister und Marie (die ganze Familie). Gegen drei oder vier höre ich die Feuerwehr, die Signale und auch das Vibrieren des Hornes, wie der Bläser über das holperige Pflaster dahinsaust (die Wucht des Feuers ist ersetzt durch die Wucht des anfahrenden Löschtrains; das Böse durch das Gute). Ich denke mir, ich räume die Pflastersteine aus dem Wege, damit niemand darüber stolpere (des Guten schon zuviel und deshalb verdächtig). Ich bin hinausgegangen, dort sind ein paar Mädel gestanden und eine sagt: „Schau, es läßt schon nach, dürfte schon im Erlöschen sein. Das Rote verschwindet schon." Da habe ich mir gedacht: Schaust gar nicht mehr hin (er macht sich endlich an das weibliche Geschlecht heran. Der furchtbare Trieb zum Bösen läßt schon nach. Es ist nicht nötig, hinzuschauen, d. h. es dem Analytiker zu gestehen. Es wird von selbst aufhören).

Er ist außerordentlich gefühlvoll. Gedichte, die Schuld und Sühne enthalten, sagen ihm am meisten. Aus der Schulzeit: Frau Hütt. Die stolze Frau gibt dem Kinde der Bettlerin (das ist er selbst) statt Almosen einen Stein. Sie wird unter Donner und Blitz selbst in Stein verwandelt. Ferner: Chamissos Der Glockenguß zu Breslau. Ein Meister ersticht seinen Lehrling (wiederum ihn) und wird dafür hingerichtet.

Traum 2. Ich bin vor dem schadhaften Ofen gestanden, der aus drei Teilen bestand (immer wieder drei, sie waren drei Brüder). Das mittlere Stück war verschoben, so daß ich mir gedacht habe, es wird Kohlendunst ausströmen. Jedenfalls durch die Erschütterung der Lastenautos (außer der Vergiftungsphantasie spielt dieser Traum auf die Analyse an und zeigt den Widerstand: Das Böse könnte herauskommen. Meine Fenster gingen auf die Lastenstraße und die Fenster zitterten, wenn schwere Autos vorbeikamen).

Traum 3. Ich bin zu einem Wachposten gegangen, der den Verkehr regelt (das Gewissen), und habe ihn aufmerksam gemacht, daß ein Auto ein Rad verlieren werde. Er macht einen Pfiff und sagt: „Wenn das Auto einen Defekt hat, dann dürfen Sie nicht über die Ringstraße fahren" (nicht heiraten!). Im nächsten Momente springen zwei Pneumatiks weg, das Auto ist dann etwas schief gefahren und gleich darauf stehen geblieben. Vier Personen steigen lachend aus, weil nichts geschehen ist (seine ganze Familie. Er ist also unschuldig an den Todesfällen). Ich habe den Chauffeur aufmerksam gemacht, daß er auf meine Veranlassung aufgehalten wurde, und sage: „Haben sie den Pfiff nicht gehört?"

Wieder hat er ein Malheur abgewendet. Man kann ihn nicht beschuldigen. Wer sich so hartnäckig entschuldigt, klagt sich an. Und wessen? Dieser Mann hat seine ganze Familie verloren. Er ist ein Zwangscharakter, glaubt also an die Allmacht seiner Gedanken (Freud). Er ist schuldig am Tode jedes einzelnen, ohne sich dessen klar bewußt zu sein. Er sagt oft nach Chamisso: „Er sieht's und will's nicht sehen." Er meint damit, daß er ja sehen könnte, wie seine Hüte zur Ablieferung vollkommen genug seien. Aber er will's nicht sehen. Nie ist ihm eine Arbeit vollkommen genug. Er möchte lieber blind sein, als so weiterleben (vgl. Selbstblendung des Ödipus). Es ist ihm gar nicht recht, daß ich sein Nichtsehenwollen als Seelenblindheit für kriminelle und perverse Triebe deute. Aber er bringt doch Bestätigungen. Er kann eine Lade nicht schließen, er muß sie wieder vorziehen, ob nicht etwas herausschaut, ebenso beim Öffnen einer Mappe. Bei manchen Handlungen darf ihm niemand zuschauen. So wenn er eine Lade einräumt oder ordnet (die Lade ist seine häßliche Innenseele. Da darf nichts herausschauen).

Mit der Mutter stand er immer gut. Nur in ihren letzten Lebensjahren trübte sich das Verhältnis. Sein Bruder Karl wollte heiraten und die Mutter war aus egoistischen Gründen dagegen. Da Patient das für ungerecht hielt, hatte er endlose Auseinandersetzungen mit der Mutter. Er betont, daß es nicht in seinem eigenen Interesse geschehen sei. Schließlich konnte er den Gedanken nicht mehr unterdrücken: Sie ist nur ein Hindernis, am besten, wenn sie tot wäre. Damals war er schon 30 Jahre alt. Als sie kurze Zeit darauf starb, übte er eine Zwangshandlung, die deutlich sein Schuldbewußtsein zeigt. Er versuchte mit einem Lichtstumpfe den Luftzug an der Türe, die vom Wohnzimmer in die Küche führt: oben und unten. So kann man nämlich feststellen, ob es aus der Küche in das Zimmer zieht oder umgekehrt. Zwischen ihm und der kranken Mutter bestand da eine Meinungsverschiedenheit. Sie bat ihn, daß er die Türe geschlossen halte, und er sagte, das sei nicht nötig. Nach ihrem Tode wollte er sein Gewissen beruhigen, ob er sie nicht durch Zugluft geschädigt habe. Das ist sehr feinfühlig. Noch besser wäre es gewesen, wenn er sich zu Lebzeiten der Mutter von der Windrichtung überzeugt hätte.

Nach dem Tode der Mutter trat in seiner Krankheit eine Wendung ein. Er sagt: „Ich war so traurig, daß mir alles gleich war. Ich habe die Hüte abgeliefert, ohne sie besonders zu beachten." Er stellt also eine auffallende Besserung der Krankheit als Trauer um seine Mutter hin. So verdreht ist alles, was der Krankheitsdämon produziert. In Wirklichkeit war das Es so befriedigt über den Tod, daß es ihn für eine Zeitlang aus seinen Klauen entließ. Man könnte auch sagen: Seine Zwangshandlungen hatten den Zweck, die bösen Gedanken gegen die Mutter zu kompensieren und zu bestrafen. „Wenn ich nicht alles dreimal mache, stirbt die Mutter", oder „wenn das kleinste Stäubchen auf dem Hute zurückbleibt, muß sie sterben". Das ist ja der Mechanismus, nach dem die Zwangshandlungen gewöhnlich arbeiten. Johann G. ist sich solcher Verbindungen zwischen Unheil und Zwangshandlungen nicht bewußt. Das Junktim fällt bei ihm schon in die unbewußte Region. So ist er sich seines Sadismus vor der Behandlung nicht bewußt gewesen. Er wußte nur, daß er mit übermenschlicher Sorgfalt alles vermeidet, was Unheil stiften könnte. Wenn im Geschäfte ein Stoß Hüte auf dem Tische liegt und Sortierzettel hängen daran herunter, muß Johann sich ängstlich an die Wand drücken, möglichst weit von den hängenden Zetteln (Genitale) entfernt, um nur ja nicht anzukommen.

Als sein Bruder Karl 1914 samt seiner Frau ums Leben kam, erinnerte er sich, daß er genau zehn Jahre vorher 1904 die deutliche Ahnung gehabt habe, daß sein Bruder sterben müsse. Damals habe ihn schreckliche Angst gepackt. Er mußte ins Nebenzimmer, wo der Bruder lag, um sich zu überzeugen, daß er am Leben war. Analytiker verstehen, daß diese Angst einem unbewußten Wunsche entspricht. Auf den angeblich genauen Termin von zehn Jahren gebe ich nichts.

Als der andere Bruder Eduard 1919 erkrankte und starb, war die feindliche Einstellung des Patienten schon etwas deutlicher. Aber immer noch war sie in das Gewand einer fadenscheinigen Sittlichkeit gekleidet. Wenn der Kranke bat, Johann möge das Fenster schließen, tat Johann das nicht und begründete die häßliche Handlung folgendermaßen: Wenn ich bei der kranken Mutter den Anordnungen entgegengearbeitet habe, darf ich den Bruder nicht besser behandeln.

Nach Eduards Tode übernahm Johann mit dem Geschäfte und den Möbeln auch die Marie. Sie führt ihm die Wirtschaft und ist „ein guter Kerl". Zum Dank dafür haßt er sie, ohne sich dessen bewußt zu werden. Sie gefällt ihm gar nicht, weil sie dürr ist und ohne Busen. Seit dem Tode des Bruders haben sich die Zwangshandlungen so verstärkt, daß Johann sich und die Marie beinahe zugrunde gerichtet hat. Da er nichts abliefert, erhält er auch keine Aufträge mehr und Schmalhans ist Küchenmeister. Marie hat Verwandte in Böhmen und könnte zu ihnen ziehen. Mehrmals hat sie diese Absicht geäußert. Aber Johann läßt sie nicht. Er hält es für seine Pflicht, das Vermächtnis des Bruders zu behalten. Unbewußt quält er sie zu Tode.

Während der analytischen Besprechungen, die ihn gegen heftigen Widerspruch von seiner sadistischen Anlage und dem fehlerhaften Mechanismus (Allmacht der Gedanken) überzeugen, gelingt es mir, ihn zur Operation seiner Phimose zu bewegen. Nach der Operation versucht er den Koitus bei Marie, der — wenn auch ohne Begeisterung — gelingt und wiederholt wird. Die Gewißheit, daß er den Verkehr ausüben kann wie ein anderer Mann, hat außerordentlich günstigen Einfluß auf die Stimmung. Die Zwangshandlungen werden aufgerollt wie eine zurückweichende Front. Patient, der schließlich die Kur gegen meinen Rat vorzeitig abbricht, war der Meinung, daß er nun genügend gesund sei, um weiterer Aufklärungen von meiner Seite zu entraten. Da die aufgedeckten fehlerhaften Mechanismen den Menschen geräuschlos verlassen, ohne daß man das Wesen der Auflösung bemerkt, war Patient geneigt, seine Besserung der Operation zuzuschreiben. Ich selbst kann nicht sagen, wieviel der Besserung dieses schwierigen Falles, der sich teilweise an den Grenzen des Wahnsinnes bewegte, der Operation und wieviel meiner Arbeit zuzuschreiben ist. Aber die Operation war ja schon die Frucht meiner Arbeit, sonst hätte er sich schon früher operieren lassen. Er konnte diesen Entschluß vor meiner Mithilfe weder fassen noch durchführen.

Einiges aus dem Leben des Kranken: Wenn er durch Lärm, Türenschlagen oder ähnliches erwacht, kann er nicht aufstehen. Er muß aus eigener Kraft erwachen. Er versucht dann wieder einzuschlafen und ist verzweifelt, wenn es nicht gelingt. So verzögert sich schon das Aufstehen. — Wenn er das Nachthemd ablegt, entsteht eine Schattenwirkung. Es könnte etwas zwischen dem Hemde und dem Laken sein („es ist etwas dazwischen"). Das geht angeblich auf die Redensart des Vaters zurück: „Ich trau meinen Augen nicht". Hierher gehört auch das: „Er sieht's und will's nicht sehen". Ich habe diese Redensarten nicht einwandfrei auflösen können. Er will in seiner Jugend niemals einen Koitus belauscht haben. Das Geständnis seiner unreinlichen Gebarung bei der Defäkation und der Ausspruch des strengen Vaters (ich trau meinen Augen nicht), geben immerhin einen Fingerzeig (Angst vor Entdecktwerden).

Beim Anziehen sind Schattenwirkungen (Schatten = Tote), immer wieder retardierende Momente. Der Waschzwang und die dreimalige Wiederholung (Vaters Ausspruch: Aller guten Dinge sind drei) sind noch immer da.

Dann geht er ins Geschäft. Wenn er auf der Straße etwas liegen sieht, muß er denken, ob es nicht ihm gehört, hebt Wertlosigkeiten auf und wirft sie wieder hin. Dabei stolpert er und fällt auch gelegentlich hin (symbolische Darstellung der Kriminalität). Das Geschäft betritt er erst, wenn niemand links und rechts auf der Straße ist. Er darf nämlich „mit niemanden in einer Linie sein". Im Geschäft trifft er die Vorbereitungen zur Arbeit. Das Gas soll angezündet werden. Aber an der Zündholzschachtel klebt etwas. Er hebt den Deckel vom Wasserkrug. Die Lichtreflexe auf dem dunklen Wasser beunruhigen ihn. Der Deckel muß dreimal aufgelegt und wieder entfernt werden. Dabei wird er rot vor Erregung, es könnte ihm jemand zuschauen und ihn für verrückt halten. Aber er muß es dennoch tun. Und so geht das weiter, ist ja auch schon oft in der Literatur beschrieben worden:

> Dem Bösewicht fällt alles schwer,
> Er tue, was er tu,
> Das Laster treibt ihn hin und her
> Und läßt ihm keine Ruh.

Alle diese Zeremonien fallen während der Analyse in sich zusammen. Er richtete sein Augenmerk auf den Sexualverkehr, holte sich Belehrungen über Vermeidung von Geschlechtskrankheiten und, da die Marie sein Ideal nun einmal nicht ist, will er hochbusige Frauen aufsuchen. Er teilt mit, daß er seit jeher gerne an Cunnilingus denke und ob das unsittlich sei. Dieser scheinheilige Mensch braucht immer Zeugnisse seines Wohlverhaltens. Der Bruder Karl habe einmal mit großem Abscheu von solchen Praktiken gesprochen. Ich sage ihm, daß sexuelle Übungen jenseits von gut und böse seien. Das ermutigt ihn zu folgendem Berichte: Sardinen kann er nicht leiden wegen ihres öligen Geschmackes. Als ihm aber einmal eine stattliche Frau Sardinen vorsetzte, aß er sie. Die Marie sagte erstaunt: „Was ist denn heute mit dir?"

Diesem harmlosen Berichte folgt eine erstaunliche Ergänzung: Membrum virile möchte er nicht in den Mund nehmen, sagt er. Wenn aber abgeschnittene Membra von nackten Frauen serviert würden, dann äße er sie mit Lust. Und noch eine Phantasie: Abgeschnittene Köpfe, denen Membra virilia wie Zigarren im Munde steckten und Knöpfe in den Augenhöhlen. Das seien Kriegsgreuel. In Wirklichkeit sind es homosexuell-sadistische Phantasien.

Nach der Operation ist er viel gesprächiger und gibt sadistische Phantasien in großer Zahl her. Sie scheinen den Wert für ihn verloren zu haben, seitdem er normalen Geschlechtsverkehr ausübt. Phallophagie zieht sich durch sein ganzes Leben. Er glaubte die längste Zeit, der Ochsenziemer sei der Penis des Ochsen, und als er in Hauffs Liechtenstein las, sie hätten Rehziemer gegessen, dachte er, das sei das Membrum des Tieres.

Nimmt man seine Vorliebe für Busen und daß er so ungewöhnlich lange gestillt wurde, dann kann man den Verdacht nicht loswerden, daß wir auch hier die Verwechslung von Membrum und Mamilla vor uns haben, wobei das Kuheuter als Vermittler dient (Freud). Die erogene Lippenzone des Patienten zeigt sich auch darin, daß er schon mit zehn Jahren zu rauchen anfing. Dafür versagt er sich das Rauchen jetzt. Er hat eine Redensart, mit der er sich und der Marie fast jeden Genuß versagt: „Denk lieber an dein Elend!"

Patient ist ausgesucht höflich und freundlich mit mir. Aber manchmal schaut er mich starr an, und ich erkenne die Bestie, die mich haßt, weil ich ihm seine Krankheit entreiße. Bisher hatte er eine vortreffliche Ausrede vor der Marie. Er könne sie nicht heiraten, weil er krank sei und für den Geschlechtsverkehr nicht geeignet. Jetzt spricht sie von Dispensehe (das ist Wiederverheiratung katholisch Geschiedener durch eine Dispens des Statthalters). Ich sage ihm: „Hören Sie mich an! Wenn Sie die Mariedl nicht heiraten wollen, dann will Sie auch niemand dazu zwingen. Lassen Sie sie nach Böhmen fahren. Sie haben so viele Jahre ihres Lebens versäumt. Jeder versteht, daß Sie nachholen und genießen wollen." Er erwidert: „Die Mariedl ist so ein guter Kerl. Sie legt mir nichts in den Weg." Kein gerades Wort aus ihm herauszubringen!

Traum 4. Mit der Mariedl in einem Park. Sie ist weggegangen, und zwar hatte ich das Bewußtsein, sie geht ins allgemeine Krankenhaus (ich sage: Sie ist also krank? — Oh, nein, sie will dort nur eine bekannte Pflegerin besuchen). Ich wollte ihr noch etwas sagen und bin ihr nach, aber in der entgegengesetzten Richtung (da wird er sie nicht finden) im Laufschritt (wie der dumme August), ob sie nicht auf einer Bank sitzt. Dann bin ich wieder zurück auf den Platz, wo sie gesessen ist, bevor sie von mir weg ist. Dann denke ich, ich sollte ins Allgemeine Krankenhaus, das ist ohnehin nicht weit weg von hier.

Er will also die Mariedl loswerden.

Traum 5. Ein Auswuchs in der Größe einer Erbse rechts am Halse („Verlegung von unten nach oben"). Beim Rasieren. Ich denke, ich werde da hineinschneiden. Ich frage die Mariedl, ob ich da hineingeschnitten habe. Sie sagt: „Ja, es blutet."

Ein Kastrationstraum, drei Wochen nach endlicher Erlangung der geschlechtlichen Möglichkeiten. Ist er also nicht zufrieden, das krankhafte Sexualleben, eben seine Neurose, mit dem natürlichen vertauscht zu haben?

Traum 6. Der Bruder (gemeint ist der frühere Lebensgefährte der Marie), die Mariedl und ich sind spazieren gegangen und zwar zum Leuchtbrunnen (Hochstrahlbrunnen in Wien, jetzt sein gut funktionierendes Genitale). Er hat uns allen Dreien sehr gefallen, besonders mir. Dann war ich plötzlich allein und ich habe das Bewußtsein gehabt, der Bruder und die Mariedl dürften im Schwarzenberggarten sein. Dort habe ich sie zu suchen (sie sind beide weg, beide tot. Schwarz ist das Todesmotiv).

Traum 7. Ich gehe aus einer Nebengasse zur Hauptstraße (er begibt sich in die Hauptstraße des Lebens, aber er ist ganz allein). Es ist Abend, die Geschäfte haben noch alle ihre Außenbeleuchtung, aber die Hauptstraße ist merkwürdig menschenleer, als ob es schon nach zehn Uhr abends wäre. Ich bemerke einen umgelegten Straßenbahn-Beiwagen. Derselbe war nicht auf dem Geleise, sondern zur Seite geräumt bis neben dem Gehsteige. Unter dem Beiwagen ragte ein dunkler Körper hervor und ich konnte aus der Entfernung nicht ausnehmen, ob diese dunkle Masse ein verunglückter Mensch oder ein verunglücktes Pferd war (Patient schleppt einen Beiwagen mit sich: die Mariedl. — Genitalsymbolik übergehe ich). Weil alles so ruhig war und niemand an der Unglückstelle sich befand, dachte ich mir, es sei schon alles vorüber, gebe sicher nichts mehr zu machen, und wendete mich nach links zum Hinunterschreiten auf die Hauptstraße. Da sah ich den offenbar zum umgelegten Beiwagen gehörigen Motorwagen, hell erleuchtet, ruhig auf dem Geleise stehen, anscheinend in abwartender Stellung und ebenfalls menschenleer (sein Trieb hat zunächst keine Richtung. Aber er ist nach Beseitigung der armen Mariedl, die zerquetscht unter dem Beiwagen liegt, zu neuen Taten bereit).

Der sonderbaren Dankbarkeit gegen seinen Wohltäter, den Großindustriellen Z., wurde schon gedacht. Zu diesem Thema noch ein Traum:

Traum 8. Ich war in einem Zimmer, da war ein Tisch. Seine eine Hälfte war das Bureau des Herrn Z. Herr Z. ist dort gesessen. Dem Tische gegenüber, der Wand entlang, war ein anderer Tisch, wie in Dorfwirtshäusern. Dort bin ich mit ein paar Männern gesessen, die bäuerlichen Charakter gehabt haben (er sitzt da, umgeben von seinen Komplexen, die ihn als primitiven Triebmenschen zeigen). Bei der Tür kommt ein Mann herein, den ich sogleich als Agenten der Firma Z. erkannt habe (sein Wunsch, bei dieser großen Firma als Agent angestellt zu werden). Herr Z. sagt zu diesem Vertreter: „Was will der Herr Z.?" und er hat ihm einen kurzen Bericht erstattet. (Daß Z. einen anderen fragt, was er selber will, ist sinnlos. Deute durch Umkehrung: Was will G.? Antwort: eine gut bezahlte Anstellung bei der Firma Z. Vermutlich soll ich, der Analytiker, das vermitteln). Ein Mann sagt zum Gaste neben ihm über den Vertreter: „Von dem möchte ich mir nicht einschenken lassen, der wäscht kein Glas aus" (Analerotik). Der Bureauschreibtisch hat einen Aufsatz gehabt, wo man schlecht sehen kann, was dahinter ist.

Kurze Zeit darauf hatte ich mit dem überempfindlichen Manne ein kleines Malheur. Wir kamen auf die Südbahn zu sprechen, und ich fragte ihn, ob er vielleicht wisse, wann diese Bahn erbaut worden sei. Er antwortete: „Zur Zeit Maria Theresias." Er verbesserte sich sogleich, indem er sagte, er habe das mit dem Wiener-Neustädter Kanal verwechselt, von dem kürzlich in der Zeitung stand, daß er im 18. Jahrhundert unter der genannten Kaiserin erbaut worden sei. Ich hätte den Zwischenfall gewiß vergessen, wenn G. nicht am nächsten Tage mit folgendem Traume gekommen wäre:

Traum 9. In der Straßenbahn. Der Schaffner ist mit den Fahrgästen unhöflich und herrisch (das bin ich). — Eine Dame hat ihm vor dem Aussteigen ihre Permanenzkarte übergeben und hat gesagt, sie wird sich beschweren. Ich habe mir gedacht: Sie gibt ihm bis zur Austragung der Angelegenheit ihre Karte, weil sie auf die Beförderung mit der Straßenbahn verzichtet. Das genügt aber nicht. Wer weiß, ob er sie abliefert. Ich habe mir gleich die Wagennummer und die Zeit gemerkt, um die Angaben der Dame durch meine Anzeige zu ergänzen.

Deutung: Empfindlich wie eine Dame, will er auf die weitere Behandlung verzichten, weil ich ihn ausgelacht habe. Das genügt aber nicht. Ich bin imstande, Herrn Z. nichts davon zu sagen und ihn die Behandlung weiter bezahlen zu lassen. Deshalb notiert er die Stundenanzahl. Immer wieder fragt er mich, ob ich auch regelmäßig von Z. bezahlt werde. Herr Z. blieb mir das Geld schuldig. Niemand bedauerte das mehr als Johann G. Da ich unerbittlich meinen Weg gehe und alles Abgerundete und Süßliche ins Eckige verwandle, kommt es schließlich zu folgendem vorzeitigen Ende der Behandlung. Er erscheint und erklärt sich für gesund. Er verkehre regelmäßig mit der Mariedl, seine Zwangshandlungen verblaßten immer mehr, und er will die Kur mit Dank abbrechen. Ich sage, daß er noch einige Zeit kommen solle, ich könne für Rückfall keine Garantie übernehmen, er sehe noch nicht klar genug in sein Inneres. Da ihn die Kur nichts kostet.... Er sagte, er habe beschlossen, Herrn Z. alles zu bezahlen, er will sich nichts schenken lassen und deshalb müsse er ein Ende machen. Was könnte ich denn dagegen tun, meinte er, wenn er mir falsche Träume brächte, die er gar nicht geträumt habe? Er wollte damit sagen, daß ich die Behandlung gegen seinen Willen doch nicht weiterführen könnte, und da hatte er recht. Ich ließ mir seinen letzten Traum berichten. Man wird deutlich sehen, daß er diesen wenigstens bestimmt selber geträumt hat.

Traum 10. In der Renngasse (er rennt davon) ist ein Loch im Boden wie ein Verließ. Ich will einen Deckel suchen, damit niemand hineinfällt. Aber ich kann keinen finden (er kann sein häßliches Unbewußtes vor meinem Andrängen nicht mehr verschließen). Weiter unten treibt ein Bub einen Nagel in ein Faß. Das ist der Nagel, an dem die Platte aufgehängt wird, die den Hinterraum meines Geschäftes vom vorderen trennt (Bewußtes und Unbewußtes). Ich habe Angst, daß der Nagel kaput geht, so daß man das Blech nicht mehr aufhängen kann (Wiederholung des Symboles: Verschluß des unteren oder hinteren Raumes, in dem die Geheimnisse verstaut sind). Es wird dann später auf Seipel geschimpft (früherer Kanzler von Österreich, ein Prälat, der im Parlament gesagt hat, eine Änderung des katholischen Eherechtes werde er niemals zugeben. Mariedl ist katholisch geschieden). Ich lobe den Prälaten und sage, er ist so ein guter und lieber Mensch (das katholische Eherecht schützt ihn vor der Nötigung, Mariedl zu heiraten). Schließlich sehe ich eine langsam fahrende Lokomotive. Heizer und Lokomotivführer sprechen gemütlich mit einem Rauchfangkehrer (der bedeutet Glück), der auf der Straße geht (die Maschine geht also schon, wenn auch langsam. Es hat Vorteile, wenn sie so langsam geht).

Unter solchen Umständen blieb mir nichts übrig, als die Behandlung aufzugeben. Offenbar war ich schneller vorgegangen, als der Patient vertrug. Das Resultat war, daß ich Johann G. bis dicht an seine Pesthöhle — er selbst nennt sein Unbewußtes im letzten Traume ein Verließ — herangebracht habe. Er schließt ein Kompromiß. Um in der abgerundeten Lebenslüge von Güte und Menschenfreundlichkeit bleiben zu können, gibt er die quälendsten Krankheitssymptome preis.

Johann G. ist von der zartesten Kindheit an von Vernichtungsideen gequält worden. Der Zwang, alles dreimal zu tun, stammt von feindlichen (sadistischen) Plänen des Unbewußten gegen seine Brüder. Er hat Vater, Mutter, zwei Brüder und eine Schwägerin ausgerottet, im Sinne des Zwangsmechanismus und der Allmacht der Gedanken. Er sagt statt Allmacht der Gedanken: „Aus eigener Kraft". Jetzt bleibt ihm nur noch die Vernichtung der Mariedl übrig. Er läßt sie von einem Straßenbahnwagen zerquetschen oder einfach im Allgemeinen Krankenhause sterben. Er ist aber auch der Meister, der seinen Lehrling ersticht (Glockenguß zu Breslau), der Feuer legt (Pyromanie), ein Nero, Inquisitor, Großfolterer. Auf einen Blick von ihm fallen den reichen Leuten die Pneumatiks von den Rädern, er vergiftet ganze Städte mit Kohlenoxyd, läßt Kinder mißhandeln.

Dieser kriminelle Sadismus ist in sein Gegenteil verkehrt und mit Güte und Vorsichtsmaßregeln zugedeckt. Den Schlüssel zu solchen Naturen hat uns Freud gegeben. Schon Nietzsche hat ihn angedeutet (die Genealogie der Moral). Alles ist umgekehrt. Reinlichkeit bedeutet Schmutz, Mitleid bedeutet Haß. Keuschheit ist Anilingus und Koprophilie. Kein Wunder, daß dieses künstliche Gebäude äußerst empfindlich ist, ein Hauch kann solche Kranke beleidigen (siehe Traum 9). Das böse Gewissen regt sich schnell.

Ein großer Teil seiner Zwänge läßt sich in die Formel bringen: „Es ist etwas dazwischen". Das durfte nicht sein. Jedes Körnchen, jeder Schatten mußte beachtet werden. Die Phimose macht ihm ein Zurückschieben des Präputiums schmerzhaft, weil das Frenulum angewachsen war. Da war wirklich etwas dazwischen, was ihm den Geschlechtsverkehr unmöglich machte. Nach der Operation ist nichts mehr dazwischen. Aber die Formel: „Es ist etwas dazwischen" ist mit dieser einfachen Aufklärung nicht gelöst. Erinnern wir uns seiner einzigen, hochbusigen Liebe, die er verehrte, weil sie immer geschlossen ging. Da war auch etwas dazwischen. Von hier kann man den Sprung zur Mutter wagen, die ihn so lange säugte, bis auch da für ewige Zeiten etwas dazwischen kam. Der Volkshumor hat sich ja seit langem der Formel „es ist etwas dazwischen gekommen" bemächtigt und eine grobsexuelle Redensart daraus gemacht. In diesem Sinne noch eine Zwangshandlung Johann G.s aus seinen Knabenjahren (6—8). Er machte mit Daumen und eingebogenem Zeigefinger einen rechten Winkel und fixierte den Punkt, wo die beiden Schenkel des Winkels zusammenliefen. So konnte er sich in eine Art lustbetonter Hypnose versetzen. Dabei will er vom weiblichen Genitale und seiner Besonderheit bis ins Mannesalter keine richtige Vorstellung gehabt haben. Er schlich durch die Hurengäßchen der inneren Stadt und beobachtete die Fenstervorhänge der Dirnen, wenn sie im Winde wehten. Das erregte ihn von früher Jugend an. Was aber da oben vorging, wußte er nicht. Er dachte, daß der Busen die Hauptrolle spiele. Das weibliche Genitale annullierte er. Als ihm einmal ein anatomischer Atlas in die Hände fiel, studierte er ihn genau, ließ aber das weibliche Genitale absichtlich aus. Da war auch etwas dazwischen. Es steckte etwas zwischen seinem anatomischen Interesse und dessen Befriedigung.

Dieser Fall ist sowohl wegen der Fülle seiner Symptome als wegen der langen Dauer, von früher Kindheit an, ein schwerer: In der Pubertätszeit war sogar die Grenze des Wahnsinns überschritten. Zwangsneurose grenzt oft an Wahnsinn, ja, sie ist ein Wahnsinn in sich selbst. Johann G. versuchte manchmal, sein Gehaben als vernünftig hinzustellen. Es sei ganz in Ordnung, wenn ein Handwerker seine Ware fehlerfrei abliefern wolle. Man müsse alles ordentlich machen u. dgl. In dieser Kritiklosigkeit liegt schon ein Stück Wahnsinn.

Der Schwere der Erkrankung steht eine überraschend schnelle Besserung gegenüber, und hier liegt das Hauptinteresse dieses Falles. Eine körperliche Minderwertigkeit konnte durch Operation aufgehoben werden. Man könnte annehmen, daß die Zwangsneurose in diesem Falle als psychischer Überbau der sexuellen Minderwertigkeit anzusprechen sei. Durch einen Witz des Schicksals hat gerade Alfred Adler den Fall gesehen und nichts von diesen Zusammenhängen geahnt.

Gegen die Erklärung der Zwangsneurose durch die Phimose spricht die Angabe Johann G.s, daß er von seiner Phimose erst während des Krieges Kenntnis bekommen habe. Auf diese Angabe ist bei dem Charakter G.s, der die wichtigsten Erlebnisse verdreht, nicht viel zu geben. Stärker dagegen spricht aber das Auftreten der Neurose in der frühesten Kindheit (schon mit sechs Jahren). Wir werden anzunehmen haben, daß der Zwangscharakter da war und daß er alle Schwierigkeiten und Anforderungen des Lebens mit Zwangshandlungen überwuchert hat. Er hat auch die Phimose mit Zwangshandlungen überwuchert. Indem wir die Phimose beseitigten, ist ein großes Stück seines Gebäudes eingestürzt. Die Wurzeln des Gerankes führen aber viel tiefer und es ist unmöglich, in zwei Monaten — diese Behandlung dauerte nicht länger — das Unkraut mit der Wurzel auszujäten. Deshalb vermute ich, daß es wieder anwachsen wird.

Siebzehntes Kapitel

Homosexualität und Schizophrenie

Vor einigen Jahren behandelte ich eine alte Frau, Witwe, die schwere Veränderungen an den Gefäßen hatte, demgemäß an Diabetes, Nieren- und Herzaffektion litt und schließlich an Urämie zugrunde ging. Sie war auch nach Abzug der zu ihrer Krankheit gehörenden Nervosität eine unleidliche und herrschsüchtige Person, der Schrecken aller ihrer Kinder. Sie hatte deren sechs und die meisten von ihnen wollten mit ihr nicht verkehren. Eine Pflegerin hielt es selten länger als 1—2 Tage bei ihr aus. Für Sanatorien und Ärzte gab sie viel Geld aus, so daß wir sie für reich hielten. Als sie starb, stellte sich heraus, daß sie nur sehr wenig hinterlassen hatte. Ein Vermögen war ihr in den letzten Jahren durch die Hände geflossen, und wir nahmen an, daß sie ihre Gelder mit Absicht verschwendet hatte, weil sie ihren Erben nichts gönnte. Eine gewisse Demenz war bei ihr unverkennbar.

Sie hatte auch einen Sohn, 30 Jahre alt, der im ersten Kriegsjahre in russische Gefangenschaft geriet und erst im Jahre 1920 aus Sibirien heimkehrte. Diesen Sohn, der völlig mittellos dastand, knechtete sie. Er wollte Maler werden und sie bezahlte die Kunstschule, welche er besuchte. Außerdem gab sie ihm ein kärgliches Taschengeld. Dafür mußte er mit ihr in einem Zimmer wohnen und Pflegedienste verrichten, deren sich die Pflegerinnen weigerten. Er mußte Leibschüsseln unterschieben und ausleeren, bekam zu essen, was die Frau stehen ließ, wurde in der Nacht wiederholt geweckt und, wenn er nicht gleich aufstand, mit Redensarten bedacht wie: „Nur der Mutter keine Gefälligkeit tun", oder: „Die Mutter kann gar nichts von ihren Kindern haben". Wenn eine Pflegerin aufgenommen war, machte die Mutter Eifersuchtsszenen. Dabei war diese Form der Herrschsucht nur der Auslauf eines tyrannischen Lebens, das in früheren Zeiten der ganzen Familie das Leben zur Hölle gemacht hatte. Der Vater war der erste, der sich davon machte: er starb. Die Kinder haben aus dem Hause geheiratet und jetzt ist niemand mehr da als der unglückliche junge Mann Karl F., auf den sich die Senilität und Tyrannei der Frau konzentrierte.

Karl F. ist ein Sonderling, trug und trägt bis heute eine braune Felduniform mit Ledergamaschen, was in dem völlig entmilitarisierten Österreich ziemlich auffällig wirkt. Seine stets schmutzige Wäsche (Kragen und Manschetten trug er nie) verbarg er unter der militärisch geschlossenen Bluse ohne Distinktion. Sprache stoßweise und undeutlich. Er forcierte Landsknechtsmanieren, stellte sich auch nach Art der Landsknechte mit gespreizten Beinen in Habtachtstellung vor einen hin, war aber dabei menschenscheu, und man merkte, daß etwas bei ihm nicht stimmte. Als die Mutter erfuhr, daß ich mich mit Psychotherapie beschäftige, bat sie mich, dem Jungen den Kopf zurecht zu setzen, und daraus entstand eine Analyse.

Er beklagte sich zunächst bei mir über Schwäche, und da er ungefähr wußte, wie Psychoanalytiker die Welt auffassen, erzählte er mir gleich zu Beginn, daß er homosexuell sei. Seit früher Jugend betrieb er Masturbation. Mit der Ausübung homosexueller Tätigkeit war es nicht weit her. In früherer Zeit, nämlich vor dem Kriege, hat er gelegentlich mit Prostituierten verkehrt. Anderen körperlichen Verkehr mit Frauen kennt er nicht. Er ist ein starker Phantasiemensch und platonische Beziehungen zu Frauen haben nicht aufgehört, einander abzulösen.

Ich begann mit einer gründlichen körperlichen Untersuchung, die im allgemeinen negativ ausfiel. Auffallend, daß der Mann schon mit 30 Jahren einen vollständig haarlosen Kopf zeigt. An der Eichel sieht man eine Narbe, die von einer ungeschickten rituellen Zirkumzision herrühren soll und die dem Patienten seit seiner frühesten Kindheit bekannt ist. Sie soll damals Reizzustände erzeugt haben. Wiederum also hätten wir vorzeitige Reizung der genitalen Sphäre vor uns. Wiederholter Wassermann war negativ. Grundumsatzbestimmung (Sauerstoffverbrauch) zeigte leichte Herabsetzung der Keimdrüsenfunktion. Außerdem fand der Augenarzt eine Gesichtsfeldeinschränkung (Skotom) am linken Auge. Eine chronische Nebenhöhleneiterung leichten Grades war alles, was wir als deren Ursache beschuldigen konnten. Keine Anhaltspunkte für multiple Sklerose.

In seiner Gesellschaft befand sich eine ganze Galerie von hübschen Mädchen, meistens junge Malerinnen. Man hätte also sagen können, daß er Glück bei Frauen habe. Aber er rührte keine an. Sie waren ihm alle — wie er sagte — verboten. Er faszinierte sie durch phantastische Beschreibungen seiner Reisen, oberflächliche Kenntnis asiatischer Religionen und durch die ganze Eigenart seines Wesens. Er hatte auch eine homosexuelle Gruppe von jungen Malern um sich versammelt. Sie schauten sich zärtlich an und betrieben manchmal mutuelle Onanie. In letzter Zeit bekommt er nach der Masturbation Kopfschmerzen und fühlt sich elend. Er zieht sich deshalb mehr auf den platonischen Teil der Liebe zurück und ist in den beiden Hauptwerken Platos, die sich mit Liebe befassen, dem „Gastmahl" und dem „Phaidros" wie zu Hause. Er will diese beiden Werke illustrieren und hat tatsächlich eine Skizze entworfen, wo man die griechischen Götter auf ihren Zweigespannen über das Himmelsgewölbe dahindonnern sieht. Nach Hause zu seiner Mutter kommt er so spät als möglich. So alt sie ist, erdrückt sie ihn mit ihrer Vitalität. Sie hat mehr Willen zum Leben als er. Er leidet an Depressionszuständen, so daß er sich manchmal auf der Straße unter ein Lastauto werfen möchte, um nicht weiterzuleben.

Karl F. hat eine eigentümliche Neigung, alles einzuteilen und zu schematisieren. Die Frauen teilt er in einen A-Typus und B-Typus. Jeder Typus ist in einen blonden und in einen schwarzen unterteilt. Das sind schon vier. Er hat aber für jeden dieser Typen zahlreiche Beispiele, die er auf einem Zifferblatte ihrem Werte nach aufträgt. Der schwarze B-Typus ist absolut verboten. Ihm gehört die Mutter an. Der blonde A-Typus ist der höchste. Er ist erlaubt; es stellt sich aber heraus, daß Karl diesen Typus nur anbeten konnte. Es sei sein Ziel, den blonden A-Typus zu erobern. Zu dieser Einteilung kommen noch Mischungen, welche er den Synthesen-Typus nennt.

Er verwendet jeden Begriff, den er in der Analyse lernt, jeden technischen psychoanalytischen Ausdruck zu seiner Einteilung. So sagt er, der schwarze B-Typus kastriere ihn unbedingt. Die eine Mischung mache ihn zu 50%

mysophil. Er richtet in der Nomenklatur des Analytikers eine beträchtliche Verwirrung an.

Er ist imstande, auf der Straße einen „Deckkomplex" kennen zu lernen. Um die Zeit, als unsere Analyse begann, stand ihm eine junge Malerkollegin namens Agathe am höchsten. Er blickte zu ihr auf wie zu einer Göttin, traute sich aber nie, ihr zu sagen, was er für sie fühle. Sie war sein Ideal schlechthin. Wenn man nicht wüßte, daß er schon verrückt war, bevor er zu mir kam, könnten böswillige Leute sagen, daß ein Psychoanalytiker ihn verrückt gemacht habe. Ein Stück aus seinen Aufzeichnungen: „Ich will heute von drei Mutterleiben erzählen. Von einem gehe ich aus. Das ist der Vortragssaal für Kunstgeschichte. Er ist verdunkelt und in ihm herrscht schwarze Magie. Weit, zu weit von mir weg sitzt die kleine Lina, neben mir die schwarze Gusti als Abgesandte des Mutterkomplexes. Ich habe den schwarzen Typus schon ganz schön kleingekriegt. Vom ersten dicken Ungeheuer an ist er immer schlanker und synthetischer geworden. Nun habe ich in der letzten Stunde bei Ihnen meinen Kampf gegen das Autofeminine entdeckt und meinen Sieg darüber. Phaidrosknaben haben das neugewonnene Terrain besetzt und mit dieser frischen Erkenntnis betrat ich Samstag den obengenannten Mutterleib." Man darf nicht annehmen, daß die Komik, die in dieser Darstellung liegt, dem Patienten selbst entginge. Es liegt ein gutes Stück bewußter Verspottung der Analyse und seiner eigenen Person darin.

„Eine Enttäuschung war zu überwinden. Lina hatte mir für Samstag vormittag die erste private Zusammenkunft in der Sezession zugesagt und dann wieder abgesagt. Samstag war der letzte Schultag und meine taktische Aufgabe hieß, die folgenden zehn Tage Ferien so verbringen, daß an meiner Arbeit an Lina nichts verpatzt werde. Die Stunde war ein Verhängnis. Ich hatte in der letzten Zeit so viel Schönes an Lina erlebt, daß ich mich dem Mutterkomplex tief in der Schuld fühlte. So gewann der A-Typus Macht über mich. Gleichsam mit Händen und Füßen daran gefesselt, war ich außerstande, die kleine Lina nach Hause zu begleiten, was sie vielleicht enttäuscht haben mochte usw."

Eines Tages stieß ich auf ein psychisches Gebilde, dem Karl fast kritiklos gegenübersteht. Er hatte nämlich eine Kosakendivision. Diese Division war von ihm in Sibirien aufgestellt worden, als er einen geliebten Mitgefangenen verloren hatte. Zweck der Division war, den Geliebten wieder zu erobern. Bis heute ist das nicht gelungen. Dieser verlorene Geliebte lebt heute ebenfalls in Wien, ist ein kleiner Bankbeamter und zweifellos eines so ungeheueren Aufwandes, von dessen Bestehen er selber keine Ahnung hat, nicht wert. Wenn Karl den verlorenen Geliebten, der Johann Tobisch heißt, gelegentlich auf der Straße trifft, dann weicht er ihm aus. Karl hat seine Truppe nach Europa mitgenommen. In Wladiwostok hatte er eingesehen, daß er mit Landstreitkräften nicht auskommen könne, und rüstete dort auch noch eine Flotte aus. Die Bemannung seiner Flotte entnahm er, wie er sagt, dem dortigen Marine-Kadettenhause. So kam er mit Streitkräften zu Lande und zur See ausgestattet in seine Heimat zurück, fühlt sich aber hier fremd, weil er seinem inneren Wesen nach ein Asienmensch sei. Er verwendet seine bewaffnete Macht derzeit zu den verschiedensten Arbeiten. Der Frage, ob diese Gebilde Wirklichkeit seien, geht er gerne aus dem Wege. Er erwidert mit Gegenfragen, wie: „Was ist Wirklichkeit?" Er dissimuliert.

Als ich einmal fürchtete, ihn gekränkt zu haben, und eine Bemerkung äußerte, die mich entschuldigen sollte, sagte er: „Oh, das höre ich gar nicht. Was sie sagen, nimmt mein Adjutant auf, und wenn es wichtig ist, dann legt er es mir nach einigen Tagen in der Divisionskanzlei vor. Wenn es nicht wichtig ist, erfahre ich überhaupt nichts davon."

Die Kosakendivision ist keineswegs ein verschwommenes Gebilde, sondern ein bis ins kleinste Detail durchgedachter Heereskörper. Sie tragen als oberstes Emblem „das Rad der Tobsch-Kosaken" voran, das ist eine Svastika, die sie aus Asien mitgebracht haben. Die Vereinigung heißt: Freie kommunistische Kosaken-Division Johann Tobisch. Karl selbst ist Chef-Ataman. Sein persönlicher Adjutant und Divisions-Trompeter: Abdallah el Umba, ein Tartare.

Conataman ist Alkehra Tuchan, der Buddha. Er ist der 5000. Sohn Buddhas. Sein Adjutant und Divisionsannalen-Führer ist der Koreaner Han-Go-Chu. Ich bemerke gleich hier, daß alle diese Namen wie Traumgebilde einer weitgehenden Deutung fähig waren. Aber welcher Leser könnte soviel Detailinteresse aufbringen? Immerhin bemerke ich, daß die mehrfach erwähnte Silbe An (Onanie) immer wiederkehrt (Ataman, Annalenführer, Tuchan, Koreaner, Han-Go-Chu). Im letzten Worte steckt auch Hugo (Go-Chu). Karls verstorbener Bruder hieß Hugo.

Dieser Bruder, um zehn Jahre älter als Karl, war ein namhafter deutscher Dichter und ist im Kriege gefallen. Er wurde besonders nach seinem Tode das Ideal der Mutter. Sie hörte nicht auf, von ihrem Hugo zu schwärmen und den Verstorbenen den lebenden Kindern als Mustersohn entgegenzuhalten. Er hatte es leicht, ein Mustersohn zu sein, weil er sich durch den Tod den Sekkaturen der Alten entzogen hatte. Karl versuchte, es dem Verstorbenen nachzutun, von dem er behauptete, daß seine Dichtkunst bedeutend überschätzt wird. Für alle Fälle werden wir die Gedichte Karls, von denen später ein Beispiel gegeben werden soll, niedriger einzuschätzen haben als die Werke seines verstorbenen Bruders, die von mehreren Musikern vertont worden sind und einem großen Teile der deutschen Nation zu gefallen scheinen.

Zurück zur Kosaken-Division. Divisionsadjutant und Bannerträger: Fedjika Ardanof, ein Russe.

Die Division besteht aus vier Reiterregimentern. Das erste Regiment trägt den Namen eines verstorbenen Freundes, das zweite den einer Jugend-Ferialverbindung, das dritte stellt die Männlichkeit dar und heißt „Ernst Kraft". Das vierte heißt Phaidros nach Plato.

Zu jedem Regimente gehört ein Oberst und zwei Majore. Karl kennt auch die Subalternoffiziere mit ihren Namen. Ich bringe nur die Stabsoffiziere. Karl hat mir die ganze Einteilung aufgeschrieben, und ich habe mich wiederholt überzeugt, daß er sein ganzes Phantasiegebilde fest im Kopfe sitzen hat. Alle diese Menschen waren ihm mindestens so wichtig wie die, welche von normalen Menschen als wirklich bezeichnet werden. Er lebte in seiner Phantasiewelt und nicht in der Wirklichkeit.

I.

Oberst Sepp Droppst (Böhmerwald-Deutscher, Architekt).
Major Rolf Higge (Braunschweiger, Techniker).
Major Klaus Pilcher (Friese, Bildhauer).

II.

Oberst Bertel Stromberg (deutscher Jude).
Major Boris Gelim (palestinänser Jude).
Major Knut Svensen (Norweger).

III.

Oberst Fritz Stücking (Rheinländer, Forscher für modernen Justizwahn-
    sinn).
Major Erwin Badok (Fläme, Bildhauer).
Major Kunz Berchanger (Bergschweizer, Anthropologe).

IV.

Oberst Hans Kök (Talschweizer, Musiker).
Major Bob Green (Engländer).
Major Abass El Bendir (Araber).

Außerdem ein Haubitzenregiment unter Oberst Kaspar Bock (Schwabe
und Philosoph). Auch der Dichter kennt ja alle Figuren seiner Romane und
Theaterstücke. Man erzählt von Dumas dem Älteren und anderen Roman-
schriftstellern, die sehr figurenreiche Werke geschrieben haben, daß sie auf ihrem
Schreibtische Puppen hatten, an denen sie sich orientierten, um nicht Verstorbene irrtümlich wieder einzuführen und um ihre Figuren nicht zu verwechseln.
Das ist nicht Sache von Dichtern, die in ihren Werken leben. Man kann sich
schwer vorstellen, daß Dostojewski etwas Derartiges nötig gehabt hätte. Auch
Karl lebte in seinen Figuren, sie verwandelten seine unerträgliche Schwäche
und Lebensuntüchtigkeit in eine dem Größenwahnsinn nahestehende Stärke.

Marinedivision. Flottenkommandant: Nikolai Irgin, Russe. Ein Dread-
naught „Memento mori". Kapitän Kwan-To-Tse, Chinese, ist Kommandant
der Marinestreitkräfte zu Lande. Fünf Panzerkreuzer. Das Admiralschiff:
Hedvésy Ernö, II. Mowgli, III. Peer Gynt mit seinem Schwesterschiffe Cyrano
de Bergerac, IV. Plato, V. Heinrich Heine. Wie man sieht, auch die Schiffs-
namen durchaus international.

Fliegerkorps mit sechs benannten Doppeldeckern und Eindeckern: Oskar
Wilde, Egon Schiele, Hans Holbein usw.

Tankkorps: die einzelnen Tanks heißen: Moloch, Symposion, August Strindberg, Maxim Gorki usw

Jedes Regiment hat seine Fahne, seine Farbe, sein Marschlied, die mir
Karl alle aufschreibt. Er bringt mir ein ganzes Buch voll Heldenlieder, wie
seine Kosaken sie singen. So singt das Regiment Phaidros:

> Des Weltalls höchste Güter,
> Sie haben uns zum Hüter,
> Wie's uns ein Geist gelehrt.
> Was Tobscher (Johann Tobisch heißt der oberste Kriegsherr!) Liebe
>   nennen,
> Phaidroten wolln's errennen.
> Drum tragen wir ein Schwert.

Im Verlaufe der Analyse erklärt er mir: „Der Großteil der Marinekosaken
ist zur Zeit mit mir zu den Müttern hinabgestiegen (gemeint sind Goethes Mütter
in Faust II), um den sexuellen Mutterkomplex zu bekämpfen. Die Reiter-
division steht unter Buddhas Kommando in Langenlois (das ist ein Ort in Nieder-
österreich, wo Karls derzeitiges Ideal Agathe zu Hause ist). Die Artillerie und
die Mannschaften der Schiffe Memento mori und Hedvési Ernö unter Kwan-
To-Tse sind derzeit Armeereserve. Buddha ist das Leben, Kwan-To-Tse ist der
Tod, beide sind meine Marschälle und Freunde."

So ist dieser arme Teufel von Onanist, „Dreckomane" (so nennt er selbst
das, was die Wissenschaft schön griechisch Mysophilie nennt) und Mutter-

knecht, der die Leibschüssel der alten Frau ausleeren muß, weder Geld hat, noch die Fähigkeit, etwas zu verdienen, in seinem Phantasieleben ein großer Herr. Er weiß auf alles Antwort. Was geschieht, wenn die Division geschlagen wird? — Hinter der Division laufen unübersehbare Massen von wilden Tieren (eine für den Analytiker deutliche Symbolvorstellung). In letzter Zeit hat er zwischen sein Bett und das der Mutter eine Maschinengewehrabteilung aufgestellt. Sie hat den Auftrag, sofort zu schießen, wenn die Mutter sich rührt. Ist das nicht gefährlich für die alte Dame? — Sie schießen nur mit Dampf. In ihrer freien Zeit zieht sich die ganze Division auf die Tobschburg zurück. Dort werden ritterliche Spiele getrieben und platonische Ideen besprochen. Die Burg liegt in Tirol.

Nach alledem ist der Fall eine ausgesprochene Psychose und die Angreifbarkeit durch Analyse ist nicht sehr groß. Wenn das Wort Schizophrenie nicht bestünde, könnte man es für diesen Fall von so deutlicher Spaltung der Persönlichkeit erfinden. Die Situation im ersten Drittel der Analyse hält Karl in einer Zeichnung fest. Ein Tobschkosake verteidigt den A-Komplex, der sich in Agathe verkörpert, mit einem Maschinengewehr gegen die Mutter, aus deren Rachen ein B-Mädchen hervorzüngelt. Die Mutter, als Drache dargestellt, trägt eine Krone und beherrscht das ganze Gebäude durch den Kreislauf der Nabelschnur. (Siehe Abb. 2.) Man hat von Voltaires Dichtwerken gesagt, man finde in allen seinen Tragödien, Erzählungen und Gedichten keinen einzigen Grashalm. So finden wir auch in dieser zeichnerischen Konstruktion Karls, ebenso wie in seinen farbigen Bildern, die er mir gebracht hat, keinen Hauch irgendeines poetischen Zusammenhanges mit der Natur. Er ist nichts als ein Statistiker, der den Verstand verloren hat.

Während man in der Praxis die meisten Fälle nicht länger als drei bis vier Monate analysieren kann, habe ich mich mit diesem Falle — allerdings mit langen Unterbrechungen — etwa $2^1/_2$ Jahre herumgeschlagen. Das Resultat war, daß wir tatsächlich bis zum zweiten Lebensjahre vorgedrungen sind und ein Ur-Trauma herausgebracht haben. Ich muß die Kritik, ob dieses Ur-Trauma Anspruch auf Realität hat, einer Zukunft überlassen, der vielleicht exaktere Methoden zur Verfügung stehen werden, um im Psychischen Phantasie und Wirklichkeit zu trennen. Was ich an anderer Stelle „das analytische Staunen" genannt habe, die Überzeugung von der Wahrheit einer aufgetauchten Erinnerung, läßt sich bei der nachträglichen Wiedergabe einer Erinnerung dem Leser nicht mitteilen. Alles was ich tun kann ist, die Dinge möglichst unparteiisch so wiederzugeben, wie sie sich entwickelt haben.

Von früher Kindheit an hat Karl eine Lieblingsphantasie. Zwei Hände halten ihn an den Handgelenken und eine dritte Hand beschäftigt sich mit seinem Genitale. Wem diese Hand gehört, weiß er nicht. Weder wie viele Personen es sind, noch das Geschlecht der Personen. Er sieht zwangsmäßig auf die Hände und teilt sie ein in solche, die für seine Phantasie brauchbar, und solche, die unbrauchbar sind. A-Hände und B-Hände. Er erinnert sich an die knochigen Hände einer Köchin, die ihn als kleinen Knaben aus der Küche hinausgezerrt haben. Als er ungefähr fünf Jahre alt war, hat ihm seine Mutter ein Märchen vorgelesen: „Die Hexe nahm ein großes Messer und schnitt ein wenig in den kleinen Finger des Prinzen...." Karl veranlaßte die Mutter, diese Stelle dreimal zu wiederholen. Behaarte Affenhände schwebten ihm oftmals vor. Sein verstorbener Bruder hatte stark behaarte Hände. In seinen Wachträumen spielten damals Affen, die ihm die Hand reichten, eine Hauptrolle. Später begannen die Affen ihn festzuhalten, anzubinden und seine Geschlechtsteile zu berühren. Noch später, nach der Pubertät, wünschte er sich, vor dem Könige an ein Brett angebunden zu werden. Der Hofmedikus masturbierte ihn und das

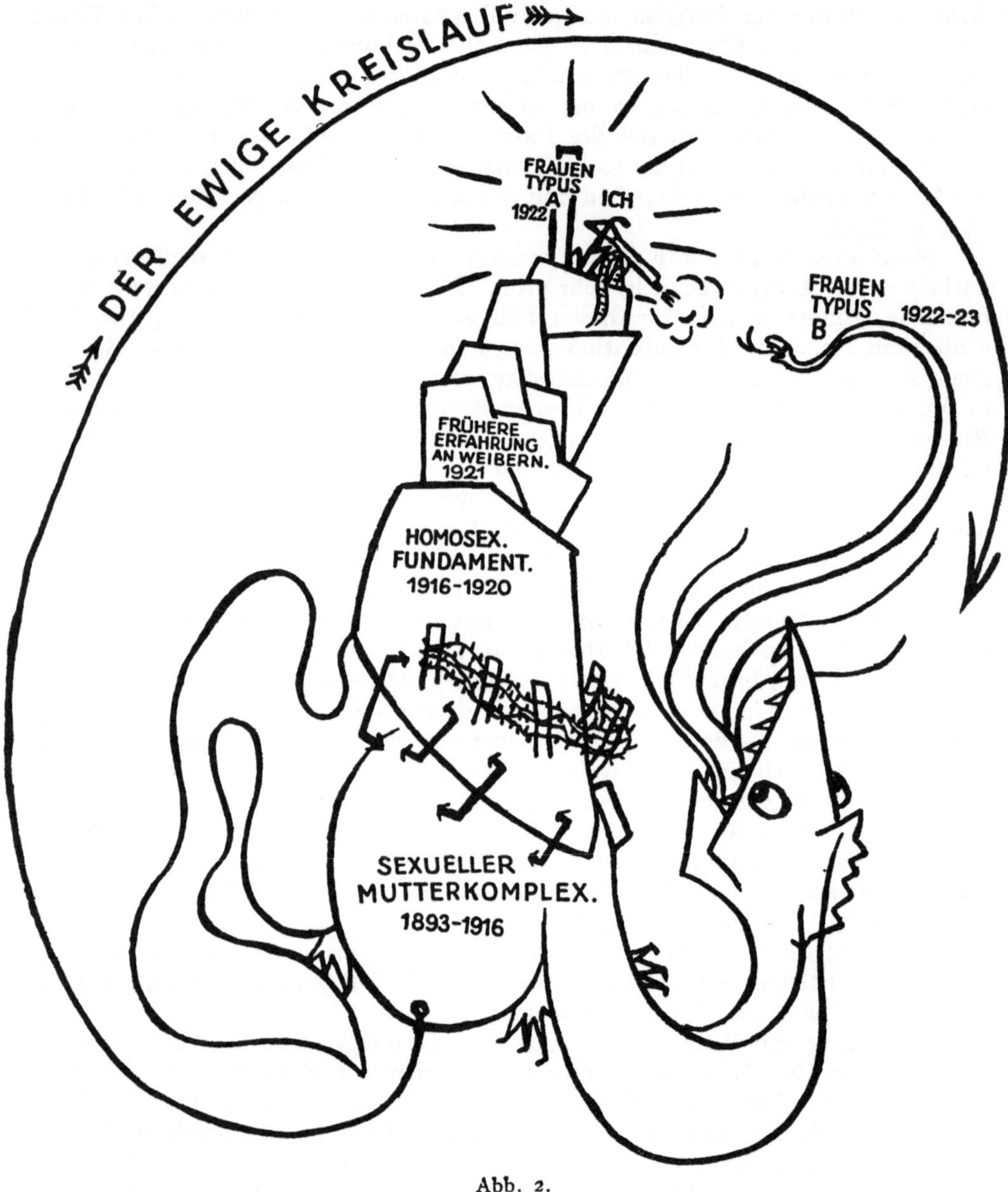

Abb. 2.

Gefolge, auch die Damen schauen zu. Ich mache neuerdings auf den diabolischen Humor aufmerksam, der in vielen dieser Phantasien steckt.

In einem Bordell führte er den ersten Akt aus und war sehr enttäuscht. Die Masturbation schien ihm unvergleichlich lustvoller. Während des Aktes träumte er, von einer anderen Prostituierten an den Händen festgehalten zu werden. B-Hände halten ihn gegen seinen Willen fest, A-Hände berühren ihn mehr schmeichlerisch. Er verehrt fast nur blonde Mädchen, die er gerne an den Händen festhält. Er ist selber blond, besser gesagt, er war es, bevor er seine Haare verlor. Diese blonden Mädchen sind er selbst. Er liebt diese Mädchen „ideal". Dabei wird sein Leben immer trauriger. Dann und wann sucht er Prostituierte auf, verkehrt aber ohne Lust, hat oft Versager und seitdem er homosexuell fühlt, verkehrt er gar nicht mehr.

Der Krieg bricht aus und in der Offiziersschule empfindet Karl zum ersten Male Liebe zu einem schönen Kameraden. Der Umgang mit soviel männlicher Jugend hat seinen Willen, ein Mädchen zu sein, manifest gemacht. Er ist über „die Reinheit und Schönheit dieses ihm ganz neuen Gefühles freudig verwundert". 1915 wird er in Rußland gefangen und in einigen Etappen über Astrachan nach Sibirien verschickt. Er berichtet, wobei er von sich wie so viele Narzisten in der dritten Person spricht:

„Je weiter er sich von der „Heimat" entfernt, desto gesünder wird er. Im Brand der Steppensonne von Astrachan bricht in ihm die Überzeugung durch, Knabenliebe sei das einzig Erstrebenswerte. Daß jene erträumten Knaben nur Deckvorstellungen wirklicher, heterosexueller Liebe sind, ahnt er damals noch nicht. 1917 findet er endlich seine große Leidenschaft. Er liegt neben Johann Tobisch auf der Pritsche, es übermannt ihn, er küßt wild dessen Hände. Seine erste männlich-aktive Sexualhandlung ist vollzogen, er ist hinüber. Im Kriegsgefangenenlager, einer Hochburg der Päderastie, geht es toll zu. Nach einer kurzen Weile nimmt ihm ein anderer seinen Jungen. Er leidet ein Jahr unsäglich. Einen gewissen Ersatz findet er in seinem eigenen nackten Körper, in den er sich verliebt. Er onaniert wie verrückt.

Der Zar ist gestürzt, die Gefangenen fast frei. Patient wandert tagelang über die Berge, durch die Steppen, schläft bei russischen Bauern, kommt in ein mongolisches Buddhistenkloster, blickt im Tempel zum großen Buddha auf: Gib mir meinen Jungen wieder! (er sucht seine eigene Kindheit. Ob diese Schilderungen wahrer sind als die von Ossendowski, bleibe dahingestellt). Zurück ins Lager. Draußen ist Revolution, die roten Kosaken sprengen an der Baracke vorbei. Patient hat eines Abends einen entscheidenden Wachtraum: Buddha, jung, stark und nackt führt ihm eine ganze Division solcher Kosaken zu. Er stellt sich an ihre Spitze, um seinen Jungen wieder zu holen. Anderen Tages stürzt er sich mit Feuereifer in den Ausbau der Fiktion. Alle seine vitalen Kräfte erhalten Namen, Waffen, Pferde. Die Division wird auf das genaueste organisiert, mit allen künstlerischen und taktischen Mitteln ausgerüstet. Fortan agieren seine vitalen Kräfte nur noch unter dieser Gestalt. Er ist ein anderer, er ist Ataman (Hauptmann) Caxapol (anal!), sein eigentliches Ich, von nun an nur die „arme Seele" benannt, hängt ihm, durch eine Art Nabelschnur verbunden, vom Sattel und muß erlöst werden. Er erkennt, daß er bis zu seiner Erlösung in dieser Gestalt bleiben muß, und er beschließt, in die Welt auf Abenteuer auszuziehen. Der Mann mit dem kalten Herzen.

Die Kosaken sind gerüstet. Patient verläßt das Lager, treibt sich wochenlang an der Bolschewikenfront als Erdarbeiter herum, dringt nach Osten vor, kommt in die Mandschurei und weiter bis Wladiwostok, tritt in englische Dienste als Koch, Dolmetsch und Offiziersdiener. Er ist ein ganz anderer, er hat ein Rückgrat. Er ist fanatisch homosexuell. Verliebt sich in Knaben aller Rassen, Chinesenjungen, Russenknaben, kleine Koreaner und Tartaren. Die Onanie geht weiter, ganz unter homosexueller Maske, doch sind die Phantasiegestalten niemals seine geliebten Jungens. Trifft er Russenmädchen, dann sieht er, daß

auch sie große weiße Hände haben, und blickt scheu weg. Er hat nun Mut und
ist entschlossen, Maler zu werden.

1920, zwei Jahre nach Friedensschluß, entschließt er sich nach langem Zögern
heimzukehren. Die große Seereise über China, Indien und Ägypten zieht ihn
an. Er schifft sich ein, nimmt seine Kosaken mit, ein weltumspannender homosexueller Taumel ergreift ihn. In Kolombo zieht er, von einer ganzen Schar
kleiner brauner Hinduknaben begleitet, die er mit Bananen füttert, durch die

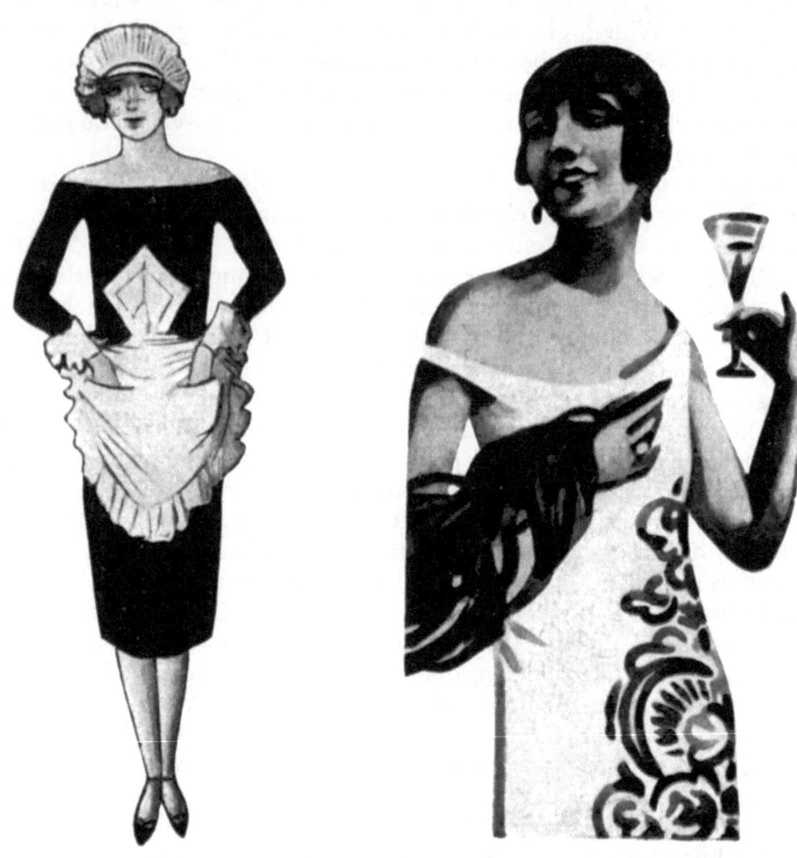

Abb. 3.

Straßen. In Port-Said schenkt er den kleinen Araberjungens, die am Kai hocken,
Zigaretten. Bis an die Zähne mit Protest geladen, betritt er in Triest den Boden
Europas.

Eine Woche später umfängt ihn der Dunstkreis der schlesischen Klein-
stadt. Er trifft seine Mutter krank, zänkisch, sehr an ihm hängend. Sein Vater
ist schon vor dem Kriege gestorben, sein Bruder ist gefallen, sein bester Freund
ebenfalls. Seine Jugendgefährten sind ihm entfremdet. Die Kosaken schießen.
Er flieht nach Wien und tritt in die Kunstschule ein. An Zivilkleidung kann er
sich nicht gewöhnen und trägt seine alte englische Uniform weiter.“

Kurze Zeit nachher kam Karl in meine Beobachtung. Wir entdecken ein
Junktim: er darf nicht mit Frauen verkehren, denn wenn er zum ersten Male
Lust und Schönheit in einem Weibe vereint genießt, muß seine Mutter sterben.

Er spielt Komödie mit den Mädchen und erzählt ihnen von diesem Fluche, der auf ihm lastet. Die Mädchen schaudern, und er kommt sich als was Besonderes vor. Während der Behandlung starb seine Mutter nach langer Agonie. Karl erzählt mir, daß er im Krematorium neben dem Ofen stehen geblieben ist und

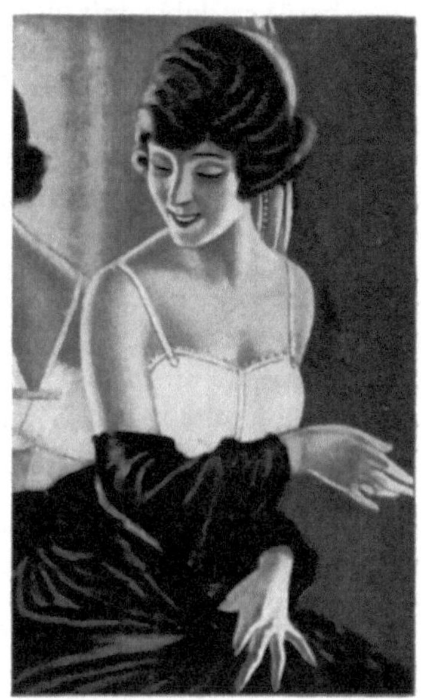

Abb. 4.

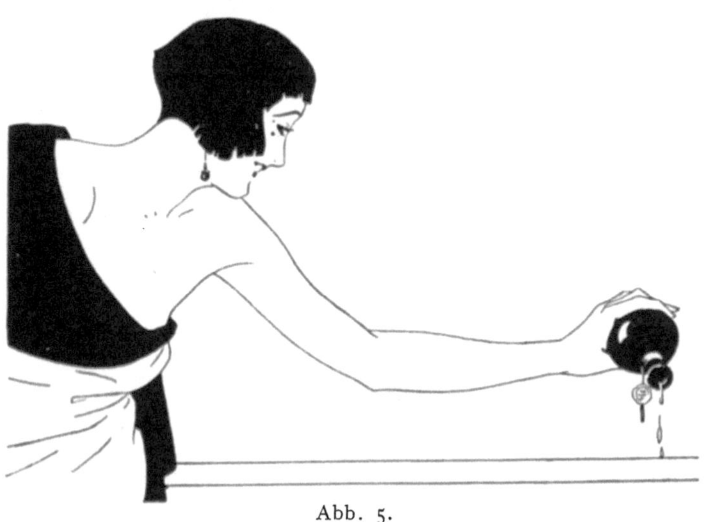

Abb. 5.

hineingeschaut habe, bis die Leiche seiner Mutter zu Asche geworden war. Ich verlor den Patienten dann für eine Zeitlang aus den Augen. Der Tod seiner Mutter befreite ihn äußerlich, und er reiste in Deutschland umher. In Hamburg taucht ihm dann ein Erlebnis auf, das er in sein zweites Lebensjahr verlegt und mit folgenden Worten schildert: „Er liegt in frühester Kindheit im Halbschlafe mit geschlossenen Augen in seinem Bettchen auf dem Rücken und spielt mit der rechten Hand an seinen Geschlechtsteilen. Es kommen die Mutter — schwarz, böse — und das Kindermädchen — blond, gut — hinzu, beugen sich von oben über ihn und halten seine Hände fest. Das Kindermädchen anscheinend mit beiden zierlichen schmucklosen seine Linke, die Mutter mit rechter, am großen Finger beringter seine Rechte, berührt dabei mit der linken sein Genitale, um ihn am Onanieren zu hindern.“

Das Auftauchen dieser Erinnerung schildert er folgendermaßen. „Er ist sehr unglücklich und ohne jede Energie. Gleichgültig gibt er sich seinen alten Phantasien des Masturbiertwerdens hin. Allmählich fällt ihm auf, daß ihn, der jetzt hemmungslos onaniert, die Zeichnungen reiferer Frauen in illustrierten Blättern immer mehr reizen. Hände und Ringe werden ihm immer wichtiger. In einer ganz verzweifelten Nacht, in der er mit Unterstellung einer jener Damen dreimal onaniert hat, kommt ihm die früher gesehene Zeichnung eines Dienstmädchens in den Sinn. Es muß der Dame beim Masturbieren helfen. Endlich am anderen Morgen wandelt sich die letzte Vorstellung klar und deutlich in die Erkenntnis des Urtraumas. Mit alter Energie und Organisation stellt er sich darauf ein. Leider spürt er noch immer die starke Verseuchtheit seines Körpers.“

Karl bringt mir zwei Paare von Zeichnungen, die sich von selber deuten und die ich im folgenden wiedergebe. Sie stammen aus illustrierten Blättern, sind Annoncen (Abb. 3 bis 5).

Sein Denken hat sich wesentlich geklärt, seine Depression hat ihn verlassen und er kann seine Anfälle, wie er sagt, auf das Urtrauma zurückführen und so wirkungslos machen. Er glaubt, die Beobachtung gemacht zu haben, daß seine sinnliche Erregung seit der Entdeckung des Urtraumas abgeflaut ist. Es wird sich jetzt darum handeln, ob er seinen Narzismus genügend überwinden kann, um den Kampf mit dem Dasein aufzunehmen.

Achtzehntes Kapitel

Epilepsie [1]

Eines Tages fiel die 36jährige Hilfsarbeiterin Theresia Pichler, in einem äußeren Wiener Gemeindebezirke wohnhaft, auf der Straße vor dem Hause, in dem ich wohne, bewußtlos zu Boden, und ich stellte einen epileptischen Anfall fest. Zuckungen, Zungenbiß, so daß der Asphalt mit Blut bespritzt war, weite reaktionslose Pupillen; Babinski konnte ich nicht auslösen.

Ich forderte dem Mädchen, als es halbwegs wieder bei sich war, Namen und Adresse ab und schrieb ihr, sie möge mich besuchen; ich könnte ihr vielleicht helfen. Sie kam und wollte zunächst wissen, wie ich ihre Anschrift erfahren hätte. Sie wußte nicht, daß sie selbst mir Auskunft gegeben hatte; das lag noch in der amnestischen Zone. Sie litt an den Anfällen seit 15 Jahren, war ohne Arbeit und bezog die Arbeitslosenunterstützung. Vor langer Zeit hatte man sie nach Steiermark in ihre Heimatgemeinde abgeschoben, sie war aber aus dem Neste nach wenigen Tagen wieder ausgebrochen. Wiederholt war sie wegen Epilepsie in Beobachtung (auf den Kliniken Wagner-Jauregg und Ortner, auch im Steinhof und in mehreren Spitälern). Überall hatte sie schwere und schwerste Anfälle gehabt. Im Jahre 1914 dauerte einer so lange, daß sie mit den Sterbesakramenten versehen worden war. Die Intervalle zwischen den Anfällen schwanken von zwei Wochen bis mehrmals täglich. Vor dem Jahre 1917 waren die Anfälle seltener. Seit diesem Jahre sind sie häufiger. Zungenbiß ist regelmäßig. Einmal ist sie in einem Betrieb gegen den Gasofen gefallen und hat sich das Gesicht verbrannt. Es gibt kaum eine Anfallsform, die sie nicht schon gehabt hätte: Anfälle im Schlaf, Flucht auf die Straße und Niederstürzen dortselbst. Verlorenes Umherirren und Erwachen in unbekannter Gegend. Dreitägiger Schlaf nach einem Anfall ist zweimal vorgekommen. Die Rettungsgesellschaft hat sie schon so oft nach Hause gebracht, daß Patientin veranlaßt wurde, ständig einen Zettel bei sich zu tragen, in dem die Gesellschaft ersucht, das Mädchen mit Rücksicht auf die hohen Kosten einer Ausfahrt ruhig zu sich kommen zu lassen, sie wohne da und da, wohin man sie geleiten möge. Meistens kommt sie auf die Polizeiwache, wo sie auf einer Pritsche den Zustand ausschläft.

Therese steht den ersten Aufklärungen meiner Methode mit unverhohlenem Mißtrauen gegenüber. Sie meint, so könnten nur Einbildungen kuriert werden. Ihr Mißtrauen geht aber noch weiter. Sie ist Mietpartei in einer Zinskaserne, verkehrt mit zahlreichen Nachbarinnen, die ihr widerraten haben, zu mir zu gehen. „Wer weiß, was der will? Gehen sie keinesfalls allein hin!" Eine Nachbarin prophezeite, daß es Resi so ergehen würde wie ihr, die einen Zimmerherrn lieb gewonnen hatte und dann verließ sie der und kam nicht wieder. Patientin ahnt nicht, daß sie mit solchen Angaben deutlich den Wunsch nach sexuellem

---

[1] Veränderte Arbeit aus dem „Jahrbuch für Fortschritte der Sexualwissenschaft und Psychanalyse". Bd. I. 1924. Herausgegeben von W. Stekel.

Erlebnis enthüllt. Warum warnen die Nachbarinnen vor mir? Werde ich sie ausrauben? Sie hat ja nichts. Das Luxussanatorium, in dem ich arbeitete, ist auch nicht der Ort, wo Proletarier ausgeraubt werden. Was also ist zu fürchten: Vielleicht, daß ich sie durch Hypnose, Magnetismus oder höllische Latwerge an Körper oder Seele schädigen könnte.

Sie teilt mir gleich zu Anfang mit, daß sie trotz ihrer 36 Jahre noch Jungfrau sei und daß die Sexualität in ihrem Leben keine Rolle spiele. Sie sei niemals verliebt gewesen; lächerlich, diese Frau Blaha, die immer um ihren Studenten jammert. Ich bat sie, auf ihre Träume zu achten, und sie bringt zur zweiten Stunde den folgenden:

Traum 1. Mir träumte, ich kam zum Arzt, und als ich bei demselben eintrat, bemerkte ich eine große Unordnung. (Im Anfang der Analyse träumen Patienten sehr häufig von Unordnung. Sie meinen die Unordnung in ihrer eigenen Seele. So geben sie den Eindruck wieder, den sie von den ersten Aufklärungen des Analytikers empfangen.) Eine alte Frau war anwesend, die auch zur Behandlung gekommen war. Diese Frau schwätzte sehr viel unsinniges Zeug daher und ich dachte, die kann leicht viel sprechen, weil sie überhaupt nicht mehr weiß, was sie spricht; bei der ist's im Kopfe nicht mehr ganz richtig. (Patientin war in den ersten Tagen der Analyse schweigsam und zurückhaltend. Im Gegensatz dazu das schwatzhafte, alte Weib des Traumes. Als ich ihr vorhielt, daß sie offen zu mir sein sollte, sagte sie halb im Scherze: „Ich werde Ihnen die Frau Blaha schicken, die kann viel erzählen.“ Ich antwortete: „Was soll mir die Frau Blaha nützen? Ich will ja Sie gesund machen und nicht die Frau Blaha.“ Therese sagte lachend: „Ich weiß schon, das sag' ich nur so.“) Als an mich die Reihe kam, fragte mich der Arzt, was ich mit der Kranken gesprochen habe, die tags vorher mit mir zugleich das Ordinationszimmer verließ. (Diese alte Frau ist das andere Ich Resis.) Ich wollte nichts ausplaudern, auf Drängen des Arztes aber, zu antworten und die volle Wahrheit zu sagen, erwiderte ich: „Sie hat gesagt: Wissen Sie, der Doktor ist verliebt in mich, und dabei lachte sie so verliebt und zufrieden. Ich dachte mir: Die lebt in der Einbildung, da wird umgekehrt auch gefahren sein. Aber sie lebt vielleicht glücklich in dieser Einbildung.“

Der Traum zeigt deutlich genug, was die Nachbarinnen fürchten, weil sie es ihr nicht gönnen und was Resi selber weniger fürchtet als hofft. Auch der heftige Widerstand der Patientin wird aus dem Traum deutlich. („Ich wollte nichts ausplaudern.“)

Diese Analyse begann schon deshalb unter ungünstigen Auspizien, weil die Patientin nicht aus eigenem Antrieb zu mir gekommen war, um gesund zu werden, sondern von mir zur Kur kommandiert wurde. Sie selbst hatte sich mit ihrer Krankheit, die sie für unheilbar hielt, abgefunden. Sie nahm auch keinerlei Medikamente. Wenn Nervöse dem Arzte, der sie gesund machen will, regelmäßig unbewußten Widerstand entgegensetzen, so arbeiten wir doch für gewöhnlich wenigstens unter Mithilfe des moralischen Bewußtseins der Kranken. Sie wollen gesund werden, soweit sie ihrer Person bewußt und mächtig sind. Sie kommen zu diesem Zwecke, bezahlen dafür und stehen unter dem Drucke, daß ihre Krankheit heilbar sei und also geheilt werden müsse. Dieser dreifachen Unterstützung war ich beraubt. Die Umgebung dieser Hilfsarbeiterin hält Epilepsie für unheilbar und befindet sich damit in Übereinstimmung mit der hohen Wissenschaft. Resi kannte mich nicht, hielt nichts von meiner Kunst, verlangte nicht nach ihr, und nicht allein, daß sie nicht bezahlen konnte, mußte ich ihr auch noch kleine Unterstützungen zuschieben, indem ich ihr die Elektrische bezahlte. Was Resi auch später noch, als wir mitten in der Arbeit waren, von ihrer Dankbarkeitsverpflichtung gegen mich hielt, geht aus folgender Äußerung hervor: „Sie haben gerade soviel Interesse daran wie ich selber, daß ich gesund werde." Im Munde eines Kranken sicherlich eine erstaunliche Ansicht. Sie setzte erläuternd hinzu: „Sie wollen meinen Fall veröffentlichen."

In Wirklichkeit stand es noch schlimmer zu meinen Ungunsten. Nur ich hatte Interesse an ihrer Genesung. Ich wollte mich ja prinzipiell überzeugen, ob ich die psychoanalytischen Erfolge bei Epileptikern bestätigen könnte. Resi wollte überhaupt nicht gesund werden. Sie empfand die Kur als eine Belästigung.

Es ist schon von anderer Seite berichtet worden, daß Epileptiker sich in ihrem Traumleben vielfach mit Tod und Wiedergeburt beschäftigen. Der Gedanke an den Tod liegt ihnen nahe, da sie in ihren Anfällen wie tot zu Boden fallen. Der Gedanke an Auferstehung ist das mitschwingende, anagoge [1] Prinzip. Im Falle Resis kam noch hinzu, daß ihr Vater durch viele Jahre Kutscher bei einer Leichenbestattungsunternehmung gewesen ist, vielfach des Nachts die Leichen im Fourgon transportierte, wobei er sehr häufig die kleine Resi neben sich auf dem Kutscherbock mitnahm. Resi träumte viel von Tod und Auferstehung. Im weiteren Verlaufe der Analyse hat sich diese Art von Träumen verloren. Ich ließ Patientin ihre Träume selber aufschreiben und teile von diesen Dokumenten einige mit.

Traum 2. Meine Nachbarin (das andere Ich) trat an mich heran mit den Worten: „Zeit ist's, wir müssen gehen!" Ich ging mit ihr, wußte aber eigentlich nicht wohin und frug sie auch gar nicht. Es hatte mir nur den Anschein, als gingen wir zu einem Leichenbegängnis. (Ich erinnere an die dritte Strophe von Raimunds Hobellied:

> „Und kommt der Tod einst, mit Verlaub,
> Und zupft mi: Brüderl, komm!
> Da stell' ich mich im Anfang taub
> Und drah mi gar net um.")

Auf einmal aber war ich allein im Hofe des Allgemeinen Krankenhauses (gemeint ist der Leichenhof, wo die Begräbnisse stattfinden). Es hatte den Anschein, als wenn die Einsegnung eines Leichnams wäre. Leichnam aber sah ich keinen. (Ich erinnere an die Vision der Apostel vor dem leeren Grabe des auferstandenen Christus. Auch dort hat ein Begräbnis stattgefunden, aber die Leiche war nicht da.)

Resi brachte im Anfang der Kur, ganz im Sinne ihrer Widerspenstigkeit, nur wenig Träume. Sie träumte in dieser Zeit angeblich nicht. Aber sie teilte mir einen früheren Traum mit, der ihr lebendig im Gedächtnis geblieben war. Auch dieser Traum hat volkstümlichen und legendenartigen Charakter:

Traum 3. Auf dem Friedhof beim Grabe des Vaters. Das Grab öffnet sich und ich habe den Vater drinnen liegen gesehen, wie er aufgebahrt war. Auch das Grab nebenan hat sich geöffnet. Eine Frau liegt drin. Sie richtet sich auf und ich erkenne meine Mutter. Ich habe sie angesprochen. „No, wie geht's euch denn da?" Sie sagt: „Eigentlich nicht gut. Es ist nicht so schön, wie man sich die Ewigkeit vorstellt." Und sie sagt: „Du willst ja immer sterben; willst du dich nicht hereinlegen?" Und der Vater hat gelacht und gesagt: „Willst nicht,

---

[1] anagog, ein Ausdruck von H. Silberer = nach oben führend.

Resi?" Mir hat geschauert. Ich sage: „Nein!" Dann haben sich die Gräber wieder geschlossen und ich war froh, daß alles vorüber war, und bin dann fortgegangen.

Traum 4. Ich habe einen Anfall gehabt: Man hat mich weggetragen, und auf einmal war ich in einem Zimmer ganz allein. (Wie aus dem Nächstfolgenden hervorgeht, bedeutet der Anfall den Tod und das Zimmer das Grab.) Ich bin dann auf dem Friedhof und treffe eine Bekannte, die gestorben ist. Ich bin mit ihr gegangen und sage: „Sie sind ja schon gestorben und jetzt sind Sie wieder da?" Sie antwortet: „Ich muß schauen, was mein Mann macht." (Es handelt sich um Marie Kratochwill, die im Leben der Patientin, wie ich später berichten werde, eine verhängnisvolle Rolle gespielt hat. Für den überlebenden Gatten der Kratochwill bessert Patientin die Wäsche aus. Dieser Gatte hat auch allerlei gegen die Patientin auf dem Gewissen.) Ich bin mit ihr gegangen, aber in die Wohnung bin ich nicht gegangen. Mir hat geschauert. Ich habe mich gefürchtet, weil sie ja schon gestorben ist. (Resi selbst ist eine Person, die schon gestorben ist. Sie stirbt in jedem Anfall und dann ist sie wieder da.)

Resi lebt, wie alle Neurotiker, in der Vergangenheit. Für sie sind die Toten nicht gestorben. Sie leben und handeln in ihr und ziehen sie in Form von Anfällen in den Tod nach. Resi weiß das selber, wie aus folgendem Traum hervorgeht:

Traum 5. Ich nehme den Schlüssel zu meiner Wohnung und will aufsperren. Da bemerke ich, daß gar nicht zugesperrt ist. Als ich eintrat, kam mir ein Mann entgegen und verfolgte mich mit einem Messer. (Die sexuelle Deutung von Wohnung, Schlüssel und Messer liegt auf der Hand.) Ich flüchte in meine Wohnung, und als ich dieselbe betrat, waren in dieser auch zwei Männer anwesend. Diese machten eben ein Feuer im Herd, welches sehr rauchte (der Rauch verrät das Feuer). Ich bemerkte dann, daß der eine von diesen zwei Männern mein Bruder Josef war, welcher mir zurief: „Was hast du fortwährend mit den Toten? Die Toten läßt man ruhen!" (Hier wird zum erstenmal Übertragung auf mich erkennbar. Sie legt den Bruder Josef und mich in eine Figur zusammen, wie später noch deutlicher werden wird. Ich war es, der, erstaunt über die vielen Träume von Toten, einmal gerufen hatte: „Was haben sie immer mit den Toten?" Der andere Mann ist ein Toter, nämlich ihr Vater, der die letzten drei Jahre seines Lebens in dieser Wohnung unter ihrer Obhut verbracht hatte.)

Schließlich noch ein Traum aus einem späteren Stadium der Kur, in dem außer dem Todesmotiv noch ein anderes auftaucht, das dem Analytiker wohl bekannt ist:

Traum 6. In Schönbrunn. Dort habe ich einmal einen Anfall gehabt. Es wird gezeigt, wie die Leichen aufgebahrt waren. Ich bin auch aufgebahrt. Reiter auf schwarzen Pferden. Einer will mich überreiten. Ich liege regungslos und kann mich nicht rühren, aber er reitet vorüber. (In Analysen hören wir oft von sexuellen Handlungen an Schlafenden oder solchen, die sich schlafend stellten, um der Verteidigung ihrer Ehre enthoben zu sein. „Lust ohne Schuld." Vgl. hiezu auch Shakespeares Julia:

> Du weißt, daß Heilige sich nicht zu regen pflegen...
> Saints do not move, though grant for prayers sake.
> Romeo: Then move no, while my prayers effect I take.)

Resi ist ein uneheliches Kind. Sie hat erst in der Schule, als man die Dokumente zeigen mußte, erfahren, daß sie nicht den Namen ihres Vaters trug. Der

Vater war ein Säufer und oft tagelang nicht zu Hause. Die Mutter war eine brave Frau, hielt die Familie zusammen und erzog die Kinder mit äußerst knappen Mitteln, so gut sie konnte. Ein älterer Sohn war da, den die Mutter aus einer früheren ehelichen Gemeinschaft mitgebracht hatte. Auch der Vater hatte einen ehelichen Sohn aus früherer Ehe, die niemals gelöst worden war. Dieser Sohn, der also den Namen seines Vaters trägt, lebt irgendwo in Ungarn. Resi hat wiederholt versucht, mit ihm in Verbindung zu treten, es ist ihr aber nicht gelungen und sie hat ihn niemals gesehen.

Die engere Familie, in deren Kreise Resi aufwuchs, bestand aus dem um zwei Jahre älteren Bruder Josef, der um fünf Jahre jüngeren Schwester Hermine und einem um vieles jüngeren Schwesterchen Poldi, die dann im siebenten Lebensjahre starb, als Resi 17 war. Drei Kinder waren vor der Geburt Resis gestorben. Ein viertes Kind starb gerade an dem Tage, an dem Poldi geboren wurde. (Tod und Wiedergeburt.)

1901 starb die Mutter im Alter von 43 Jahren. Resi ging gerade nach Hause, da sah sie ihre Mutter von weitem aus der Schusterwerkstatt herauskommen. Plötzlich warf die Mutter die Arme in die Luft, fiel zu Boden, rasselte, röchelte, ballte krampfhaft die Fäuste und war tot. Eine Gehirnblutung hatte ihrem Leben ein Ende bereitet.

Resi, damals 15 Jahre alt, hatte der Mutter schon vorher in der Wirtschaft geholfen. Ihre Schwester Hermine war früh zum Sorgenkind geworden, da sie trotz ihrer Jugend Anläufe zu einem liederlichen Lebenswandel genommen hatte. „Mit der werdet ihr's schwer haben", sagte die Mutter öfters, wahrscheinlich in Ahnung des herannahenden Todes. Die kleine Poldi war erst vier Jahre alt. Resi wurde Hausmütterchen und es gelang ihr, die Familie nach dem Tode der Mutter noch zwei Jahre lang zusammenzuhalten. Sie ist stolz auf diese Leistung und ist damals auch in die Zeitung gekommen, als nämlich die kleine Poldi unversehens Laugenessenz austrank, die auf dem Fensterbrett stehen geblieben war. Resi wurde vor Gericht zitiert, aber glanzvoll freigesprochen und der Zeitungsbericht trug den Titel „Ein Hausmütterchen".

Der Vater kam selten nach Hause, Resi schlief mit der kleinen Poldi im Bette der Mutter, Hermine schlief im anderen Bett, der Vater legte sich zu ihr, wenn er nach Hause kam. Bis zum Tode der Mutter, also bis zu ihrem 15. Lebensjahre, hatte Resi mit dem Bruder Josef zusammen auf dem Kanapee schlafen müssen. Man machte der Mutter Vorstellungen, warum sie so etwas dulde: ein 16jähriger Bub und ein 14jähriges Mädel! Aber was sollte sie machen? Es war kein Platz. Resi erklärt mit Bestimmtheit, daß zwischen ihr und ihrem Bruder nicht das geringste vorgefallen sei. Wären wir nicht Analytiker, so könnten wir uns mit dieser Behauptung zufrieden geben. Folgender Traum geht allerdings nach anderer Richtung:

Traum 7. Mir träumte von meiner Kinderzeit. Wir saßen alle zusammen beim Nachtmahl, meine Mutter, mein Vater, meine zwei Brüder und ich... Ich und mein Bruder Josef fingen ein Lied zu singen an. Anfangs sangen wir sehr schön, aber auf einmal begann mein Bruder sehr laut zu singen. Ich wollte ihn übertreffen und so schrien wir aus Leibeskräften, so daß es ohrenbetäubend war. Meine Mutter gebot Ruhe, indem sie sagte: „Hört schon einmal auf mit diesem Gebrüll. Es ist schon 10 Uhr vorüber."

Wir folgten und gingen schlafen.

Da dieser Traum in die erste Zeit der Analyse fiel, hütete ich mich, Resi Aufklärungen zu geben, aber ich hatte doch begründeten Verdacht geschöpft.

Das Traummaterial führte uns dann von den Beziehungen Resis zu ihrem Bruder Josef weg und brachte zunächst ein anderes Motiv, das sich auf kleine Kinder bezog. Zwei Jahre nach dem Tode der Mutter erlebte Resi den Schmerz, daß die kleine Poldi in ihrem siebenten Lebensjahre an einer Lungenentzündung starb. Trotz aufopfernder Pflege, in der sie weder von dem Trunkenbold Vater noch von sonst jemanden unterstützt wurde, gelang es Resi nicht, die Kleine zu retten. Im gleichen Jahre 1903 löste sich der Hausstand auf, wie von einer geheimnisvollen Macht auseinandergesprengt. Die beiden älteren Brüder verließen Wien und nahmen eine Stellung in Südungarn an. Hermine hatte längst begonnen, ihre Wege außer Haus zu suchen, Resi wurde Lehrmädel in einer Schneiderwerkstätte. Ich habe den Eindruck, daß ihr durch den Tod des Pflegekindes die moralische Kraft abhanden gekommen war, die Mutter weiterhin zu ersetzen. Fast ebenso häufig wie vom Tode träumt sie von kleinen Kindern. Einer der ersten Träume, den sie in die Analyse brachte und der in seinem zweiten Teile von einem Leichenbegängnis handelt, begann folgendermaßen:

Traum 8. Mir träumte, ich spielte am Gange meines Wohnhauses „Traundl". Das ist (wie Patientin selbst erklärt) ein ganz gewöhnliches Kinderspiel, im Volksmunde das Dradiwaberl (dreh' dich, Weiberl!) genannte. Als ich so zufrieden und vergnügt spielte, fiel mir plötzlich der kleine Karli ein und ich dachte mir, wenn er nur wieder da wäre. Karli ist (Patientin sagt das selbst) ein kleiner, sehr lieber Bub, etwa zwei Jahre alt, gehört einer Partei im Hause und ich unterhalte mich oft mit ihm.

Häufig hat sie ihre Träume vergessen und weiß nur: „Mit Kindern habe ich gespielt... Etwas von Kindern geträumt... von einem Kind..."

Traum 9. Wie wenn ich bei Herrn Doktor in Stellung gewesen wäre und ich habe mit den Kindern gespielt. Eigentlich mit einer Puppe. Wie die Kinder schlafen gegangen sind, habe ich mit den Puppen gespielt. Der Herr Doktor haben mir die Puppe weggenommen. Ich war böse darüber und bin zu einer Freundin... (Zur Homosexualität übergegangen.)

Die Übertragung auf mich und die sexuelle Bedeutung der Symbole übergehe ich. Als Resi gegen Ende der Kur einmal ausblieb, ließ sie mir telephonisch mitteilen, sie könne nicht kommen, weil sie ein kleines Kind pflegen müsse, eben den kleinen Karli, der erkrankt sei. Sie hat also die Sehnsucht nach Kindern, sie zu betreuen, mit ihnen zu spielen, von frühester Jugend her bis auf den heutigen Tag bewahrt. Sie hielt es auch nicht lange in der Schneiderwerkstätte aus, wo sie Lehrmädel war, trat nach drei Monaten aus und kam als Dienstmädchen zu Kindern. Sie will selbst ein Kind sein und wird es vermutlich im Anfall.

In ihrer ersten Stellung begann ihr Leidensweg, indem eine Reihe von gleichartigen Erlebnissen einsetzte, deren unglaublich häufige Wiederholung unerklärlich wäre ohne Heranziehung des Gesetzes der „ewigen Wiederkehr des gleichen", das von Plato stammt, von Nietzsche modernisiert und von Freud auf seine Art erklärt worden ist.

Jedes neurotische Leben, vielleicht jedes Leben, hat einen eigenen Rhythmus. Die gleichen Unglücksfälle, die gleichen Enttäuschungen, auch die gleichen Erfolge kehren immer wieder. Resi, angeblich mit 36 Jahren noch Jungfrau, hatte in erstaunlicher Häufigkeit unter Attentaten auf ihre Geschlechtsehre zu leiden, wobei weniger erstaunlich ist, daß solche Angriffe sich so häufig wiederholten, als daß sie jedesmal siegreich und unberührt daraus hervorging.

In dem Hause, wo sie mit 16 Jahren Kindermädchen war, schlief sie im sog. Tafelbett in der Küche. Der Sohn des Hauses kam in der Nacht und wollte sich zu ihr legen. Sie wehrte ihn ab und verließ das Haus am nächsten Morgen. Sie gab keine Gründe an und als die Hausfrau sie zurückhalten wollte, drohte sie mit der Polizei, wenn man sie nicht augenblicklich ihres Weges ziehen lasse.

Da sie keine Wohnung hatte, zog sie zur Kratochwill. Der Herr Kratochwill kam und wollte etwas von ihr. Da war auch dort ihres Bleibens nicht länger.

Die Attentate wiederholen sich in ermüdender Einförmigkeit. Phantasie und Wirklichkeit sind nicht zu unterscheiden. Was tut's? Alles Vergängliche ist nur ein Gleichnis!

Einmal hatte sie einen guten Posten. Der Geschäftsführer packte sie und warf sie auf ein Sofa. Am nächsten Tage soll er zu ihr gekommen sein und sie gebeten haben, ob sie ihn nicht heiraten wolle. Sie sagte: „Nein, weil Sie sich so unanständig benommen haben."

„Sind Sie da nicht zu strenge gewesen?" fragte ich. „Vielleicht haben Sie ihm Liebe eingeflößt, er war im Augenblick seiner Sinne nicht mächtig. Aber der Heiratsantrag machte doch alles wieder gut und genügte den strengsten Anforderungen der Moral."

„Nein," sagte sie, „wo er sich so tierisch benommen hat, konnte ich ihn nicht mehr sehen."

Seit sie unter Anfällen leidet, erlebt sie, wie sie behauptet, allerlei auf den Wachstuben, wo man sie bewußtlos hinbringt. Einmal will sie deutlich bemerkt haben, wie einer sich von ihr fortschlich, als sie gerade erwachte. Ein andermal soll einer an ihren Brustwarzen gesaugt haben. Als sie erwachte, lag einer auf ihr.

„Ist es da nicht leicht möglich, daß Sie Ihre Jungfernschaft verloren haben, ohne es zu wissen?" Diese Möglichkeit gibt sie nicht zu. Später träumt sie allerdings davon (Traum 18).

Sie behauptet, daß schon in der Schule beide Katecheten sexuelle Attentate auf sie verübt hätten. Das sei sehr gewöhnlich, Katecheten ließen sich solche Dinge häufig zu schulden kommen, behauptet Resi.

Ich begnüge mich mit der Mitteilung dieser Auslese. Resi hat mir viel mehr davon erzählt und hinzugefügt, daß auch das nur ein kleiner Teil ihrer wirklichen Erfahrungen sei. Dabei ist Resi gar nicht hübsch und ich wüßte nicht, warum ihr solche Dinge öfters zustoßen sollten als anderen Mädchen. Hiezu kommt, daß sie selbst sich für ganz uninteressiert an sexuellen Dingen erklärt. Sie war auch einmal in einem Hotel bedienstet, wo, wie sie sagt, allerhand vorgekommen ist. Andere Stubenmädchen haben durchs Schlüsselloch geschaut: sie niemals.

Sexuelle Attentate und heftige Abwehr derselben sind also der Rhythmus in Resis Leben. Ich habe mir angewöhnt, in der Analyse zunächst den Hauptrhythmus des Neurotikers zu suchen, weil er in der Regel vorangetragen und ohne Widerstand preisgegeben wird. Dieser Rhythmus enthält regelmäßig den Schlüssel zur Neurose, und wenn man genügend Material gesammelt hat, gelingt es häufig, den Patienten zu einem Geständnis zu zwingen, das alles aufklärt. Wer war der erste, gegen den Resi sich zu wehren hatte oder gegen den sie sich nicht genügend gewehrt hat? Solche Fragen gelten für den Fall, daß es sich um ein grobes Trauma als Basis der Neurose handelt. Es kann aber auch sein, daß ewig unerfüllte Phantasien aus alter und ältester Zeit dem Rhythmus dieses Lebens zugrunde liegen.

Man könnte ja sagen, daß solche Attentate, wie die auf Resis Unschuld, nichts Besonderes und gerade in den unteren Schichten des Volkes zu sehr an der Tagesordnung seien, um aufzufallen. Sie sagt, daß sie weder durch Koketterie noch sonstwie Anlaß dazu gegeben habe. In bewußtlosem Zustande nach epileptischen Anfällen ist ja diese Möglichkeit überhaupt ausgeschlossen. In ein neues Licht aber tritt der Rhythmus, wenn wir das sittenstrenge Mädchen 1905, das ist zwei Jahre nach der Auflösung des elterlichen Haushaltes, als Stubenmädchen in einem Bordell der inneren Stadt wiederfinden.

Ein ganzes Jahr dient sie in diesem Hause und wäre noch länger geblieben, wenn die Besitzerin nicht aus irgendwelchen Gründen hätte sperren müssen. Sie war gerne da, verdiente genug, um sich schöne Kleider zu kaufen und auch ihre Geschwister zu unterstützen. Unter den aktiven Insassen des Hauses fand sie mehrere Freundinnen, die dem 19jährigen Mädchen schon durch ihr Beispiel, aber auch mit Worten zuredeten, sie solle doch lieber den leichteren und einträglicheren Beruf ergreifen, solange sie jung und hübsch sei. Aber Resi blieb beim Auskehren und Staubabwischen, fühlte sich wohl dabei und wünschte sich nichts anderes.

Als das Haus gesperrt wurde, wollte sie Pflegerin im allgemeinen Krankenhause werden. Da man sie dort nicht aufnahm, wurde sie Pflegerin im Steinhof (Irrenanstalt). Dort blieb sie drei Monate und hatte Gelegenheit genug, verschiedene Arten von Irrsinn und auch epileptische Anfälle zu sehen. Sie fühlte sich aber im Steinhof nicht wohl. Sie sagt, die anderen Pflegerinnen seien zu roh gewesen, und das hätte sie nicht mit ansehen können.

Nach ihrem Ausscheiden aus der Landesirrenanstalt, in die sie bald darauf als Kranke zurückkehren sollte, wurde sie Kaffeeköchin in einem Kaffeehaus. Da dort Animiermädchen verkehrten, sehen wir Resi nach dem asketischen Pflegerinnen-Intermezzo wiederum zu einer Gesellschaft zurückkehren, die trotz Resis untadeligem persönlichem Lebenswandel magische Anziehungskraft auf das Mädchen besaß. Im Kaffeehaus blieb sie sechs Monate. Damals hatte sie ihren ersten Anfall. Er entwickelte sich nachts im Bett. Eine Kollegin, die mit ihr die Stube teilte, machte sie darauf aufmerksam. Der zweite Anfall überkam sie kurz darauf auf der Straße, als sie gerade spazieren ging. Ort: in nächster Nähe des Bordells. Dann häuften sich die Anfälle, so daß sie ins Spital, in die Versorgung und schließlich in ihren Heimatsort abgeschoben wurde. In diesem Dorfe gefiel es ihr gar nicht. Sie kam nach kurzer Zeit zurück, versuchte es mit allerlei Arbeiten, bis sie 1909 wiederum in einem Bordell landete. In diesem zweiten Bordell war sie durch mehr als zwei Jahre als Stubenmädchen tätig und fühlte sich noch glücklicher als in dem ersten. Während sie 1908 fast jede Woche einen Anfall gehabt hatte, gab es in den zwei Jahren des Bordelldienstes überhaupt keinen Anfall. Sie war restlos glücklich. Kaum hatte sie das Haus aus äußeren Gründen verlassen müssen, setzten die Anfälle wiederum ein und überdies trat noch eine basedowartige Krankheit hinzu, so daß sie fast $^3/_4$ Jahre auf der Klinik Ortner zubringen mußte.

Das geschilderte Stück aus dem Lebenslaufe Resis wird durchsichtiger, wenn man es mit dem Schicksale vergleicht, das ihrer Schwester Hermine während derselben Zeit beschieden war. Die Kratochwill war eine Wäscherin und verwendete beide Mädchen, als sie noch halbwüchsig waren, zum Austragen der Wäsche. So kamen beide Mädchen schon in frühester Jugendzeit auch in verrufene Häuser und lernten das Treiben dieser Welt verstehen. Resi gibt der Kratochwill die Schuld, daß die leichtsinnige Schwester Hermine tief gesunken ist. Schon 1905 bekleidete Hermine den Posten einer geschminkten Kassierin in einem verrufenen Vorstadtkaffeehaus. Darüber kränkte Resi sich sehr. Sie bewies durch ihr eigenes Benehmen, daß man, wenn man nur wolle, selbst in einem Bordell anständig bleiben könne, und brachte es durch Zureden und kleine Unterstützungen dahin, daß Hermine einen Posten als Arbeiterin in einer Druckerei annahm. Aber das bewahrte Hermine nicht vor der Ansteckung mit Syphilis. Sie wurde ins Spital gebracht und nach einem weiteren Rückfall unter Sittenkontrolle gestellt. Bei dieser Gelegenheit erlebte Resi eine schwere Enttäuschung. Da Hermine minderjährig war, mußte der Vater um seine Zustimmung zur Sittenkontrolle gefragt werden. Er gab sie ohne weiteres. Dem Trunkenbold war das Schicksal seiner Kinder gleichgültig. Resi dachte mit Bitterkeit: Wenn ich es täte, hätte er ebensowenig dagegen.

Hermine lebte als Prostituierte einige Jahre in Wien, dann verließ sie die Vaterstadt und treibt sich seit 1909 in Osteuropa herum. Seit 1917 hat Resi nichts mehr von ihr gehört, sehnt sich nach ihr, fürchtet aber zugleich ein Wiedersehen mit der vermutlich ganz verkommenen Schwester.

Beide Schwestern wurden also von der Kratochwill in die Welt der Prostitution eingeführt. Hermine wird ein Opfer dieser Einführung. Resi widersteht, fühlt sich aber sichtlich von diesem Milieu angezogen. Hermine beginnt sich zu verkaufen: Resi leistet harte Arbeit in einem Hause, wo andere sich verkaufen. Hermine wird Animierkassierin in einem Kaffeehause; Resi ehrliche Köchin in einem anderen. Im gleichen Jahre, in welchem Hermine unter Sittenkontrolle kommt, beginnen die Anfälle Resis. Diese Tatsache ist doch wohl auffallend. Als Herminens Schicksal besiegelt war, geht Resi neuerlich als Aufwartefrau in ein Bordell. Wohin geht sie? Dorthin, wo ihre Schwester ist, vertreten durch Prostituierte ihresgleichen. Resi wird durch das Milieu des Bordells ihrer Schwester gleich. Sie differenziert sich aber von der Schwester durch harte Arbeit, Keuschheit, Sexualablehnung. So entsühnt sie die gesunkene Schwester. Der Wille zur Askese und der bipolare Gegenwille zu einem üppigen Leben ohne Arbeit kann nicht deutlicher ausgedrückt werden, als durch die Berufe, die Resi in jener Zeit hintereinander ergriff. Selbst als Metallarbeiterin, bevor sie zum zweitenmal eine Stelle im Bordell antrat, spezialisierte sie sich für Luxusgegenstände: silberne Handtäschchen, Feuerzeuge u. dgl.

Der Konflikt Resis wird noch deutlicher werden, wenn wir unsere Aufmerksamkeit einigen Träumen aus der fünften und sechsten Woche der analytischen Kur zuwenden.

Traum 10. Mir träumte, ich war zu Hause bei den Eltern und Geschwistern. Meine Schwester Hermine war eben aus dem Ausland zu uns auf Besuch gekommen. Sie schien mir 18 Jahre alt. (Das wäre also ungefähr das Alter, in dem Hermine unter Sittenkontrolle kam.) Wir freuten uns alle, sie wieder zu sehen, sie sah sehr gut aus. Mir imponierte sie sehr, weil sie nach der Schrift sprach und sehr viel zu erzählen wußte. (Ein Gegensatz zu Resi, die von ihrem eintönigen Proletarierdasein nicht viel erzählen kann.) Ich sagte zum Vater: „Ich habe sie mir eigentlich nicht so vorgestellt." Er antwortete: „Du warst von jeher eine Schwarzseherin" (es ist also nicht so schlimm, als Prostituierte zu leben; der Vater hat nie etwas dagegen gehabt, Resi wird durch den Anblick der Schwester bekehrt). Meine Mutter (diese sittenstrenge Mutter, die ihre Kinder zur strengsten Religiosität erzogen hat) äußerte dann den Wunsch, daß wir uns alle photographieren lassen sollten. Wir willigten ein und begaben uns auf den Weg zum Photographen. (Die ganze Familie also ist darüber einig, daß Prostitution keine Schande ist. Man kann sich sehen, man kann sich mit ihr photographieren lassen.)

Auf einmal aber war ich und die Hermine allein in einer Badeanstalt. Als wir schon beide im Bad waren, frug ich meine Schwester, ob sie die Kabine abgesperrt habe. Sie antwortete mir, sie habe vergessen (Kabine ist deutlich genug). Ich stürmte hinaus und sah zu meinem Entsetzen, daß schon Fremde in unserer Kabine waren (wer noch zweifelt, wo die Träumerin sich befindet, wird durch das Folgende aufgeklärt). Ich sah auf einmal viele Betten im Vorraum, der zu den Kabinen führte, und frug, zu was diese eigentlich hier stünden. Man erklärte mir, daß hier auch oft Kranke seien. Ich besichtige diese Betten näher und sah in einem derselben ein kleines Wickelkind liegen (hier werden beide Gefahren des illegitimen Geschlechtsverkehres erwähnt: Geschlechtskrankheiten und das Wickelkind). Plötzlich fiel mir ein, daß ich ja eigentlich keine Kleider anhatte, ich wollte zur Badedienerin, kam aber anstatt zu dieser usw.

Ein Bauer sagte mir, da müssen Sie die Straße hinuntergehen und links hinaus. Er wies dabei auf eine Straße, die stark bergabwärts ging. Ich lief dieselbe hinunter, kam aber zu keinem Ausgang, sondern in eine Scheune. Plötzlich erblickte ich einen wilden Stier. Ich fürchtete mich sehr vor demselben, und ich wollte die Straße, auf der ich kam, zurücklaufen, konnte aber nur sehr mühsam vorwärtskommen, da dieselbe sehr steil war und einen sehr weichen Boden hatte, so daß ich bei jedem Schritte einsank. (Bergab kommt man leicht, ist man aber einmal im Sumpf, dann geht es nur sehr schwer wieder aufwärts. Der Bauer bin ich. Ich hatte ihr gesagt: „Sie müssen wissen, was in Ihnen vorgeht. Ihr innerstes Wesen drängt sie zur Prostitution. Sie flüchten in epileptische Anfälle.") Mir kam der Gedanke, wenn ich nur fliegen könnte. Ich schwang meine Arme so wie ein Vogel seine Flügel. Es gelang mir wirklich zu fliegen, und ich flog davon. (Hoffnung. Ein Wunder..., das Anagogische.)

Was wir regelmäßig in unseren Kuren sehen, das traf auch hier ein. Sobald die Neigung zur Prostitution mit der Vernunft erkannt war, wurde sie hinfällig. Das Gewissen Resis erlaubte diesen Lebenswandel nicht. Der mitgeteilte Traum beseitigt das Gewissen, nämlich das Andenken der Mutter, die es nicht verdient hat, daß ihre Kinder als Prostituierte endigen. Im Traum hat die Mutter nichts dagegen. Ein anderer schöner Traum zeigt uns das gleiche Hindernis: die Mutter.

Traum 11. Ich betrachte ein Vogelhäuschen (!) und bemerke auf einmal, daß zwei Fische darinnen waren, welche in aufrechter Stellung beisammen standen und intim verkehrten. Das Weibchen wollte anfangs nicht, das Männchen war aber sehr zärtlich, so daß das Weibchen bald einwilligte und selbst sein Wohlgefallen an diesem Vorgang hatte.

Ich kam in einen Park, als ich dessen Mittelgang betrat (Friedhofsanlage, weibliches, mütterliches Genitale), kam mir eine zerlumpte Frauengestalt entgegen, und ich bemerkte in derselben den Tod. Mich schauerte und ich schlug einen anderen Weg ein, mußte aber wieder umkehren, weil derselbe sehr sumpfig war, so daß er überhaupt nicht gangbar war. Es blieb mir nichts anderes übrig, als diesen Weg zu passieren, an dessen Ecke sich diese zerlumpte Gestalt aufgestellt hatte. Ich drängte mich schüchtern an ihr vorbei, und sie schaute mir nach und nickte mit dem Kopfe. Ich war sehr froh, so glücklich an ihr vorbeigekommen zu sein, und eilte davon.

(Hiezu berichtet Resi, daß die Frauengestalt die Züge ihrer Mutter getragen habe. Die Mutter hätte öfters gesagt: Lieber tot als schlecht. Der eine Weg führt also in den Sumpf, der andere Weg im Sinne der toten Mutter hat sie in die Krankheit geführt. Die Krankheit ist der Tod.)

In der Zeit, als wir uns mit dem Schwesternkomplex und dem unterdrückten Drange zur Prostitution beschäftigten, traten zwei merkwürdige Ereignisse ein, die man wohl Zufälle nennt. Von der verschollenen Hermine kam ein Brief aus dem Balkan, in dem sie schrieb, daß es ihr gar nicht gut gehe, sie hätte Heimweh und ob sie nicht nach Hause kommen könnte. Das war der eine Zufall. Der andere Zufall war, daß die Besitzerin des Bordells, in welchem Resi zwei glückliche Jahre verbracht hatte, eine Frauensperson zu Resi schickte, ob sie nicht wieder bei ihr eintreten möchte. Aber Resi wollte nicht, weil sie es nach meinen Aufklärungen nicht mehr konnte. Hiezu folgender Traum:

Traum 12. Von der Schwester. Ich war mit ihr in einem und demselben Haus (gemeint ist das Bordell, von dem soeben die Rede war). Wir haben beide Zimmer zusammengeräumt (der dringende Wunsch, mit der Schwester zusammen zu sein, wird erfüllt. Resi sinkt nicht zur Prostituierten herab, sondern die Schwester wird ein ehrbares Stubenmädchen). Ein Mädchen war dort und die Frau hat ihr sehr schön getan. Ich habe mir gedacht: Das ist eigentlich ein armes Mädchen. Die Frau tut ihr schön, weil sie recht viel Nutzen von ihr zieht. (Und nun kommt „funktional“ eine Beschreibung von Resis gegenwärtigem Zustand.) Ich bin fort und habe nicht mehr zurückgefunden. Ich war in einem schönen, großen Wirtshaus (das Sanatorium, in dem sie täglich zur Kur erscheint). Dann habe ich gefragt, wie ich in das Haus zurückkomme, und man hat mir den Weg gezeigt. Aber ich konnte nicht mehr hinein, weil dort alles aufgegraben war. (Die Kur hat wie mit einem Spaten die unbewußten Beweggründe aufgegraben.)

Dieses Mädchen lebt in seinen Träumen, die im Anfalle noch vertieft werden, unstillbare Sehnsucht nach seiner Schwester aus. Wenn sie Prostituierten als Stubenmädchen dient, dann dient sie ihrer Schwester. Sie beneidet die Männer, welche die Schwester bezahlen und haben. Sie möchte selbst ein Mann sein, um an Stelle solcher Männer treten zu können:

Traum 13. Ich lag auf einem Divan (Stellung in der Kur), und als ich die Decke, mit der ich zugedeckt war, in die Höhe hob, bemerkte ich, daß ich ganz nackt und mein Geschlechtsteil der eines Mannes war. Ich schämte mich sehr, weil einige Männer auf mich schauten. Als diese von mir wegschauten, kleidete ich mich schnell an. Ich rannte vor lauter Scham über die Stiege hinunter, so daß ich kaum die Stufen berührte. Ich kam auf eine schöne breite Straße, auf der ein Automobil fuhr, in dem mehrere Arbeitskolleginnen von mir mit mehreren Herren saßen. Diese scherzten und lachten und küßten einander, daß es eine Freude war. Ich dachte, sie haben recht; wenn ich nur auch so sein könnte, und ging allein meinen Weg nach Hause (sie ist nicht wie andere Mädchen, sie sehnt sich nach der verlorenen Schwester, als ob sie ein Mann wäre, der seine Geliebte verloren hat).

Alle diese biographischen Einzelheiten, die Träume und deren Deutungen brachte ich aus Resi nur mit großen Schwierigkeiten heraus. Sie arbeitete mir mit Mißtrauen, Verschlossenheit, Undankbarkeit, gespielter Verständnislosigkeit entgegen. Als es einmal gar nicht gehen wollte, brach ich sogar die Behandlung ab. Damals sagte sie nämlich, sie wüßte nicht, wozu sie eigentlich hergehe. Geträumt hatte sie nichts, Einfälle kamen nicht. Endlich fiel ihr ein, daß sie gerne einen Hund haben möchte. (Deute: ein Kind. Deute weiter: von mir.) Daran schloß sie die Frage, wie lange sie noch zu mir kommen müsse. Ich sagte, sie brauche gar nicht mehr zu kommen. Fünf Tage später kam sie trotzdem und hatte in der Zwischenzeit drei Anfälle gehabt. Von da an war sie gesprächiger.

Aber Anfälle hatte sie immer wieder. Somit hatte die Aufklärung ihrer inneren Beziehungen zur Schwester Hermine keine heilende Wirkung. Die Analyse nahm nun sowohl technisch als inhaltlich einen anderen Verlauf. Träume und deren Deutung traten mehr in den Hintergrund, das Wiedererleben in Übertragung und Schlafzustand begann. Sie erzählte, daß sie des Nachts einen Zustand bleierner Lähmung gehabt habe. Deutlich habe sie weibliche Stimmen gehört, die über sie geschimpft hätten. Dann sei ein Mann bei ihr gelegen. Trotz großer Angst habe sie sich nicht regen können. Bei dieser Gelegenheit berichtet sie neuerlich von mehreren Attentaten auf ihre Geschlechtsehre, die großenteils im Halbschlaf versucht worden seien.

Während ich mich bemühe, ihr das Prinzip der „Lust ohne Schuld" zu erklären, merke ich, daß Resi mit dem Schlafe kämpft. Sie gähnt wiederholt und klagt über unüberwindliches Schlafbedürfnis. Ich frage: „Was sehen Sie?" Sie antwortet: „Nichts", und fügt hinzu: „Ich studiere oft, wenn die Mutter nicht gestorben wäre." Ich sage: „Dann wären Sie noch länger mit dem Bruder Josef auf dem Kanapee gelegen." Sie steht auf und sagt: „Ich schlafe sonst ein."

Am nächsten Tage erscheint sie nicht. Am zweitnächsten berichtet sie, daß sie nicht wisse, was sie nach der Stunde bei mir unternommen habe. Einige Stunden später habe sie sich schlaftrunken weit draußen in der Vorstadt wiedergefunden. In dieser Vorstadt hat sie einen Teil ihrer Jugend verbracht, aber jetzt kennt sie dort niemanden.

Traum der auf diese Absence folgenden Nacht:

Traum 14. Mir träumte, meine Schwägerin hieß ihren Sohn Josef (gemeint sind Resi und ihr Bruder Josef) Etiketten von Gläsern (Einsiedegläsern) abzuwaschen. Er sagte, er kann dies nicht. Ich zeigte ihm, daß dies ganz leicht gehe. (Erinnerungsspuren los werden.) Er aber wurde sehr erbost über meine Behauptung und wollte mir ein Glas an den Kopf werfen. Ich flüchtete mich und er verfolgte mich mit einem Messer. Ich lief auf die Straße (Straßendirne) und bemerkte, daß dort die Schienen aufgegraben waren usw.

Drei Tage später schlief Resi auf dem Wege zu mir in der Elektrischen ein. Sie verschlief die Aussteigstelle und fuhr bis zur Endstation, wo der Schaffner sie aufweckte. Sie war etwa eine Station vor der Aussteigstelle eingeschlafen. Als sie erwachte, wunderte sie sich, daß sie noch nicht, wie sie geträumt hatte, bei mir auf dem Kanapee liege. Vor dem Einschlafen hatte sie nachgedacht, was sie mir wohl sagen solle, wenn ich sie wiederum bedrängte. Nachts vorher hat sie vom Steinhof geträumt, daß sie wieder dort war und davongelaufen ist. Auf dem Steinhof sei sie einmal von rückwärts von einer Patientin gepackt und weggeschleudert worden; es werde dort überhaupt viel gerauft. Diese Mitteilung muß man sich merken.

Sie sagte dann: „Mich freut gar keine Arbeit; möchte immer so liegen und schlafen."

Ich erklärte ihr, daß sie deshalb schlafen wolle, weil sie dann im Traume erlebe, was sie im Leben entbehren müsse. Während ich spreche, schläft sie ein. Da ich ihr den Rücken kehre, um einige Notizen zu machen, bemerke ich nicht gleich, daß sie eingeschlafen ist und wecke sie durch eine brüske Bewegung. Ich frage: „Was war das?"

„I hab' g'schlafen."

„Was war das letzte, was Sie noch gehört haben?"

„Vom Hausmütterchen." Ich hatte ein Bild ihrer glücklicheren Jugend entworfen und dabei die beiden Jahre nach dem Tode der Mutter erwähnt, als Resi Hausmütterchen war.

„Woran denken sie jetzt?"

„An meine Schwester. Ob sie schon sehr heruntergekommen ist?"

Schläft wiederum ein. Ich versuche den Zustand wie eine Hypnose auszunützen. Sie wacht aber auf, sowie ich sie anspreche. Sie hat geträumt: Die Schwester mit Männern um einen Tisch. Sie raucht Zigaretten, es ist eine Szene wie im Bordell. Resis Einstellung ist also immer noch teilweise homosexuell nach der Richtung ihrer Schwester.

Sie schweigt. „Was denken Sie?"

„Möchte schon gerne gesund sein und nimmermehr herkommen brauchen."

„Kommen Sie ungern her?"

„Im Gegenteil, ich bin jetzt gern hergekommen."

„Sind Sie schläfrig?"

„Jetzt nicht."

Ich frage mit energischer Stimme: „Wie war das mit dem Josef?"

Resi schläft sofort ein. Ich spreche zu ihr; sie hört mich nicht. Nach einigen Minuten erwacht sie und berichtet mir folgenden Traum:

Traum 15. Vom Bruder Josef. Er ist bei einem Schreibtisch gesessen und hat geschrieben (gemeint bin ich, da ich gerade in dieser Stunde gegen Vorschrift und Gewohnheit die Äußerungen Resis am Schreibtisch festhielt). Dann ist er zu mir gekommen und hat mit mir gesprochen (wiederum ich).

Von einer Maschine. Es ist schon viel Unglück geschehen. Kohlenbergwerk... Aufzug... Fördermaschine. (Bruder Josef ist Maschinist.) Kohlen habe ich gesehen. Ich habe noch nie im Leben so etwas gesehen; so eigentümlich war das. Ein Mann ist dort gestanden und hat die Kohlen hineingeschoben. Dann hat er andrückt. Wie ein Hebel hat das ausgeschaut und dann waren die Kohlen weg. (Ich behandle Resi in einem ebenerdigen Raum, dessen Fenster auf einen Kohlenhof geht, es ist ein ungewöhnlicher Anblick. Berge von Kohlen liegen da angehäuft und das Fenster mußte verschalt werden. Gegenüber ist eine Tür mit der Aufschrift: Speisenaufzugmotor. Wenn Resi vom Kanapee aufschaut, fällt ihr Blick auf diese Schrift. Es ist also vollkommen sichergestellt, daß sie mich und den Bruder Josef in eine Person zusammenlegt.)

Kaum hat Resi mich an diesem Tage verlassen, als sie wegen eines heftigen Anfalles, den sie auf der Straße vor dem Hause erlitt, zurückgebracht wird. Ich ziehe ihr den Schuh ab, um den Fußsohlenreflex auszulösen. Sie wehrt sich heftig, rauft mit mir und einem Wärter aus Leibeskräften und ruft: „Auslassen!" Hernach: „Aufsperren!" Heftig blutenden Zungenbiß hat sie schon. Im Raufen erwischt sie mit den Zähnen ihren eigenen Unterarm, und ehe wir es verhindern können, hat sie furchtbar hineingebissen. Wie ein Raubtier. Als ich sie später wiedersah, konnte sie sich die abscheuliche Bißwunde nicht erklären. Schließlich verfällt sie in Schlaf. Sie wurde geweckt und produziert noch einen Anfall. Hernach torkelt sie wie betrunken (Vaterimago?) durch den Gang, bleibt beim Liftburschen stehen und spielt geistesabwesend mit den Metallknöpfen seiner Bluse. (Nachahmung eines kleinen Kindes!) Die Ambulanz bringt sie nach Hause.

Daß der Inhalt dieses Anfalles wieder ein Attentat auf ihre Geschlechtsehre war, unterliegt keinem Zweifel. In die Nacht nach diesem Anfalle fällt Traum 10. Der Wille zur Prostitution ist sehr stark in Resi.

In den folgenden Tagen erzählt sie, daß sie einmal beinahe das Opfer eines Verzahrers (Kinderschänders) geworden sei. Dann erzählt sie von einem Mann, der ihr den Penis in die Hand geben wollte. Sie war damals 16. Er sagte, sie sei dumm, wenn sie es nicht täte; sie könnte viel Geld verdienen. — Der Geschäftsführer einer Weinhandlung hat etwas Ähnliches verlangt. Sie war im Keller, um Fässer auszuwaschen, da kam usw. — Hiezu der Traum:

Traum 16. Ich träume, daß ich mir die Zähne eingeschlagen habe.

(Das ist tatsächlich geschehen. Hilfsbereite Leute wollten ihr auf ärztlichen Rat Holz zwischen die Zähne schieben. Die unteren Schneidezähne fehlen. Deute den Traum als Verlegung von unten nach oben: Entjungferung.)

Resis Stimmung wird immer schlechter. Ich decke die Übertragung auf mich möglichst vollständig auf. Sie ist vermutlich beleidigt, daß ich so unerbittlich theoretisch bleibe. Ich enttäusche sie.

In diese Zeit fiel mein Urlaub. Resi sagt, ihr sei es recht, wenn unterbrochen wird. Sie müsse sich ausruhen. In diese Tage fällt auch der homosexuelle Traum 13 und der Traum 12. Durch meinen Urlaub trat eine fünfwöchige Unterbrechung dieser Analyse ein.

Ich habe Folgendes aus dem Lebenslaufe Resis nachzutragen. In der Zeit, als sie Hausmütterchen war, brachte der verwitwete Vater eines Abends eine Frau mit, die gleich dableiben und sich mit dem Vater ins Bett legen wollte. Resi duldete das nicht. Sie trat dem Vater beherzt entgegen und die Frau mußte weichen. So handelte sie in Vertretung und mit dem Gewichte der verstorbenen Mutter.

1914 zog der Vater zu Resi und lebte fast vier Jahre bei ihr, bis er starb. Immer hat sie ihre Angehörigen unterstützt. Der Vater verdiente wenig und lebte fast ganz auf ihre Kosten. Während des Krieges hatte sie durch Granatendrehen ein gutes Einkommen. Der Vater begann, an deliranten Zuständen zu leiden. Die Ärzte sollen gesagt haben, daß es eine Art Epilepsie sei. Sie hatte öfters Auseinandersetzungen mit dem Vater, sie machte ihm Vorwürfe, daß durch ihn die ganze Familie verkommen sei. Heute tut es ihr leid, daß sie selbst kurz vor seinem Tode noch mit ihm gezankt habe. Seit dem Tode des Vaters (1917) sind die Anfälle häufiger und schwerer. Seit damals ist Resi ganz allein auf der Welt. Versuche, mit dem ehelichen Halbbruder in Verbindung zu treten, schlugen fehl. Die kleine Schwester war längst gestorben. Hermine lebte als Prostituierte, Gott weiß wo. Der Bruder Josef weilt noch immer in Südungarn. Wenn er sich meldet, bezahlt sie das regelmäßig mit besonders schweren Anfällen. Im Jahre 1918 war er vorübergehend in Wien und versprach, mit ihr zusammenzuziehen. Als er dann sein Versprechen nicht hielt, schlief sie mehrere Tage nach dem Anfall. Einige Monate, bevor die Analyse begann, schrieb er aus Ungarn, sie solle seine Dokumente schicken, weil er heiraten wolle. Sie tat es und schlief dann drei Tage.

Ich weiß nicht, wer den größeren Eindruck in ihrem Unbewußten hinterlassen hat: Vater oder Bruder. Als sie mir von dem bleiernen Zustand berichtete, indem sie glaubte, daß ein Mann neben ihr liege, ohne daß sie sich wehren konnte, kam durch näheres Fragen heraus, daß sie vor dem Einschlafen in der Zeitung von einem Vater gelesen habe, der mit seiner 13jährigen Tochter geschlafen hat. Dieser Vater schleppte dann das Mädchen zu einer Brücke und wollte es in die

Donau werfen, weil das Mädchen mit Enthüllungen gedroht hatte. Man darf sich also gegen den Vater nicht wehren und man darf nichts ausplaudern.

Als sie nach meinem Urlaub wiederkam, erzählte sie, daß sie im Verlaufe dieser fünf Wochen zwei Anfälle gehabt habe. Sonst sei es ihr gut gegangen. Ein Anfall auf der Straße. Sie spazierte mit Frau Blaha, die noch immer von ihrem Studenten spricht. Resis letzte Erinnerung vor dem Schwinden der Sinne ist ihr eigener Ausspruch: „Die Bassena (Dialektwort für Auslaufbrunnen) ist jetzt abgesperrt." — Der andere Anfall war zu Hause. — Seit heute geht sie wieder in Arbeit; also neuer Lebensmut, weil ich wieder da bin. Drei Tage später hat sie die Arbeit wieder aufgegeben. Ihre Widerstände sind stark angewachsen. Sie kommt zu spät oder sagt ab. In der nächsten Woche hat sie fast nach jeder Stunde einen epileptischen Anfall. Sie befindet sich noch immer schwankend zwischen Homo- und Hetero-Sexualität, wie die beiden folgenden Träume dieser Tage beweisen: Ich schicke voraus, daß sie einen Anfall auf der Straße gehabt hatte und in ein Haustor gebracht worden war. Dort wurden ihr die Kleider gelockert und sie wurde mit Wasser begossen, so daß sie ganz durchnäßt und frierend zu sich kam.

Traum 17. Mir träumte, ich ging meine Arbeitslosenunterstützung holen. Ich ging fortwährend, kam aber nie ans Ziel. Plötzlich befand ich mich auf dem Naschmarkt, wo ich eigentlich gar nichts zu suchen hatte. Ich war sehr mißmutig, als ich mein Ziel verfehlt sah, und wollte laufen, um nicht zu spät zur Auszahlung zu kommen. Als ich zu laufen anfing, lockerten sich meine Unterkleider, und ich konnte nicht mehr weiter (wenn ihre sexuellen Wünsche, symbolisiert durch das, was unter den Kleidern ist, rege werden, dann kann sie nicht mehr weiter und flüchtet in den Anfall, wie man sogleich erkennen wird). Ich sah mich nach einem Haustor um, um meine Kleider dortselbst wieder in Ordnung zu bringen, sah aber keines. Ich war in großer Aufregung, weil meine Unterkleider bereits ganz herabgefallen waren und alle Passanten der Straße hatten ihre Blicke auf mich gerichtet (auf die Prostituierte). Endlich erblickte ich ein kleines Haus, welches von dicken Eisenstangen umfriedet war. Dieses Haus hatte eine ganz kleine Tür. Ich versuchte durch diese kleine Tür ins Haus zu gelangen, kam aber nur mit großer Mühe hindurch, weil die Tür eben sehr schmal war (Mutterleibstraum! aber auch deutlich homosexuell: sie ist ein Mann). Als ich mich endlich hindurchgezwängt hatte, kam ich sofort auf eine eigenartige Tuchmasse zu stehen, die auch von dicken Eisenstangen umgeben war. Diese Masse war so weich, daß ich mir gar keinen Schritt zu machen traute, da ich immer, wenn ich meine Füße darauf setzte, Gefahr lief, ganz zu versinken.

Folgender Traum von der verlorenen Jungfernschaft deutet sich von selbst.

Traum 18. Mir träumte, ich hatte einen Anfall. Als ich zu mir kam, befand ich mich auf einem Wachzimmer. Zwei Wachmänner begleiteten mich nach Hause. (Das ist oft geschehen.) Zu Hause angelangt, bemerkte ich, daß ich eigentlich in dem Heim meiner verstorbenen Eltern war. Plötzlich fiel mein Blick auf einen Glassturz, der ganz zerbrochen war (vgl. Sturz der gefallenen Engel). Mir tat um diesen sehr leid und ich jammerte und weinte. Als ich so jammerte, trat eine Frau zu mir ins Zimmer und wollte mich trösten. Ich schilderte ihr diesen Glassturz als ein teueres Andenken meiner Eltern und beschuldigte diese, ihn zerbrochen zu haben. Die Frau stellte die Beschuldigung ganz entrüstet in Abrede und sagte: Wer weiß, wie lange dieser Glassturz schon kaput ist, ohne daß es Ihnen aufgefallen ist; vielleicht haben ihn die Wachmänner zerbrochen, wie sie Ihnen (Lokalismus statt: Sie) einmal bei der Nacht nach

Hause gebracht haben. (Stichhältig! Eine Epileptika kann im Anfall entjungfert
worden sein. Wer sind die beiden Wachmänner?)

Etwa zwei Wochen nach Wiederaufnahme der Behandlung, das ist drei
Monate nach Beginn der Kur, kommt endlich das Trauma zum Vorschein.
Vorsichtiger gesagt: ein Trauma und auch von diesem nur ein Teil. Ich bringe
das Gespräch auf den Bruder Josef; Resi schläft ein. Diesmal gelingt es mir,
den Halbschlaf wie eine Hypnose zu benützen. Ich frage: „Was sehen Sie?“

„Den Bruder Josef.“

„Was tut er?“

„Ich darf's nicht sagen.“

„Warum nicht?“

„Er hat es mir verboten.“

„Dieses Verbot hebe ich auf; es ist längst hinfällig.“

Sie berichtet nun, daß Josef ihr eines Abends, als sie wie gewöhnlich neben-
einanderlagen, sein erigiertes Glied gezeigt habe. Sie war damals elf Jahre alt.
Er wollte sie zu allerlei verführen, aber sie tat es nicht. Sie begannen gelinde
zu raufen; die Mutter rief von ihrem Bette, daß sie Ruh geben sollen. (Siehe
den Traum 7.)

Ich sage: „Da muß noch mehr vorgefallen sein. Wie war das mit der ver-
sperrten Tür?“ (Resis Rufe im Anfall „auslassen, aufsperren!“)

„Das war ein andermal“, sagt Resi. An einem Samstag Nachmittag war
sie mit ihrem Bruder und noch einem Buben allein zu Hause. Der Bruder hat
die Tür zugesperrt. Die beiden Knaben zogen sie rücklings vom Sessel, auf dem
sie saß, herunter, bis sie auf dem Boden lag, die Füße auf dem Sessel und entblößt. Sie wehrte sich, kratzte und biß (vgl. hiemit ihr mitgeteiltes Erlebnis
vom Steinhof, wo angeblich soviel gerauft wird und eine Patientin Resi von
rückwärts packte und wegschleuderte; eine Deckerinnerung). Der Bub sagte:
„Ich werde dich schon einmal allein erwischen.“ Aus dieser Erinnerung geht
hervor, daß der Bruder Josef schließlich Resis Partei ergriffen haben muß.
Sie sagt, an dem ganzen Erlebnis hätte sie am meisten gekränkt, daß der Bruder
so etwas tun konnte.

Nach diesen hochwichtigen Enthüllungen bleibt Resi aus. Der Krankheitsdämon ist erschreckt. Sie kommt erst wieder, als ich ihr schrieb, ob sie denn
nicht gesund werden wolle. Natürlich will sie im Innersten nicht gesund werden.
Aber man kann sie bei der Moral packen. In der Zwischenzeit von neun Tagen
hat sie einen Anfall gehabt. Schon früher hatte ich den Verdacht, daß Resi
ihre Anfälle, wie so viele Epileptiker, zu gewissen Zwecken benützt. Diesmal
war der Anfall bei der Arbeitsvermittlung ausgebrochen. Resi ist arbeitsscheu.
Näharbeit weist sie mit der Begründung zurück, daß sie Maschinenarbeiterin
ist. Als sie nun im Vermittlungsbureau mit Zuckungen zusammenstürzte,
sagte der Beamte: „Wie soll ich sie denn zur Maschine stellen, das ist viel zu
gefährlich.“ Da hatte der Anfall seinen Zweck erfüllt.

Resi bringt folgenden Traum mit:

Traum 19. Mir träumte von meinem Elternhaus. Als ich in das Zimmer
meiner Eltern eintrat, saßen meine Mutter und mein Bruder Josef bei Tisch
einander gegenüber. Meine Mutter zankte mit meinem Bruder und er weinte.
Als ich meinen Bruder weinen sah, erbarmte er mir, ich nahm ihn um den Hals,
tröstete ihn, ohne daß ich wußte, um was es sich gehandelt hatte, mit den Worten:
„Aber kränk dich nicht, du kannst ja gar nichts dafür.“ Dann wandte ich mich
an meine Mutter mit den Worten: „Jetzt kannst du ja an dem Geschehenen

nichts mehr ändern; im Grunde genommen ist hier nur die Erziehung schuld."
(Sollte es doch der Vater noch vor dem Bruder gewesen sein?)

Aus diesem Traume geht hervor, mit welcher Liebe Resi noch heute an ihrem Bruder Josef hängt, von dem sie seit 20 Jahren getrennt lebt. Das Unbewußte ist ein guter Konservator für Liebe und andere Gefühle. Die Zeit und ihre Wirksamkeit gelten nicht für diese Instanz der Seele.

Ihr Ausbleiben kann Resi natürlich nicht ausreichend begründen. Besser begründet wird es durch die folgenden Ergänzungen zu Resis letzter Enthüllung. Der Widerstand hatte sich keinen anderen Ausweg mehr gewußt als das Ausbleiben.

Sie sagt, daß der Bruder nach seinem einmaligen vergeblichen Versuch nie wieder auf die Sache zurückgekommen sei. Aber der andere Knabe, mit Namen Nazi, bedrängte sie wiederholt. Sie erinnert sich an drei Fälle: In einer öffentlichen Gartenanlage des Bezirkes, in einem kleinen Lusthäuschen (in Wien Salettl genannt), im Hof des Hauses und im Hausflur hinter dem Toreingang. An allen diesen Orten hat Resi häufig Anfälle gehabt, so daß ich sie wiederholt gefragt habe, ob dort einmal etwas vorgefallen sei, was für ihr Leben Wichtigkeit gehabt haben mochte. Sie hatte das stets geleugnet. Auch der Anfall nach dem Ausruf: „Die Bassena ist jetzt zugesperrt", brach in diesem Volkspark aus.

Etwa ein Jahr später zog Nazi mit seinen Eltern in eine andere Gegend der Stadt und hat sich nachher nie wieder gemeldet, was Resi sehr kränkte. Die „Bassena" blieb dann zugesperrt. Dieser Knabe, von dessen Existenz ich erst im vierten Monat der Kur erfuhr, spielt in Anfällen und Träumen eine große Rolle. Wenn sie sich als Mann träumt, dann identifiziert sie sich mit ihm. Aber auch er ist schon eine Übertragung. Hinter ihm steht der Bruder Josef und vermutlich auch der Vater.

Drei Tage später wird das Geständnis neuerdings erweitert. Im Salettl hat Nazi mit ihr „gespielt", was sie zuließ. Ja, sie war zu diesem schauerlich schönen Zwecke ins Salettl gekommen. Es war kein Zwang dabei von seiten Nazis.

In der auf dieses Geständnis folgenden Nacht war Resi schlaflos. Sie hat die ganze Nacht an Nazi gedacht, an jenen Knaben, den sie seit 25 Jahren nicht mehr gesehen hat. Sie erzählt, daß sie nach der Szene im Lusthaus ein schreckliches Grausen bekommen habe. Sie sei in eine Art Nervenfieber verfallen und habe wochenlang deliriert. Man hat ihr nachher erzählt, daß sie von Männern gesprochen habe, die Betten wegtragen. Auch habe sie wiederholt nach dem Nazi verlangt. Man brachte ihn an ihr Lager, aber dann wollte sie ihn nicht und schrie, er solle wieder weggehen.

Über das Erlebnis mit dem Nazi ist sie viele Jahre nicht hinweggekommen. Sie weiß allerdings nicht, daß es noch heute in ihr steckt. Die strenge Mutter durfte nichts davon wissen. Auch in der Beichte gestand sie es nicht, und da sie sich vor einer unvollständigen Beichte aus religiösen Motiven fürchtete, beichtete sie gar nicht und kam ohne Beichte zur heiligen Kommunion. Das war nun wiederum eine Todsünde, so daß dieses zur kirchlichen Frömmigkeit angehaltene Kind immerwährend in Angst vor der Höllenstrafe lebte.

Da sie während dieser ganzen Zeit neben dem Bruder Josef auf dem Kanapee lag, war noch anderer Konfliktstoff da. Als ich sie darüber befragte, antwortete sie: „Ich habe mir gedacht, mit dem eigenen Bruder darf ich es am allerwenigsten machen."

Mit diesen Entdeckungen habe ich meiner Ansicht nach der Krankheit das Rückgrat gebrochen. Zum Danke dafür blieb Resi neuerdings aus und war diesmal selbst durch ein Handschreiben nicht mehr zu gewinnen. Sie antwortete erst überhaupt nicht, 14 Tage später schrieb sie, daß sie eine Näharbeit habe und erst in weiteren drei Wochen erscheinen könne. Anfälle hatte sie während dieser Zeit von mehr als sieben Wochen nicht mehr. Sie konnte keinen zusammenbringen. Ein so langes Intervall war seit vielen Jahren nicht mehr zu verzeichnen. Als sie endlich nach einer Pause von vielen Wochen wieder erschien, berichtete sie mir mit unverhohlenem Triumphe, daß sie vor einigen Tagen doch wieder zusammengestürzt und sogar ins Spital gebracht worden sei. Es steckt also noch etwas drinnen. Sie bringt mir einen Traum, der sogar ihr selber deutlich ist. Vom Friedhof hat sie schon lange nicht mehr geträumt. Aber jetzt träumt sie ihn wieder.

Traum 20. Ich bin auf dem Friedhof (deute erstens: Ich bleibe bei meiner hinfallenden Krankheit. Deute zweitens: Ich bin beim Vater; ich bin die Mutter). Wie ich zurückgehen will, ist alles aufgegraben und ich sehe, daß ich nicht mehr zurück kann. (Resi will nicht gesund werden. Gegensätzliche Deutung: Die Analyse hat schon soviel aufgegraben, daß die epileptische Kampfstellung bis zum verstorbenen Vater zurückgenommen werden muß.)

Es ist schwer einen Neurotiker gesund zu machen, wenn er nicht will. Sie sagt, daß sie die Absicht hat, im Frühjahre nach Amerika auszuwandern. Sie weiß sehr gut, daß Epileptiker keine Aussicht haben, Long-Island zu passieren. Sogar die Glotzaugen ihres Basedow scheinen mir mehr hervorzutreten. Aber was sucht denn diese Seele anderes als immer neue Enttäuschungen, die das Leben entwerten. Es ist so wertlos, daß man besser im Traumland der Neurose bleibt. Auch Amerika und der Wunsch nach dort ist die Sehnsucht nach dem „Lande der unbegrenzten Möglichkeiten“.

Resi ist ein besonders schwerer Fall. Als kleines Kind hat sie „Fraisen“ überstanden und später die Gewohnheit angenommen, sich zum Schlafe hinzulegen, sowie ihr etwas nicht recht war. Einmal verirrte sich ein Betrunkener in die fremde Wohnung. Die achtjährige Resi erschrak furchtbar und legte sich schlafen, als der Mann abgezogen war. Ein andermal verbrannte sie sich die Haare an einer Kerze: Resi ging schlafen. Soweit zurück reicht Resis Neigung, dieses Jammertal zu verlassen und in den Mutterleib zurückzukehren, von wannen sie gekommen. Später ist dann aus Gründen, die ich teilweise aufgeklärt habe, aus der Schlafsucht eine schwere idiopathische Epilepsie geworden.

In einer dritten Periode der Behandlung deckte ich kriminelle Tendenzen auf, die bei diesem Falle bisher wenig hervorgetreten waren. Im Anschluß an einen Traum, in dem Patientin Pfirsiche stiehlt, kommen wir auf den Gedanken, man könne nur durch Diebstahl aus dem Elend herauskommen. Ehrliche Arbeit führe zu nichts. Es zeigt sich, daß der letzte Anfall, den sie nach einer Pause von sieben Wochen zustande gebracht hat, in dem Momente ausbrach, als sie ein Wirkwarengeschäft verließ. Der letzte erinnerte Gedanke, bevor ihr die Sinne schwanden, war: „Das Geschäft ist wie beim Lerner.“ Zur Zeit, als sie Hausmütterchen war, arbeitete der Bruder Josef als Lehrling im Wirkwarengeschäft Lerner, stahl dort wiederholt Wirkwaren und anderes Zeug, das er zum Teil verkaufte und zum Teil den Schwestern schenkte. Eines Tages kam die Polizei, fand bei der Hausdurchsuchung gestohlene Ware und verhaftete den Dieb. Josef mußte einige Wochen brummen. Resi kam ohne das davon. Seit diesem schrecklichen Erlebnis war sie öfters in Versuchung, der sie aber niemals erlag. Hingegen hat sie wiederholt gesehen, wie Arbeitsgenossen stahlen, und fühlt sich der Mitwissenschaft schuldig. Somit entpuppte sich der Anfall vor dem Wirkwarengeschäft als Flucht vor kriminellen Regungen: um nicht zur Diebin zu werden, flüchtet Resi in den Anfall. Über diesen Zweck der Bewußtseinslähmung kläre ich Resi eindringlich auf. Bemerkenswert ist die Gleichstellung der Sexualität (zahllose Angriffe auf Resis Geschlechtsehre) und Kriminalität (zahlreiche Verleitungen zum Diebstahl). In beiden Fällen steht sie daneben; sie wird Hehlerin durch einen ähnlichen Mechanismus wie der, durch den sie Bordellstubenmädchen geworden ist.

Wir arbeiten ferner ihren inneren Gegensatz zur Schwägerin, der Frau ihres ältesten Bruders, heraus. Hier ist die aktuelle Speisung des Familienkomplexes, da alle anderen Mitglieder der Familie nicht in Wien leben. Die gehaßte Schwägerin sagt zu Resi: „Du, sei ruhig, sonst bringe ich dich wieder in den Steinhof (die Irrenanstalt) und kommst nicht wieder heraus!" Rachegedanken gegen die Schwägerin hatten wir schon früher entdeckt. Ich verspreche Resi, daß ich sie unbedingt aus der Irrenanstalt befreien werde, falls sie wirklich noch einmal dorthin gebracht werden würde. Sie fühlt sich durch dieses Versprechen sichtlich erleichtert.

Ich erfahre, daß ihr folgenschwerster Anfall, als sie gegen einen Ofen stürzte und sich das Gesicht und die rechte Körperhälfte verbrannte, in einer Fabrik vorfiel, wo sie in einem Zimmer mit einem gewissen Rudolf Gmellinger zusammen arbeitete. Es ist zehn Jahre her und stellt die Aktualisierung der Nazi-Episode aus der Kindheit dar. Gmellinger sperrte die Tür ab und war zärtlich zu ihr. Sie liebte ihn, aber bevor es zum äußersten kam, rettete sie der Anfall.

Unter solchen Aufklärungen wuchs die Übertragung auf mich bedenklich an. Resi hatte zunächst keine Anfälle, aber ihre Stimmung wurde immer schlechter. Traumverlorenheit, Ablehnung jeder Arbeit, Klage, daß sie noch nie so übel daran gewesen sei wie jetzt. Sie sei arbeitsunfähig und müsse verhungern. Früher sei es besser gewesen.

Schließlich kamen die Anfälle wieder. Gegen Ende einer Sitzung tritt eine Patientin, die nach Resi drankommen sollte, unversehens in mein Kabinett. Kaum hat die Nachfolgerin den Raum wieder verlassen, als Resi sich vom Sofa erhebt, an meinen Schreibtisch tritt und in sichtlicher Verwirrung meine Papiere zerknüllt. Sinn dieser Impulshandlung: mir etwas sein, zu mir gehören, mir helfen wollen. Ich führe sie in ein anderes Zimmer, wo sie in Schlaf verfällt und viele Stunden liegen bleibt. Am nächsten Tage stürzt sie schon auf dem Wege zu mir im Flur zusammen und kommt erst gegen Mitternacht, das ist zehn Stunden später, zu sich. Sinn: Unter einem Dache mit mir weilen. Sie eilt dann nächtlicherweile davon, fällt aber auf der Straße nieder und liegt stundenlang in der kalten Winternacht, bis sie gefunden und von der Ambulanz heimgebracht wird.

Sie kommt nicht wieder. Ich schreibe ihr freundlich, sie antwortet, sie sei sehr gekränkt und Verletzungen im Gesicht verböten ihr den Ausgang. Erst zehn Tage später erscheint sie. Nunmehr decke ich so schonend als möglich, aber auch so vollständig als möglich die Übertragung auf und beendige die Analyse. Vor Anfällen in meinem Hause konnte ich mich durch die Erklärung schützen, daß sie mir durch Anfälle die Fortsetzung unserer Beziehungen unmöglich mache. Die Direktion des Sanatoriums könne das nicht dulden, weil andere Nervöse dadurch verängstigt würden.

Seit der Beendigung der Analyse sind nunmehr zwei Jahre verstrichen. Resi besucht mich von Zeit zu Zeit und berichtet, daß sie noch immer dann und wann einen Anfall hat. Am Weihnachtsabend hatte diese einsame Seele einen. Aber es vergehen oft mehrere Monate ohne Anfälle und was wichtiger ist: Resi, die, als ich sie zuerst erblickte, vernachlässigt aussah, gleicht jetzt beinahe einer Dame, so daß Leute, die sie längere Zeit nicht gesehen haben, sie nicht wieder erkennen. Sie geht in die Arbeit, trägt sich mit der Absicht zu heiraten, und es haben sich schon mehrere Bewerber gemeldet. Bei alledem war die Stimmung Resis bis in die letzte Zeit gedrückt. Die Erklärung, daß ihr die Anfälle fehlen, mag etwas sonderbar klingen. Aber Analytiker verstehen: Man hat ihr das Sexualleben weggenommen, der Anfall war ihr Akt.

Mittlerweile ist es mir gelungen, auf der Klinik Wagner-Jauregg die Krankengeschichte Resis zu finden. (J. Nr. 22 628 ex 1920 D). Sie wurde auf der Klinik als schwere genuine Epileptikerin, kompliziert durch Basedow und Tetanie, geführt. Wenn also hier etwas anzuzweifeln bleibt, so ist es nicht die Diagnose, sondern die Heilung. Ich sage nicht, daß ich Resi geheilt habe. Aber ich habe ihr sehr weitgehend genützt, habe aus ihr, die für die Gesellschaft verloren schien, wieder einen Menschen gemacht. Außerdem beweist dieser Fall, dem ich sogleich einen zweiten folgen lasse, daß die Epilepsie einen psychischen Inhalt hat. Professor Emil Raimann in Wien, der seit vielen Jahren mit seinem schon etwas zerknitterten Flammenschwert das Tor der Neurologie bewacht und die Psychoanalyse nicht hineinlassen will, hat die Analyse von Epileptikern einen „besonders skrupellosen Vorstoß der Psychoanalyse" genannt. Die Franzosen sind seit jeher anderer Meinung gewesen. Janet bedauert wiederholt in seinen Werken, daß die psychologische Seite der Epilepsie vernachlässigt wird.

Professor Freud teilt mir mit, daß er schon vor etwa 30 Jahren eine Beobachtung gemacht hat, die ihn vermuten ließ, der epileptische Anfall bedeute einen sexuellen Akt. Er sah damals zusammen mit Josef Breuer ein Mädchen, das später im Status epilepticus starb. Dieses Mädchen masturbierte regelmäßig in der tiefen Bewußtlosigkeit des Anfalles. Freud konnte dieser Spur aus äußerlichen Gründen nicht nachgehen. Zudem befand sich damals die Psychoanalyse in ihren Anfängen und wagte sich an Psychosen noch nicht heran. Ich leugne nicht, daß die Epilepsie eine Psychose und eine organisch fundierte Krankheit ist. Ich bin sogar mit Schilder der Meinung, daß auch die Hysterie und alle Neurosen ihre materielle Vertretung in der pathologischen Anatomie haben. Das kann uns weder bei der Hysterie noch bei der Epilepsie davon abhalten, analytisch zu studieren.

Neunzehntes Kapitel

Epilepsie; zweiter Fall

Ein 72jähriger russischer Staatsrat deutscher Nationalität lebt mit seinem 40jährigen Sohne und seiner Tochter als Emigrant in Wien. Fedja, der Sohn, war in seiner Heimat als Sozialist tätig gewesen. Da er aber einer gemäßigten Richtung angehört, war seines Bleibens in Rußland nicht, und die ganze Familie lebt in sehr bescheidenen Verhältnissen von einer kleinen Rente. Die Tochter ist verheiratet und hat ein Kind. Diese junge Familie wohnt in einem Zimmer, der Alte mit Fedja wohnt in dem andern daneben. Außerdem ist noch die Magd Natascha da, eine dralle rotwangige Bäuerin inmitten von Blassen, die in der Küche schläft, also sechs Personen in einer Wohnung von zwei Zimmern und Küche. Gespeist wird in der Küche.

Bei alledem würde die Familie ihr Schicksal nicht beklagen, wenn nicht vor zwei Jahren ein schreckliches Unglück über sie hereingebrochen wäre. Fedja erkrankte an epileptischen Anfällen. Bis zum Ausbruch des Bolschewismus stand er in russischem Staatsdienst. Hernach trieb sich die Familie in Europa umher, seit vier Jahren ist sie in Wien seßhaft und Fedja, der früher scheinbar gesund war, zeigte in Wien Anfälle von Zerstreutheit, Geistesabwesenheit und später von ausgesprochenem petit mal. Mitten im Gespräch stockte er, fiel nicht zu Boden, sondern blieb stehen oder sitzen, glotzte verloren vor sich hin und zeigte langsam wiederkäuende Kieferbewegungen. Mit der Hand, meistens links, erzeugte er durch Zusammenlegen der Finger den von Ärzten als Geburtshelferstellung gekennzeichneten tetanischen Krampf[1]. So ein Anfall dauerte wenige Minuten. Dann ging das normale Leben weiter, ohne daß Fedja von dem Anfall etwas wußte, wenn er ihn nicht indirekt aus den bestürzten Mienen der Umgebung oder anderen Anzeichen erschloß.

Der Vater machte mit Fedja die Runde bei zahlreichen Nervenärzten und erhielt den Rat, seinen Sohn mit Brom und Luminal anzufüllen. „Setzen Sie mit den Mitteln ja nicht aus, sonst können Sie unangenehme Überraschungen erleben." Da die Anfälle trotz der Medikamente eher häufiger und schwerer wurden, Fedja auch unter dem Krankheitsbewußtsein immer mehr litt, brachte der Vater den ziemlich unselbständigen Sohn zu mir. Von der Psychoanalyse hatte der Alte nach einer Rundfrage in Wien die denkbar schlechteste Meinung. Aber was wollte er tun? Er klammerte sich an einen Strohhalm. Aus dieser skeptischen Stellung machte mir der Alte auch kein Hehl und sein Kopfschütteln belastete die Kur vom ersten bis zum letzten Tage. Wenn der Sohn schüchtern der Meinung Ausdruck verlieh, daß es ihm besser gehe, sagte der Vater: „Woher denn?

---

[1] Beide von mir hier dargestellten Fälle von Epilepsie zeigten Symptome von Tetanie. Das gleichzeitige Vorkommen von Epilepsie und Tetanie ist schon zahlreichen Autoren aufgefallen. Es spricht für eine Beteiligung der Nebenschilddrüse an der Ätiologie von Epilepsie und Hysteroepilepsie. Das mag vielleicht noch einmal therapeutische Bedeutung gewinnen.

Es geht dir schlechter." Wenn die Intervalle zwischen den Anfällen länger wurden, dann sagte der Staatsrat, das könne auch ein Zufall sein. Er trieb Anti-Coué. Die Schwester Fedjas war überhaupt empört, daß man den Kranken so unerprobten Experimenten aussetzte. Der 40jährige junge Mann war zwischen diesen beiden Autoritäten wie eingeklemmt.

Wir kamen überein, daß er die Medikamente vollständig weglassen sollte.

Fedja war ein blasser Langkopf mit unsymmetrischem Gesicht, der den Kopf zu weit in den Nacken warf wie einer, der die Augendeckel schwer hebt. Kurzgeschoren, bartlos, mit starken Lippen erinnerte er an Savonarola; nur den Augen fehlte die Glut. Er war auch wirklich ein Fanatiker, verkehrte nicht mit Bürgerlichen, weil diese den Bolschewismus verschuldet hätten. Nur er allein verstehe den wahren Sozialismus.

Sexualleben hatte er keines. Den normalen Verkehr hatte er in seinem Leben niemals ausgeführt. Es ist auffallend, wie oft man diese Lücke bei Epileptikern finden kann. In seinen ersten Hochschuljahren kam er zu Prostituierten, ließ sie aber nur manibus an sich heran. Später und auch vorher multum se manustupravit. 1914 hörte er damit auf, denn er brachte diese Übung irgendwie mit dem großen Unglück des Krieges in Zusammenhang. Er wollte auf seine Weise Buße tun. Nach der Revolution begann er wieder damit. Über die zugehörigen Phantasien befragt, sagte er, er habe sich Frauen vorgestellt, aber immer fremde, denn er habe kein Recht gehabt, ihm bekannte Frauen so zu mißbrauchen. Er weiß nicht, daß sich hinter dieser Sorgfalt erst recht eine bestimmte Frau verbirgt. Ich hatte einen anderen Fall, der sich Frauen ohne Köpfe vorstellte. Hätten sie einen Kopf gehabt, so wäre die pathogene Figur deutlich herausgesprungen. Deshalb köpfte er sie. Seit Fedja krank ist, onaniert er nicht mehr. Er leidet aber viel an Erektionen, begießt dann das Membrum mit kaltem Wasser und bringt seine Krankheit mit sexuellen Reizzuständen in ursächlichen Zusammenhang (siehe Traum 47). Er denkt, daß er gesund werden könnte, wenn er Geschlechtsverkehr hätte. Aber wie soll das geschehen? Prostituierte sind ausgeschlossen, seine Grundsätze erlauben ihm das nicht. Gesellschaftlichen Verkehr pflegt er nicht. Es müßte ein Wunder geschehen.

Fedja hat einen älteren Bruder Alexei, der in Rußland geblieben ist. Dieser war zwei Jahre lang verheiratet gewesen (1908—1910) und die Ehe ist aus sonderbaren Gründen getrennt worden. Alexei, absonderlich wie sein Bruder, fand, daß eheliche Gemeinschaft ohne Kindersegen unsittlich sei. In der Nacht weckte er seine Frau und sagte, er könne nicht schlafen bei dem Gedanken, daß sie daliege und nicht an Gott glaube. So gingen die beiden auseinander. Alexei wurde dann Wanderprediger, ist in Rußland geblieben und scheint von den Bolschewiken als ungefährlicher Narr nicht belästigt zu werden. Die Verbindungen mit seiner Familie hat er abgebrochen.

Die Mutter Fedjas ist während der Revolutionswirren in Rußland an einem Fieber gestorben. Sie schlich ihr Leben lang leichenblaß durch die Wohnung und plagte ihre Umgebung und sich selbst mit Hausfrauenpsychose. Den ganzen Tag wurde gefegt und aufgeräumt. Erst um zehn Uhr abends wurde das Nachtmahl aufgetragen, weil die Frau mit Aufräumen nicht früher fertig werden konnte. Beim Essen spielte der Vater den Berserker. Nichts war ihm recht, er warf die Teller hin und ging oft ins Gasthaus essen, weil es zu Hause ungenießbar sei. Diese Demonstration war eine Verladung seines Grolles von der unleidlichen Hausfrau auf das Essen. Nach dem Essen gegen 11 Uhr legte sich die Frau aufs Kanapee, um auszuruhen. Das war ihr „Nachmittagsschläfchen". Mitten in der Nacht, gegen 1 Uhr, hörten die Kinder sie rumoren, Schubladen wurden auf- und zugezogen, Wäsche geordnet und hernach erst legte sie sich zu Bett.

Der Vater ist immer ein pedantischer Brummbär gewesen, der das Haus tyrannisierte. Fedjas Onkel, der Bruder seiner Mutter, wurde gerade zur Zeit, als diese mit Fedja schwanger ging, aus politischen Gründen nach Sibirien verschickt. Der Staatsrat beschimpfte seine Frau, weil ihm das in der Karriere schaden könnte, und er hätte in eine so bemakelte Familie nicht hineinheiraten sollen. Die Schwangere härmte sich ab und brachte Fedja unter Tränen und Kummer zur Welt. Der Vater nahm sich auch später kein Blatt vor den Mund und wiederholte, daß diese Frau nicht die rechte Lebensgefährtin für ihn sei. Er habe gar nichts von ihr. Die Frau rächte sich an ihm, indem sie das Haus durch Putzen und Aufräumen zur Hölle machte.

Fedja schien zur Zeit, als ich ihn kennen lernte, ganz leidenschaftslos. Aber in der Jugend war er trotzig, enfant terrible und jähzornig. Er besuchte das Gymnasium und studierte dann Philosophie an der Universität in Petersburg. Dort ist er auch Doktor geworden.

Folgenden Traum berichtet Fedja als den ersten:

Traum 1. Entweder habe ich gesprochen in einer Versammlung und war der Bebel, oder ich habe den Bebel sprechen gehört. Aber was er gesprochen hat, weiß ich nicht.

Hiezu als sein Einfall: Bebels Hauptwerk ist „Die Frau und der Sozialismus".

Dieser Traum eröffnet die Analyse mit zwei Hauptmotiven: Die Frau und der Sozialismus. Er will ein ganzer Sozialist und Weltverbesserer werden, mindestens wie Bebel, dem er sich im Traum gleichsetzt, und er will die Frau erobern. Welche Frau? Mit beiden Tendenzen hat er Schiffbruch gelitten. Das Unbewußte verwirrt die Begriffe. Es wird sich herausstellen, daß er nicht sowohl eine bestimmte Frau erobern, als eine Frau sein will und Sozialist will er nicht sowohl sein, als einen bestimmten Sozialisten erobern.

Seit der fünften Gymnasialklasse hatte er einen Freund, zu dem er in unverbrüchlicher Treue hielt. Dieser hatte ihn durch gemeinsame Lektüre von französischen Werken zum Sozialismus bekehrt. Der Freund verkehrte viel in den revolutionären Geheimzirkeln von Petersburg. Fedja traute sich aus Furcht vor dem Vater nicht, dem Freunde nachzutun. So wurde Constantin, der Freund, ein Held und Fedja trat — gezwungen von seinem Vater — in den Staatsdienst. Diener des gehaßten Gewaltstaates zu sein, galt fast als ehrenrührig. Constantin rückte von Fedja ab, um so mehr als dieser aus Angst, er könnte von Petersburg weg versetzt werden, jede Mitarbeit an der gemäßigten, aber immerhin oppositionellen Partei Constantins ablehnte. Aus Petersburg vom geliebten Vater wegversetzt zu werden, schien Fedja schrecklich. Vielleicht hätte er viel für den Freund gewagt, aber dieser war so merkwürdig kühl geworden, gab sich naturgemäß mit Mädchen ab, kam wenig mit Fedja zusammen und wurde dabei im öffentlichen Leben immer angesehener. Er war sehr begabt, guter Schriftsteller, noch besserer Redner und Organisator. Der Krieg brachte die beiden Jugendfreunde noch mehr auseinander. Constantin mußte einrücken, Fedja blieb als unentbehrlicher Beamter in Petersburg und fürchtete sich. Als die Revolution ausbrach, begab sich Constantin nach Paris, und dort ist er noch heute eines der bedeutendsten Mitglieder der sozialrevolutionären Partei und vielleicht berufen, in seinem Vaterlande noch eine große Rolle zu spielen. Das Talent und die große Energie Constantins waren ein Unglück für den

schwachen Fedja, der ihn an Ehrgeiz übertraf und dessen Kraft so weit hinter
dem zurückblieb, was er sich zumutete: Constantin an Leistung gleich zu sein,
würdig mit dem Freunde das Leben zu teilen. Knapp vor Ausbruch von Fedjas
Krankheit hat Constantin in Paris geheiratet und läßt jetzt fast nichts mehr
von sich hören.

Traum 30. Ich ging mit meinem Freunde Constantin. Er rauchte eine
Zigarette. Ich wunderte mich, da er Nichtraucher ist. Ich sagte zu ihm: „Du
rauchst jetzt?" Da er mit seiner Zigarette fast zu Ende war, bot ich ihm eine
andere Zigarette an. Er machte mit dieser Zigarette nur wenig Züge. Dann warf
er sie weg und sagte: „Die Zigarette ist nicht gut." (Die Sexualsymbolik deutet
sich von selbst. Fedja bietet sich an in der Meinung, daß Constantin seiner
Frau schon überdrüssig geworden sei. Aber Constantin kann mit Fedja nichts
anfangen. Er ist für Fedjas Ideal nicht zu haben.)

Hinter dem Freund Constantin taucht die Silhouette Dimitris auf, eines
anderen Jugendfreundes und Schulkollegen, der später ein bekannter Sänger
geworden ist. Ungefähr zur selben Zeit, in der Fedja sich Constantin näherte,
gewann Dimitri verderblichen Einfluß. Sie befanden sich in der Pubertät, und
Dimitri berührte Fedja anläßlich eines Besuches ad membrum. Fedja fühlte
eine unheimliche Lust, wollte Dimitri nie wiedersehen, wurde aber unwiderstehlich zu diesem Burschen hingezogen. Noch heute läuft Fedja ein Schauer über
den Rücken, wenn er an die Hörigkeit denkt, in die er damals geriet. Dimitri
hätte alles von ihm haben können; aber soweit Fedja sich erinnert, begnügte
sich der Bursche mit der wiederholten Berührung der Genitalien. Fedja wollte
damals die Schule verlassen, er sah keine andere Möglichkeit, den Bann Dimitris
zu brechen. Er war zerstreut, litt an Kopfschmerzen und einmal erhob er sich
nach ein Uhr nachts und setzte sich an den Waschtisch. Er glaubte, es sei schon
Morgen und Zeit zum Aufstehen. Wir werden in diesem Ereignis ein weit voraus-
geschicktes Wetterleuchten seiner Krankheit zu erblicken haben. Zu Hause
erfuhr man nichts von Fedjas Erlebnissen mit Dimitri, mußte ihn aber wegen
anhaltender Kopfschmerzen aus der Schule nehmen. Im Herbste waren die
Kopfschmerzen besser, aber die sexuelle Hörigkeit dauerte einige Jahre, bis
Dimitri an Fedja das Interesse verlor. Der normalere Bursch überstand das
gefährliche Alter mit Leichtigkeit und wendete sich Weibern zu. Aber für Fedja
blieb das Erlebnis ein Vexierschloß. Er hat später nie wieder sexuelle Erlebnisse
gehabt. Von den Prostituierten ließ er sich nur berühren; auch dies nicht mehr
als ein unzureichender Ersatz für den dämonischen Dimitri.

Alle diese Zusammenhänge klärten sich in der Analyse keineswegs in der
Reihenfolge auf, die ich ihnen hier gebe.

Traum 29. Einer seiner letzten: Ich wollte zu Bett gehen. In meinem Bett
lag ein Mann, ein Schauspieler. Ich zog mich aus und nahm aus dem Bett mein
Nachthemd.

Traum 36. Ich lag auf einer Bank, ein alter Schulbekannter legte sich neben
mich. Er schlang den Arm um mich. Ich sagte, er solle damit aufhören, man
würde sonst glauben...... Darauf zog er sich zurück.

Während die Sublimierung des grobsexuellen Dimitri in den verehrten
Freund Constantin deutlich genug ist, verlieren sich die Fäden, die von Dimitri
nach rückwärts zu dem älteren Bruder Alexei führen. Alexei kehrte den Überlegenen heraus, neckte Fedja und freute sich, wenn Fedja „stieg". Er brachte
es regelmäßig soweit, daß Fedja sich durch irgendeinen zornigen Ausbruch ins
Unrecht setzte. Fedja neigte schon damals zu einer Sittlichkeit im Sinne

Tolstois und war jedesmal wie gebrochen, wenn er seinem Jähzorn erlegen war. Einmal warf er mit dem Federmesser nach Alexei, ohne ihn zu verletzen. Diese unbesonnene Tat benützte Alexei, um zwei Jahre lang nicht mit dem Bruder zu sprechen. Sie lebten nebeneinander als Feinde und fühlten sich beide im Unrecht. Fedja, weil er das Messer geworfen hatte, Alexei, weil er den Bruder zielbewußt bis zur Weißglut gereizt hatte. Die russische Seele mit ihren Widersprüchen steckte in beiden. Der eine wie der andere scheiterte am Leben. Der eine ist Heiliger geworden, der andere flüchtete in die Krankheit. Er träumt viel von seinem Bruder. Und sooft das Gespräch auf den Bruder kam, zeigte er auffallende Erscheinungen: Unruhe, Gähnen, Anfälle.

Die homosexuelle Komponente dieses Falles kam bald zutage, weil er sie auf mich übertrug und die besonderen Eigenschaften der Krankheit erlaubten, die Homosexualität wie in Reinkultur zu züchten.

Traum 2. Es war in Japan (dazu der Einfall: Geisha), da war ein Einfuhrverbot (die verbotene Sexualität), aber teilweise ist es doch erlaubt (im Anfall, wenn er bewußtlos ist). Ich habe Wagen gesehen. Da war ein Wagen, auf dem waren wunderschöne Äpfel getürmt. Ein zweiter Wagen, da war Fleisch. Die Frauen sind gekommen und haben es heruntergehoben.......

Einfälle: Die Äpfel erinnern an eine Jugendepisode. Er sieht sich mit seiner um zehn Jahre jüngeren Schwester (damals neun Jahre alt) und deren Amme, die im Hause verblieben war. Sie waren in einem Garten und bückten sich, um verstreute Äpfel zu klauben. Dabei konnte er in den Ausschnitt der leichten Sommerkleidung sehen. Ferner erinnert ihn das Äpfelklauben an Kastanien (Maroni). Mit Dimitri, dem Dämonischen, zusammen hat er wiederholt den Maronibrater ausgekauft, der an der Ecke des Gymnasiums seinen Stand hatte. Ein Scherz der vergoldeten Jugend. Eine Regel, die von S t e k e l herrührt, lautet: Deute jedes Wort (besonders Eigennamen), das die Silben an und on enthält, als Onanie. In vorliegendem Traum erscheinen Japan und Maroni. Maroni wiederholen sich in seinen Träumen auffallend oft und nimmt man dazu, daß Onanie die einzige Sexualbetätigung Fedjas ist, so gewinnt die Regel an Wahrscheinlichkeit.

Traum 3. Ich habe Kohle bestellt, die war mir zu teuer. Wird das nicht billiger werden?

Kohle ist als Triebkraft zu deuten. Seine sexuelle Triebkraft ist in Fessel geschlagen. Er bezahlt mich, um sie zu befreien (bestellt Kohle). Was er aber hergeben muß, seine geheimen Bindungen, sind ihm sehr wertvoll. Könnte man nicht die geliebten Bindungen behalten und dennoch gesund werden? („Wird das nicht billiger werden?") Als ich ihm diese Erklärungen gab, packte ihn auf dem Sessel ein Anfall von Petit mal: Bewußtlosigkeit, langsame Kaubewegungen, Tetanie der linken Hand, verlorener Blick. Dauer zwei Minuten. Ich rief: „Was haben Sie denn?" Und er: „Ja... jetzt... was denn?" Fedja merkte nichts von diesem Anfall.

Ich will nicht verschweigen, daß man Kaubewegungen und Speichelfluß wie bei Fedja bei Patienten mit Petit mal sehr häufig sieht. Hingegen kann ich nicht zugeben, daß verworrene Reden im Anfall ein Anzeichen dafür seien, daß es sich nicht um echte Epilepsie, sondern um Hysterepilepsie handelt. Fedja wurde von den bedeutendsten Nervenärzten in Wien beurteilt, und keiner zweifelte an der Echtheit seiner Anfälle. Was meine Meinung anbelangt, sind die Unterschiede, die von der Hysterie zur Epilepsie führen, nur graduell. Die genuine Epilepsie liegt zwischen der traumatischen Epilepsie auf der einen Seite und der

Hysterie auf der anderen Seite rätselhaft eingebettet. Was ich im Folgenden schildern werde, scheint mir zu beweisen, daß die Psychoanalyse imstande ist, auch die sog. Epilepsie in Hysterie umzuwandeln und als solche auf psychischem Wege zu beeinflussen. Das tiefer verdrängte epileptische Material muß erst in hysterisches Material umgewandelt werden. In dieser geringeren Tiefe kann man es dann therapeutisch packen. Dabei zweifle ich natürlich nicht an den organischen Grundlagen, einer Krampfbereitschaft des Gehirns. Viele Epileptiker haben als kleine Kinder „Fraisen" überstanden. Man hat für zerebrale Kinderlähmung eine Schädigung der Frucht vor und während der Geburt verantwortlich gemacht (siehe hierüber Freuds Arbeit von 1891). Im Falle Fedja liegt mit Sicherheit eine psychische Schädigung seiner Mutter während der Schwangerschaft vor. Ich halte es nicht für ausgeschlossen, daß der Vater die Frau damals auch körperlich mißhandelt hat.

Zwei Tage nach dem ersten Anfall konnte ich einen zweiten beobachten, der dem ersten glich. Er brach mitten in einem Berichte des Patienten aus, daß er zu Beginn seiner Krankheit (1923) zu einem Arzte gegangen sei, weil er sein unruhiges Herz untersuchen lassen wollte. Dieser Anfall machte mich stutzig. Da körperliche Untersuchung die Übertragung in der Psychoanalyse zu sehr fördert, hatte ich Fedja zu diesem Zweck einem Kollegen gesendet. Fedja nahm mir das übel. Der Wunsch nach körperlicher Berührung machte sich bemerkbar. Ich würde mich nicht getrauen, das zu behaupten, wenn nicht viel deutlichere Erscheinungen hinzugetreten wären.

Während zu Hause und besonders bei Tisch, um den sich die Familie versammelte, Anfälle sehr häufig waren, konnte ich selbst den nächsten Anfall erst 14 Tage später beobachten. Wir sprachen von seinem Bruder. Fast immer, wenn er von ihm sprach, gähnte er. Ich habe dieses spezifische Gähnen schon im Falle Resi beobachtet (siehe S. 192 ff.) und nachher noch oft. Wenn man den Komplex des Epileptikers reizt, dann gähnt er. Wir mußten viel vom Bruder sprechen, weil Fedja von ihm träumte.

Traum 4. Ich stand im Zimmer meines Bruders und urinierte in den Blechkasten für Schirme. Mein Bruder hielt mir vor, warum ich denn nicht den Topf benützte. Ich sagte, ich täte dies nicht, damit mein Vater nicht bemerke, wenn mir auf dem Wege mit dem Topf etwas passiere, wenn ich den Topf fallen ließe.

Aus diesem Traum erwachte er mit Erektion. Der Bruder hatte ihm eindringlich das Onanieren verboten, aber Fedja wußte, daß der Bruder es selber tat. Im Traum wird symbolisch ausgedrückt, daß Angst vor dem Vater ihm jede andere Form des Geschlechtsverkehrs verbot. Der Vater hat seinen Söhnen furchtbare Bilder von Geschlechtskrankheiten entworfen. Der Schluß des Traumes symbolisiert den Anfall, in dem er alles fallen läßt. Er flüchtet vor dem Vater in den Anfall.

Traum 5. Mein Bruder rief mich zum Frühstück, bevor er in die Schule ging. Er setzte mir ein gutes Getränk vor, dann stellte er an mich eine Frage (Erwachen mit Pollution).

Nach so vielen Verdachtsmomenten lenkte ich das Gespräch auf die Homosexualität im allgemeinen. Er hat das Buch von Weininger gelesen; glaubt aber nicht an die Bisexualität des Menschen. Homosexualität (aber er vermeidet dieses Wort) sei ihm immer unverständlich gewesen. Ich frage: „Ekelhaft?" In diesem Augenblick bricht wie auf Stichwort ein Anfall aus. Auf das geistesabwesende Gesicht tritt ein Ausdruck von Ekel. Speichelfluß. Linke Hand in der Hosentasche. Er steht vom Sessel auf und zieht den Rock aus. Dann setzt er sich wieder und zieht die Schuhe aus. Ich befürchte einen großen Anfall und sage zu ihm: „Legen Sie sich aufs Sofa!" Er: „Warum denn?" Und fährt fort, sich auszuziehen. Dann schaut er auf seine Taschenuhr. Erwachen nach fünf Minuten Dauer. Die Schuhe stehen neben ihm. Ich sage: „Was haben Sie denn da gemacht?" Er verlegen: „Ich muß einen Anfall gehabt haben." Und zieht sich wieder an.

Niemals vorher hat er sich in Anfällen ausgezogen. Später bei mir noch einmal, aber nie zu Hause oder auf der Straße. Erst viele Monate später geschah dergleichen auch außerhalb meiner Ordination; wir kommen noch darauf. Ziemlich deutlich führt

Traum 6 zu Dimitri, der beim Theater ist, und zu mir: Ich ging mit Dr. Winkler (statt Dr. Wittels bei meinen Patienten sehr häufig. Ich stöbere in allen Winkeln) ins Theater, wo er beschäftigt war (ich werde mit Dimitri zusammengelegt). Er (Winkler) tadelte mich, offenbar weil ich zu spät gekommen war. Im Theater ließ er mich warten, obwohl das Zeichen zum Beginn der Vorstellung ertönt war. Ich wartete in einer separaten Garderobe; endlich kam er und nahm mir selbst die Garderobestücke ab.

Das Jugenderlebnis drängt nach Wiederholung. Der Jugendfreund entkleidet ihn und tadelt ihn vorher wie ein Geliebter, der lange auf die Geliebte gewartet hat.

Traum 7. Ich diktierte Dr. Wittels aus meinem Manuskript, Handbuch des russischen Staatsrechtes, die Überschrift eines Kapitels. Ich sagte zu Dr. Wittels, er möge sie mit der Maschine schreiben. Dr. Wittels sagte: „Es ist ja alles eins, ich kann sie auch mit der Hand schreiben."

In diesem kurzen Traum kommt dreimal Hand vor (Manuskript, Handbuch, mit der Hand). Die Deutung liegt auf der Hand. Solange die Schwester ledig war, diktierte er ihr in die Maschine. Was ich also eigentlich sage, das ist: Es ist ja alles eins, ob ich oder die Schwester, ob hetero- oder homosexuell.

Einmal sagte der Vater: „Constantin hat schon lange nichts von sich hören lassen." Anfall Fedjas als Antwort. Kurze Zeit darauf hieß es gar, Constantin werde nach Wien kommen. An diesem Tage gab es hintereinander drei Anfälle. Den vierten Anfall hatte er dann in meiner Gegenwart. Die falsche Nachricht von der bevorstehenden Ankunft Constantins hatte sein Gehirn sensibilisiert. Wir sprechen vom Geschlechtsverkehr und daß viele Menschen infolge einer unbewußten religiösen asketischen Einstellung alles Sexuelle für eine Schweinerei hielten. Fedja sagte, das täten die Theosophen, aber es sei nicht sein eigener Standpunkt. Ich sagte: „Es gibt aber perverse Formen, die wirklich eine Schweinerei sind." Darauf verlor er wieder stichwortartig das Bewußtsein, Speichelfluß, Krampf der linken Hand. Diesmal zog er sich fast ganz nackt aus. Rock und Hose legte er schön gefaltet auf das Sofa. Dann Schuhe, Kragen und Krawatte. Ich rief ihn laut beim Namen. Er sagte: „Ja, ja, ich muß mich nur vorerst ausziehen." Hernach zieht er sich wiederum an, kommt aber nicht ganz zu sich. Er geht noch etwas verwirrt nach Hause.

Am nächsten Tag kommt er wieder. Ausnahmsweise kein Traum (Widerstand). Ich halte die Zeit für gekommen, um ihn über Inversion und die Übertragung auf mich energisch aufzuklären. Gegen mein Erwarten finde ich viel Verständnis. Es leuchtet ihm ein, daß er ein Weib spiele, mit Constantin, dem verlorenen Freund, das Leben bis ins Intimste teilen wolle, diesen Freund mit Dimitri, dem Bruder und mir in eins verschwimmen lasse und daß er zu diesem Zweck die Hülle der Bewußtlosigkeit über eine Phantasie ziehe, die für das

Bewußtsein unmöglich sei und für die auch die Tiefe des normalen Schlafes nicht
genüge. Deshalb stelle er einen tieferen Schlafzustand her, von dem er nachher
nichts wisse. So vergeht unsere Sitzung schnell, wir stehen schließlich einander
gegenüber, er schon in Mantel und Hut. Wir sprechen über eine Kaltwasser-
kur, die ihm vielleicht gut tun könnte. Im Stehen packt ihn ein Anfall. Der
Hut fällt ihm aus der Hand. Krampf der linken Hand. Kratzt sich auf dem be-
haarten Kopf und beriecht dann die Finger. Ein seliges Lächeln erscheint auf
seinem Gesicht. Nach fünf Minuten kommt er zu sich und geht.

Ich habe mich gefragt, ob alle diese Anfälle bei mir nicht etwa künstliche
Produkte gewesen sein könnten aus der unklaren Sphäre eines Epileptikers,
die ich unwillentlich durch Suggestion herbeigeführt haben könnte. Ich könnte
ihn ja auf Bindungen an Freunde und auf Homosexualität hingelenkt haben
und das Ganze wäre in ihn hineingeheimnist. Der Psychoanalyse wird ja vor-
geworfen und nicht immer mit Unrecht, daß sie solche künstliche Gebäude auf-
führe (Psychodialektik habe ich es an anderer Stelle genannt). Es ist immerhin
auffallend, daß Patient sich vorher in zweijähriger Krankheit niemals ausgezogen
hat. Erst ich habe diese Exhibition ans Tageslicht gebracht. Gegen die Annahme
von Psychodialektik spricht aber, daß Fedja, den ich nach den geschilderten
Anfällen noch vier Monate lang fast täglich sah, später in meiner Gegenwart
nie wieder einen Anfall erlitt [1]. Weder einen des beschriebenen Inhalts mit
Entkleiden, noch sonst einen von der gewöhnlichen Sorte mit Kauen. Ich habe
nachher oft versucht, den Komplex zu reizen und Anfälle hervorzurufen. Über
Gähnen ist er bei mir nie wieder hinausgekommen. Und das in Zeiten, wo er
außerhalb der Sitzungen zahlreiche kleine und auch große Anfälle erlitt. Entweder war der homosexuelle Komplex von mir zerstört, oder er war der „sekundären Verdrängung" anheimgefallen und befand sich in Tiefen, die mir nicht
mehr zugänglich waren. Die Träume dieser Zeit nach dem letzten Anfall bei
mir zeigten deutlich die Tendenz, von der Bindung an Männer loszukommen.

Traum 8. Ich sprach mit einem Wissenschaftler, ähnlich wie mein Bruder
aussehend, über die Triebkräfte der Geschichte (die Geschichte ist seine Krankheit). Er zweifelte an der Richtigkeit der materialistischen Geschichtsauffassung.
Ich zeigte ihm, daß sie im großen und ganzen richtig sei.

In diesem Traum spricht sein skeptisches (wissenschaftliches) Ich mit dem
andern. Die Annahme der grobsexuellen (materialistischen) Begründung erscheint ihm tatsächlich richtig.

Traum 9 (aus derselben Nacht). Ich war in einem großen Zimmer. Ver-
sammlungsraum. Im Nebenzimmer war Lärm. Auf einmal wurden Tische
herausgeworfen. Dann erschienen Männer, die einen Mann auf der Bahre trugen.
Die Männer gingen zum Fenster, um den toten Mann hinauszuwerfen.

Hier ist das zweigeteilte Ich symbolisiert. Der innere Konflikt macht den
Lärm. Sein männliches Ideal, die Inversion, ist tot und wird als wertlos beim
Fenster hinausgeworfen.

Traum 10 (aus der nächsten Nacht). Mein Freund war in Wien, ohne daß
ich es wußte (er wußte vor der Analyse nicht, daß er im Traumleben des Anfalls stets mit dem Freunde beisammen war). Er schrieb mir einen Brief, der
meine Schriftstellerei betraf (von nun an soll der Freund nur als Schriftsteller
sein Vorbild sein).

---

[1] Bis auf einen, von dem ich zu Ende dieser Krankengeschichte berichten werde und der
meine Auffassung bestätigt.

Aber hier ist auch die entgegengesetzte Tendenz erkennbar, trotz allem mit dem Freunde eins zu bleiben: er ist in Wien.

Traum 11. Ich sprach mit zwei jungen Männern. Einer von ihnen erzählte, daß ein junges Mädchen von ihm fortgelaufen sei (das junge Mädchen ist Fedja selber).

Auch von mir will er energisch los.

Traum 12. Ich war bei einer Abschiedsvorstellung, die Professor G. hielt.

Traum 13. Ich sah die Extraausgabe einer Zeitung, oben stand in dicken Buchstaben: Bernard Shaw, im 54. Lebensjahre gestorben (hier erhalte ich ein Leichenbegängnis erster Klasse; indem er mich mit Shaw gleichstellt, billigt er mir eine satirische Ader größten Formats zu. Aber Shaw ist viel älter, ich selbst bin fünfundvierzig, das ist eine Umkehrung — Pervertierung — von vierundfünfzig).

In einem ganz ungewöhnlichen Verhältnis stand Fedja zu seinem Vater. Schon in früher Jugend mußte er dem Vater die Mutter ersetzen. Hier finden wir die Wurzel seiner femininen Einstellung. Der Alte zog den Jungen an sich, beklagte sich bei ihm über die Mutter und verlangte ausdrücklich Ersatz bei seinem Sohn. Er nahm ihn mit in Kaffeehäuser, als er noch ein Kind war; Vater und Sohn gehen jahraus, jahrein bis heute täglich miteinander spazieren, wobei der herrische Alte den Sohn immer mehr unterkriegte. „Das verstehst du nicht... genug Unsinn geschwätzt... wir sprechen jetzt von etwas anderem....“ So sprach der Vater zu seinem 40jährigen Sohne, der den Ehrgeiz hatte, Rußland zu reformieren und der Welt den wahren Sozialismus zu schenken. Damit er bei einer möglichen Absence den Regenschirm nicht verliere, bindet ihm der Vater den Schirm wie mit einem Portépée an den Arm. Wenn der Sohn einen Besuch macht, schleicht der Alte um das Haus und wartet, damit er zur Hand ist, wenn dem Sohn etwas zustößt. Alles das ist heute mit der Krankheit des Sohnes motiviert. Es ist aber die reine Herrschsucht. Seit dem Tode der Frau sind die beiden noch stärker miteinander verheiratet und seit dem Ausbruch der Krankheit kleben sie aneinander. Sie schlafen ja auch im selben Zimmer und der Sohn lebt nur im Hauche des Alten.

Vor einigen Jahren, ganz kurz vor Ausbruch von Fedjas Krankheit, mußte der Vater wegen eines Blasenleidens operiert werden. Ich erfuhr von dritter Seite, daß Fedja damals den Vater katheterisiert habe und fragte Fedja danach. Ich war sehr erstaunt, als Fedja brüsk verneinte. Der Vater sei überhaupt nicht katheterisiert worden. Ich ersuche Fedja, zu Hause anzufragen. Am nächsten Tag hat er vergessen, zu fragen. Ebenso am zweitnächsten. Endlich fragt er doch und berichtet ganz verlegen, er habe tatsächlich vergessen (verdrängt), daß er seinen Vater durch mehrere Monate habe katheterisieren müssen. Dabei habe der Vater gepoltert nach seiner Gewohnheit: „Du Ungeschickter..., wenn man auf dich angewiesen ist....“ Das Vergessen einer so ungewöhnlichen Tätigkeit, die erst wenige Jahre zurücklag, war doch auffallend. Ich reihe hier ein anderes Vergessen ein, das sich auf ein männliches Genitale bezog. In der ersten Sitzung nahm ich mit Fedja kurze Familiengeschichte auf. Er berichtete, daß seine Schwester ein Kind habe. Ein anderes Kind sei knapp vor Ausbruch von Fedjas Krankheit zwei Tage nach der Geburt gestorben. Woran? Das wisse er nicht. Später korrigierte er, der Vater habe ihm in Erinnerung gerufen, das Kind sei erst am 14. Tag seines Lebens an einer Blutvergiftung als Folge der unreinlichen Zirkumzision gestorben (Blutstillung durch Saugen?). Der Schwager war ein Jude und hatte diese rituelle Maßnahme verlangt. So wichtige

Ereignisse, von denen auch das zweite sich vor wenigen Jahren in der gleichen
Wohnung, im Zimmer nebenan zugetragen hatte, konnte Fedja vollständig
vergessen. Dabei ist er kein stumpfsinniger Bauer, sondern ein Intellektueller
und Schriftsteller. Ich werde später eine Erklärung für diese Vergeßlichkeit
bringen.

Auffallend häufig waren die Anfälle zu Hause und bei Tische. Meist kamen
sie, wenn Fleisch gegessen wurde. In der Jugend hatte Fedja leidenschaftlich
gern und viel Fleisch gegessen. Später wurde er unter dem Einfluß des Bruders
für einige Zeit Vegetarianer. Heute ißt er Fleisch, aber nicht gerne und nur,
wenn es dem rohen Zustande möglichst unähnlich ist. Ich erwähne diese Dinge,
weil die Häufigkeit der Anfälle bei Tisch und die Kaubewegungen die Frage
nahelegen: Was ißt der Kranke im Anfall? Da er die Anfälle beim Fleischgenuß
bekommt und moralische Kämpfe vorausgegangen sind, die sich auf das Verzehren von Tierischem bezogen, kommt der Analytiker im Anschluß an frühere
Erfahrungen auf allerlei Vermutungen von Fellatio und Phallophagie, die sich
auch in diesem Fall herandrängen. In diesen Gedankenkreis und den des Kanni-
balismus gehört auch der Zungenbiß des Epileptikers (bei Fedja sehr selten).
Ich habe ihn oft direkt gefragt: „Was essen Sie im Anfall?" Er wußte es natürlich nicht. Einmal erinnerte er sich, daß die meretrices, die er in den Studenten-
jahren aufsuchte, ihm manchmal das Anerbieten der Fellatio machten, was er
stets ablehnte. Das ist nichts Ungewöhnliches. Ich lasse diese Frage offen. Es
ist immerhin bemerkenswert, daß die Kaubewegungen im Anfall bei Fedja
fast völlig aufgehört haben.

Aus dem Traummaterial einiges, was sich auf den Vater bezieht (siehe
Traum 4).

Traum 14. Ich bewohnte mit dem Vater ein Zimmer in einem oberen Stockwerk (Oberstübchen) einer Villa. Die Hausbesitzerin (die normale Heterosexualität) suchte uns in unserem Zimmer auf. Wir sprachen über den Zins (was er
an gehegten Lieblingsideen aufgeben muß, um die normale Sexualität zu erlangen). Ich begleitete sie dann die Stiege hinunter. Dann ging ich oder fuhr
auf einem Handwagen (Hand!) den steilen Abhang des Berges hinunter, immer
schneller, so daß ich abzustürzen fürchtete (bei Epileptikern sehr gewöhnliche
Symbolisierung des Anfalls, sonst auch des Geschlechtsaktes). Plötzlich wendete
ich um und fuhr wieder den Bergabhang hinauf (zurück ins Leben).

Traum 15. Ich saß mit meinem Vater im Kaffeehaus. Der Kellner machte
den Vater auf den an einem Ecktisch sitzenden Tierarzt Dr. Wittels aufmerksam (weil ich mich mit der Aufdeckung des Tierischen beschäftige). Ich sagte
dem Vater: „Das ist nicht der mich behandelnde Dr. Wittels" (der Vater soll
nicht merken, daß es sich um tierische Triebe handelt). Der Kellner erzählte
dem Vater von der guten Fähigkeit des Tierarztes zur Leichenverbrennung
(ich beseitige die dem Tode geweihten Erinnerungen). Der Vater bestritt diese
Fähigkeit (das tat er wirklich alle Tage und schadete der Analyse, soviel er
konnte) und verwies den Kellner auf einen anderen im Lokal befindlichen Arzt,
der die Leichenverbrennung viel gründlicher durchführen könne (dieser Arzt
ist der Tod. Er ist in der Tat gründlicher, als ich sein kann. Vgl. hiezu Traum 9).

Noch einmal der Tod, der den Vater holen kommt, in
Traum 16. Es läutet bei unserer Wohnungstür. Ich ging zur Tür und schaute
ohne zu öffnen hinaus. Draußen stand ein Mann, der um ein Zimmer fragte.
Ich sagte, es wäre bei uns nichts zu vermieten. Als ich dann noch einmal hinaus-
sah, bemerkte ich, daß von der im nächsthöheren Stockwerk gelegenen Wohnung

Möbel hinausgetragen wurden. Offenbar mußte dieser Mann seine Wohnung räumen.

Traum 17. Es war vor dem Schlafengehen. Ich stand im Vorzimmer und sprach zu meinem Vater gereizt: „Du mußt mich jetzt endlich in Ruhe lassen. Ich muß mich doch wieder um eine Wohnung umsehen.‘‘

Traum 18. Mein Vater und ich hatten jeder ein Flugzeug. Wir erhoben uns mit dem Flugzeug in die Luft. Dem Vater war das nicht recht; er erhob sich widerwillig (der Vater ist über 70, Fedja ist durch jahrzehntelange Identifizierung zu einem Greis geworden).

Traum 19. Ich war in dem Waggon eines Zuges in einem Tunnel, neben mir der Vater. Ich stand auf und ging in den Gang des Zuges (er trennt sich im Finstern vom Vater). Auf einmal sinke ich nieder — ich hatte einen Anfall, besonders im Herzen (nur im Tode gibt es eine Trennung vom Vater. Der Anfall ist der Tod. Da der Vater nicht stirbt, muß Fedja sterben). Die Leute schauen auf mich. Ich sagte zu mir: „Nein, es muß vorübergehen.‘‘ Dann erhob ich mich und ging wieder in den Zug zurück.

Traum 20. Ich war mit der Familie, darunter der Vater, auf einem Bahnhof bei der Gepäckskassa. Es dauerte dort längere Zeit. Der Vater und die Familie stiegen in den Zug ein. Der Zug fuhr ab, bevor ich bei der Gepäckskassa fertig war („er muß etwas aufgeben‘‘ in symbolischer Darstellung). Ich versuchte nachzulaufen, kam aber nicht mehr nach. Ich wendete mich an ein Auto, da ich dem Zug nachfahren wollte, der Chauffeur lehnte dies jedoch ab (er will um jeden Preis mit der Familie beisammen bleiben).

Traum 21. Ich wollte den Paternosteraufzug nicht benützen und suchte eine Stiege, die ich auch fand [er will sich vom Vater emanzipieren und findet in der Tat einen Weg (Natascha), von dem noch die Rede sein wird, der aber dem Vater leider nicht recht ist].

Die homosexuelle Belastung Fedjas (sein Sozialismus) kam in den ersten Monaten unserer Besprechungen ziemlich vollständig zutage. Etwas schleppender gestaltete sich die Klarstellung seiner Beziehungen zu Frauen. („Die Frau und der Sozialismus.‘‘) Zwar mit dem, was man intime Beziehungen nennt, waren wir bald fertig: Er hatte keine und hatte sie nie gehabt. Er erinnert sich nur an Kinderschnack. Die Freundinnen seiner Schwester oder flüchtige Bekanntschaften im Sommer auf dem Lande. Kurz nach seiner Ankunft in Wien vor vier Jahren lernte er eine Bankbeamtin kennen. Zu diesem Mädchen, Irma, trat er vor drei Jahren in nähere Beziehungen, d. h. er brachte ihr Bücher, las ihr vor, was er und andere geschrieben hatten, und sprach mit ihr über den „wahren Sozialismus‘‘. Es kränkte ihn, daß sie ihm nicht in allen Punkten recht gab. Immerhin ging er eine Zeitlang mit dem Gedanken um, sie zu heiraten. Der Vater, der sich ein Leben ohne den geknechteten Sohn offenbar gar nicht vorstellen konnte, war dagegen und benützte die schwankende Gesundheit des Mädchens, das vorübergehend an einem Spitzenkatarrh litt, um Fedja abzureden. Fedja fühlte sich verpflichtet, mit offenen Karten zu spielen und erklärte dem Mädchen, daß er sie niemals heiraten würde. Das Mädchen hatte dergleichen gar nicht verlangt, aber diese Absage beleidigte sie und die Beziehungen erkalteten. Fedja war schon krank, als Irma vor einem Jahre von einem Bureaukollegen geheiratet wurde. Das Erlebnis mit Irma bezeichnet Fedja selbst als ausschlaggebend für sein Leben und vielleicht auch für seine Krankheit. Es war der einzige ernsthafte Versuch, sich den Fangarmen der Familie zu entwinden. Diesem Mädchen hat er als Hochzeitsgabe Bebels „Die

Frau und der Sozialismus" geschenkt (siehe Traum 1). Als er es ihr persönlich ins neue Heim brachte, mußte er diesen Weg mit einer ganzen Serie von Anfällen bezahlen.

Mittlerweile war eingetreten, was andere Nervenärzte dem Vater vorausgesagt hatten. Eines Tages erschien der Alte statt des Sohnes bei mir und schilderte entsetzt den ersten großen Anfall. Als Fedja nach Tisch das Zimmer der Schwester betrat, um mit der kleinen Nichte zu spielen, stürzte er plötzlich mit einem Aufschrei zu Boden, Schaum vor dem Munde, Zungenbiß, Krämpfe: das Petit mal hatte sich in Grand mal verwandelt. Am selben Abend hatte er noch einen kleineren Anfall im Zimmer der Schwester. Diese — stets heftig gegen die Analyse eingestellt — raufte sich die Haare und rief, die Analyse müsse sofort aufhören, sie verschlechtere sichtlich die Krankheit, und auch der Vater wollte zum Luminal zurückkehren. Dieser Vater redete immerwährend in die Behandlung drein. Er beurteilte, was nötig sei und was nicht. Eine Stoffwechseluntersuchung, die ich aus wissenschaftlichen Gründen vornehmen wollte, lehnte der Vater ab, obgleich er keine Ahnung hatte, was das sei. Nach dem großen Anfall, der sich nach drei Monaten und nach sechs Monaten wiederholte, konnte ich ihn aber doch überreden, die Kur (ich verpflichtete mich, sie ohne Bezahlung weiterzuführen) fortzusetzen, da er ja die Tendenz zur Verschlechterung trotz Luminal deutlich genug schon vor meinem Eingreifen erkannt hatte und andere Behandlungsmethoden für Epilepsie nicht existieren.

Es ist nun Zeit, von der Schwester zu sprechen, die mit dem Ausbruch der Krankheit und dem psychischen Inhalt der Anfälle in allernächstem Zusammenhang steht. Schon zu Beginn unserer Sitzungen war mir allerhand aufgefallen. Die Todesursache ihres ersten Kindes hatte er trotz ihrer alarmierenden Eigenart vergessen. Als dieses Kind zur Welt kam, sollte Fedja wegen Platzmangels in ein gemietetes Kabinett im Nebenhaus übersiedeln. Das war ihm, der ohne den Hauch des Vaters nicht leben konnte, sehr unangenehm, und als das Kind starb, war eine Sorge von ihm genommen. Im Sinne der „Allmacht der Gedanken" hat er das Kind getötet. Deshalb das Wesentliche davon vergessen. Auf den Schwager ist er sehr schlecht zu sprechen. Er konnte ihn nicht zum wahren Sozialismus bekehren. Er ist ungebildet und die Schwester nicht wert. Auf die Frage nach dem Alter des Schwagers erwidert er zuerst: „Er ist so alt wie ich" (Identifizierung). Es stellte sich heraus, daß der Schwager in Wirklichkeit um fünf Jahre älter ist als Fedja. Man muß sich immer vor Augen halten, daß Fedja mit diesem Schwager Tür an Tür wohnt und täglich gemeinsam speist — und sollte nicht wissen, wie alt er ist. Bevor Fedja zu mir kam, schleppte ihn die Schwester zu einem Wunderdoktor. Diesem erzählte er in Gegenwart seiner Schwester von seiner Onanie und daß er diese Gewohnheit für die Krankheit verantwortlich mache. Ich nahm Veranlassung, mich über diese weitgehende Entblößung vor der Schwester zu verwundern. In bürgerlichen Kreisen ist soviel Aufrichtigkeit in sexualibus nicht üblich. Aber er sagte, daß er vor der Schwester kein Geheimnis habe, und es stellte sich heraus, daß er zur Schwester von früher Jugend an in besonders nahen Beziehungen gestanden war. In seinen Träumen kehren die Erinnerungen an gemeinsame Streifungen durch die sommerliche Natur immer wieder (siehe auch Traum 1 und 2). Der Vater liebte das Gebirge und die beiden Geschwister bekamen regelmäßig einen Monat Urlaub von ihm, den sie am Meer verbrachten, da sie beide den Strand liebten. Im Seebad wohnten sie in einem Zimmer, waren (durchaus in bürgerlichen Grenzen) zärtlich zueinander, so daß man sie für Mann und Frau hielt. Sie waren unzertrennlich.

Als die Schwester in Wien Bankbeamtin wurde (den gleichen Beruf hatte Irma),
suchte Fedja sie im Bureau auf, um ihr seine Manuskripte in die Maschine zu
diktieren. Sie war vielleicht die einzige, die sich auch von den politischen Ideen
Fedjas überzeugen ließ. Um so schrecklicher traf Fedja das ihm unerklärliche
Ereignis ihrer Verlobung. Da es aber nicht üblich ist, daß Brüder protestieren,
wenn ihre Schwestern heiraten wollen, unterdrückte er seine bitteren Gefühle
und trat eben um diese Zeit (vor drei Jahren) in näheren Kontakt mit Irma,
die er schon seit einem Jahre kannte. Hier sind wir am Wendepunkt in Fedjas
Leben angelangt. Wenn der Sprung aus dem Schoß der ihn umdrängenden
Familie gelang, wenn er zu Irma, dem Schwesternersatz ins Ehebett gefunden
hätte, wäre er mit einigen Einschränkungen ein lebensfähiger Mensch geworden.
Leider waren die dämonischen Gewalten stärker als er. Der unheilvolle Vater
war gegen die Ehe. Die Schwester heiratete und führte im Zimmer nebenan
unter den Augen Fedjas ein glückliches Eheleben mit einem anderen, den er haßte.
Der Rhythmus seines Lebens, das Gesetz der ewigen Wiederkehr des gleichen
Zwanges ist, den Verrat der Schwester immer wieder zu erleben. Auch Irma
verrät ihn und heiratet einen anderen. Daß er selbst alles getan hat, um dieses
Ende zu erreichen, weiß er wohl. Aber die ungerechten und unverständigen
Geister des Unbewußten halten sich immer wieder für verraten. Er hat den Hang,
auch seine Freunde von Zeit zu Zeit auf die Probe zu stellen. Er bleibt längere
Zeit aus und wartet, ob sie ihn vermissen werden. Ach, die Freundschaft in dieser
hastigen Welt hält nicht einmal diese Probe aus! Die Freunde meldeten sich
nicht und Fedja verzichtete auf sie. Auf diesem Wege hatte er schon in der
Jugend mit dem dämonischen Dimitri Schluß gemacht und mit vielen andern.
Er wird immer wieder verraten. Soll man da nicht mutlos werden?

Die erste Absence, von der er weiß, packte ihn, als er seiner Freundin Irma,
die krank im Bette lag, aus einem Buche vorlas. Wir konnten den Inhalt des
Gelesenen durch eine Anfrage bei Irma feststellen: „Nostradamus prophezeit
die französische Revolution". Unmittelbar vorher hatte die Schwester geheiratet (nostra dame). Er fühlt das Herannahen der Revolution (der Krankheit), sie macht sich wie mystisch bemerkbar. Er hat eine Zeitlang geschwankt
zwischen der Schwester, die er nicht verloren geben wollte, und Irma, dem
Schwesternersatz. Die gemeinsame Wohnung, die Belastung durch den Vater
und die Geburt von zwei Kindern, die ihm deutlich die definitive Untreue der
Schwester bewiesen, haben ihn ruiniert.

Noch deutlicher wird die Entwicklung des Falles, wenn man ihn chrono-
logisch ordnet.

Vor 1917: Das sexuelle Attentat Dimitris.
           Freundschaft mit dem begabten Constantin.
           Bruder als Wanderprediger verschollen.
           Hausfrauenpsychose der Mutter; der Vater legt auf Fedja Beschlag,
                die Schwester wird seine intime Freundin.

1918: Tod der Mutter, Flucht aus Rußland, Verlust Constantins.

1921: Fedja lernt Irma kennen.

1922: Verlobung der Schwester, nähere Beziehungen Fedjas zu Irma.

1923: Das kritische Jahr, Blasenleiden des Vaters, der Sohn katheterisiert
           ihn. Operation des Vaters auf Leben und Tod, hernach Hoch-
           zeit der Schwester, Bruch mit Irma, Ausbruch der kleinen
           Anfälle.

Aus den Träumen:

Traum Nr. 22 (in Wirklichkeit einer der ersten Träume bei mir): Es war ein
schöner Frühlingstag. Ich ging am Ufer des Meeres. Im Wasser bemerkte ich
eine Frau im Bad. Mein Weg führte an einer Bank vorüber, die ganz naß war.
Ich sprach vor mich hin die Worte:

Ist die Sonne noch so schön,
Einmal muß sie untergehn

Hiezu der Einfall: Mit der Schwester oft gemeinsam gebadet. Der Vers
stammt aus einem Zaubermärchen von Raimund, das in Wien sehr bekannt
ist. Die allegorische Figur der Jugend tritt auf und singt ein Abschiedslied.
Auch Fedja muß Abschied nehmen von der Jugend. Jede Strophe des Liedes
beginnt mit dem Vers:

Brüderlein fein, Brüderlein fein,
Mußt nicht böse sein.

Der Traum führt zum verlorenen Bruder.

Traum 23. Ich las über einen Erfinder (vielleicht weil er einen Weg gefunden hat, um jederzeit mit der Schwester vereint zu sein, nämlich den Anfall mit seinem Trauminhalt). Er entdeckte ein Gas und eine Flüssigkeit, die
erst bei 280° kocht (Nullen im Traum bedeuten bekanntlich nichts. 28 Jahre
war die Schwester, als sie heiratete).

Traum 24. Ich besuchte die Schwester meiner Frau (er hat keine Frau.
Seine Schwester ist eine Frau, leider nicht seine Frau). Der Vater stellte aus,
daß ich spät kam. Beim Fortgehen bemerkte ich eine Blutspur auf dem Boden,
von der kranken Frau.

An diesem Tage hatte er in der Zeitung von einem Mord gelesen. Er wäre
imstande, aus Eifersucht zu morden. Der erste große Anfall, als er das Zimmer
der Schwester betrat (siehe S. 212). Der im Leben überaus sanfte Fedja ließ im
Anfall häufig Worte hören, wie: „durchprügeln, hinaufspringen, totschlagen".
Er hatte seine Aggression in den Anfall verdrängt.

Vor dem ersten großen Anfall im Zimmer der Schwester träumte er:

Traum 25. Ich machte einen Ausflug abseits von der Bahn (abseits von der
normalen Bahn). Der Weg führte einen Fluß entlang. Der Fluß war an den
Seiten vereist (Erkaltung der Beziehungen). In der Mitte rann ein schmales
Wasser (vom früheren Fluß ist nicht viel übrig geblieben). Darin badeten an
einer Stelle Leute. Ich dachte: Vielleicht ist da eine warme Quelle (Genital-
symbolik wird deutlich). An einem Punkt verbreitete sich der Fluß zu einem
kleinen See. Hier badeten wieder eine Anzahl Leute (dieser Traum muß mit
Rücksicht auf das Blasenleiden des Vaters bisexuell gedeutet werden. Im Folgenden erscheint der Vater persönlich). Wir kamen zu einem Gasthaus. Der Vater
und ich setzten uns an einem Tisch nieder. Dann kam eine kleine rundliche
Kellnerin, die mich scharf ansah. (Die Schwester ist klein und rundlich. Sie
weiß etwas von ihm. So wußte sie, daß er den Vater katheterisiert hatte, was
er selber nicht wußte. Ich nehme an, daß sie noch mehr weiß, mehr, als ich in
Erfahrung bringen konnte, und daß sie deshalb so sehr gegen die Analyse eingenommen war. Der Traum hat noch einen zweiten Teil:). Ich lese von dem
Selbstmord einer Frau. Sie war jahrelang nervenkrank gewesen. Unmittelbar
vor dem Selbstmord hatte sie einen Verwandten umgebracht.

Die nervenkranke Frau ist er selbst. Er ist weiblich eingestellt und will
das Weib in sich umbringen. Aber vorher müßte das Bild der Schwester in ihm

umgebracht werden. Der mitgeteilte Traum stammt aus einer Reihe gleichartiger Träume, z. B.:

Traum 26. Wir gingen auf einen hohen Berg. Beim Bergabwärtsgehen weiche ich an einer Stelle vom Wege aus. Ich trete in Schnee, der weich war, daß ich ganz eingesunken bin (siehe den Anfang von Traum 25). Dann kamen wir an einen kleinen See. Dort standen Kinder. Ich fragte sie, wie der See heiße. Sie sagten: Das wissen wir nicht, das ist gar kein See, das ist nur Wasser. Es war eine Art Staubecken (wiederum bisexuelle Genitalsymbolik, siehe Traum 25). Als wir schon tief unten waren, sagte die Schwester (hier ist auf einmal, als ob das selbstverständlich wäre, die Schwester dabei), daß ihr das Bergsteigen nicht gut tue, sie habe von der Erschütterung beim Abwärtsgehen Kopfschmerzen.

Traum 27 (Halbschlaf). In der Mariahilferstraße. Eine schöne Frau umarmte mich. Ich sagte zu ihr: „Schade, daß Sie verheiratet sind.“

Dieser Traum ist mehrdeutig. Maria, die Frau Constantins, hat einmal zu ihm gesagt: „Ich könnte Ihnen schon helfen (Mariahilf)“. Aber Maria ist in Paris und die Schwester im Nebenzimmer.

Traum 28. Beim Nachhausefahren stieg ich irrtümlich in einen Wagen ein, der nach Margareten (Wiener Gemeindebezirk) ging (die Schwester heißt Grete). Bei der nächsten Haltestelle stieg ich aus und stieg in den richtigen Wagen ein (Heilungstendenz. Wo ist aber der richtige Wagen?).

Beachte in diesem Zusammenhang noch einmal Traum 9. Dort wird der Schwager getötet und hinausgeworfen.

Traum 31. Ich war mit Grete im Schwimmbad an der Donau (ona!). Wir waren zuerst im Frauenbad (Regression in die Kindheit), wo aber sehr viele Leute waren. Ich verlor Grete aus den Augen (Heilungstendenz). Ich ging dann in die Kabine, einen sehr engen Raum, wo ich aber Grete nicht fand. (Nach Ansicht vieler Analytiker wäre der enge Raum eine Mutterleibsphantasie.) Dann ging ich in das Herrenbad, wo es sehr leer war (Constantin in Paris, Bruder in Rußland, Dimitri auch nicht mehr da). Es war gegen Abend. Ich traf den Vater (der ist noch da, er war immer, ist und wird sein). Ich sagte, ich wolle baden oder etwas Ähnliches.

Traum 32. Ein Mann in mittleren Jahren, mir nicht bekannt (er selbst), geht auf eine Frau mit einer Hacke los. Er handelt im Auftrag (des unbewußten Ichs). Es gelang ihm nicht, sie zu treffen. Aber er hielt die Frau in einer Ecke fest und läßt auf sie mit einer Maschine eine Flüssigkeit oder Gas los. (Sexualsymbolik deutlich, siehe Traum 23.) Auf einmal jedoch war die Frau verschwunden. Sie meinte, der Mann wäre nicht mehr am Leben (die Schwester glaubt, er liebe sie nicht mehr). Wider Erwarten aber trat er ihr entgegen. (Dieser Traum auch als Streit des männlichen Ichs gegen das weibliche aufzufassen.)

Nach alledem stellen die Anfälle mit ihrem psychischen Inhalt Fedjas Sexualleben dar und können folgendermaßen beschrieben werden: Die geheime Leitlinie dieses Lebens oder eine davon ist, Constantin zu gleichen, mit ihm das Leben zu teilen. Er hat mehr Feuer als Constantin. Constantin ist ein Staatsmann, aber Fedja ein Prophet. Hinter diesem Feuer steht Dimitri als Einheizer. Er hat Fedja in die homosexuelle Welt eingeführt. Fedja sagt selbst, Dimitri habe ihn damals völlig zum Weibe gemacht. Aber noch früher hat ihn der ältere Bruder unterdrückt. Fedjas Proteste (den Wurf mit dem Messer) hat Alexei mit furchtbaren Strafen beantwortet (zwei Jahre lang nicht mit Fedja gesprochen).

Etwas später beschloß Fedjas Vater, den willfährigen Sohn an sich zu ziehen, streifte halbe Tage mit ihm umher, lungerte in Gast- und Kaffeehäusern herum. Der Alte war unzufrieden mit seinem Eheweibe. Er zwang Fedja, dessen geringe Widerstandskraft er wohl bemerkte, die Rolle der Lebensgefährtin zu spielen. So wurde dem jungen Mann die Rolle der Mutter aufgedrängt, eine weibliche Rolle, die er nach dem Tode der Mutter erst recht weiterspielen mußte. Konkurrenten schob der Vater beiseite. So zwang er Fedja in den Staatsdienst, was zur Entfremdung zwischen Constantin und Fedja führen mußte. Später hat der Alte auch die Verheiratung des Sohnes unter einem Vorwand hintertrieben.

Fedja ist seinem Vater gegenüber bipolar eingestellt. Er liebt ihn und kann ohne ihn nicht leben. Aber alle Proteste gegen sein verpfuschtes Leben münden ebenso in die Person des Vaters. Was er im kleinen Anfall träumt, ist in der analytischen Sitzung klar geworden. Er erlebt die Szene mit Dimitri wieder und setzt andere Personen an dessen Stelle. Deshalb entkleidet er sich. Es kann sehr gut sein, daß des Vaters Genitale in dieser tief versteckten und nicht bewußtseinsfähigen Phantasie eine Hauptrolle spielt. Unmittelbar vor Ausbruch der Krankheit hat er ihn wochenlang katheterisiert und dieses gewiß eindrucksvolle Erlebnis vergessen (verdrängt).

Die Kaubewegungen könnten auf Fellatio weisen (siehe Traum 30):

Traum 35. Ich verschlang mehrere Glieder (Membra) einer eisernen Kette (Einfall: Kettenglieder, ein Stück von Hejermanns, der kürzlich im 80. Lebensjahre starb. Hejermanns = Vater). Dann zog ich sie aus dem Munde heraus. Ich glaubte, daß ich nichts mehr im Munde habe. Ein neben mir stehender Mann (der Analytiker) zweifelte daran und zog tatsächlich noch mehrere kleine Glieder (von Kindern, siehe den Bericht über den Tod seines kleinen Neffen) heraus.

Die Neigung, sich zu entkleiden, ist in den letzten Monaten der Kur wieder aufgetaucht. Die Krankheit stellte sich um, die kleinen Anfälle verschwanden fast gänzlich und die großen mit Niedersinken, aber selten mit Krämpfen und Zuckungen, waren zweimal mit Entkleidungsszenen verknüpft. Einmal befiel es ihn im Kassensaale einer Bank, gerade, als er zum Schalter ging, hinter dem eine Beamtin (Schwester, Irma) saß, und er entkleidete sich. Ein andermal zu Hause bei Tisch, um den seine Anverwandten allesamt saßen, wie ebenso viele Schädlichkeiten. Die Entkleidung, die er bei mir nicht mehr ausführte, war heterosexuell geworden. Sie entspricht der Exhibition. Diese bei Epileptikern häufige Tendenz war schon durch die merkwürdige Schamlosigkeit angedeutet, die Fedja vor der Schwester von seiner Onanie sprechen ließ. Aber auch Träume ließen über den Grad dieser untersexuellen Regung keinen Zweifel.

Traum 33. Ich saß auf dem Trottoir einer Straße vor einem kleinen Tischchen oder vor einem Maroniofen (oni = Onanie) und trank Kaffee. Rechts und links gingen Leute an mir vorbei (homo und hetero). Dies störte mich. Ich schob das Tischchen gegen die Straße hin, so daß nur mehr rechts von mir Leute vorübergingen (er ist heterosexuell geworden).

Traum 34. Ich ging auf der Stiege des Gymnasiums. In der Hand trug ich einen geöffneten Wasserbehälter.

Traum 37. Ich sah auf einem Vorplatz einen jungen Menschen vor einer Anzahl von Leuten, darunter mehreren jungen Frauen stehen. Auf einmal begann er offen vor der Gesellschaft Harn zu lassen. Ich schimpfte und sagte, was ihm denn einfalle. Dann trat ich zu der Gesellschaft junger Frauen. (Erwachen mit Pollution.)

Traum 39. Ich kam zu Alexander I. (Bruder Alexei) und brachte ihm einen Artikel (Testikel, Genitale) zur Veröffentlichung. Er war mit Teilen des Artikels nicht einverstanden. (Lehnt die Gemeinschaft ab. Bei Besprechung dieses Traumes gähnt Fedja wiederholt.)

Die homosexuelle Seite Dimitris war aber nur Vorbereitung. Ohne die Fixierung an seine Schwester wäre er nicht erkrankt. Die Hochzeit der Schwester war die unmittelbare Veranlassung zum Ausbruch der Epilepsie. Im Anfall spielte er die Schwester, die ihm einverleibt ist, er schluckt sie, ist aber auch zu allem bereit, dessen ein liebendes Weib fähig ist.

Traum 38. Ich ging in einer sehr belebten Straße, ähnlich der Kärntnerstraße (in Wien der Strich der Halbwelt), in die Vergnügungsstätten einmündeten, aus denen Lärm herausdrang. Ich gehe in eine Seitengasse. Kurze Zeit darauf sprachen mich Sicherheitswachleute an. Irgend etwas habe ich ihnen vorgezeigt. Zuerst sprachen sie mit mir, dann hörte ich das Wort „anfassen", worauf mich zwei Leute beim Bauch packten und drückten (neben anderen Deutungen kommt hier die Phantasie, eine Prostituierte zu spielen, zum Vorschein).

Im großen Anfall tötet er die Schwetser, den Schwager, die kleine Nichte. Deshalb ist der erste große Anfall im Zimmer dieser jungen Familie ausgebrochen. Er beneidet die Kleine um das Säuglingsprivileg der Mutterbrust. Vielleicht spielt er im Anfall auch selbst den Säugling. Einige Träume weisen in diese Richtung (siehe Traum 35).

Traum 39. Ein Traum von einem kleinen Kind.

Traum 40. Ein kleines Kind machte einen großen Lärm. Es verlangte Geld (Geld im Traum ist Liebe). Ich war über das Kind sehr ärgerlich. Ich holte Wasser, um es umzubringen (seht den sanften Fedja!). Ich goß dem Kind eine große Menge zwischen Hemd und Rücken, darauf wurde es still (ich habe mitgeteilt, daß Fedja zur Besänftigung seiner Triebe das Membrum mit kaltem Wasser begoß). Ich ging dann zum Hausbesorger. Der Vater tadelte mich sehr. Das Kind war inzwischen wieder zu sich gekommen. Es schaute mich vorwurfsvoll an.

Ich weiß wohl, daß diese Träume und ihre Deutung den unbefangenen Laien befremden. Das Vorgebrachte klingt unwahrscheinlich, stellenweise ungeheuerlich. Zwar könnten sehr unwahrscheinliche Dinge wahr sein, und es klang einmal sehr unwahrscheinlich, daß die Erde sich um die Sonne drehen sollte. Aber wo ist die wissenschaftliche Grundlage, wie werden wir die Wahrheit beweisen?

Für mich ist der Traum, soweit die zu praktischen Heilzwecken vorgenommene Analyse in Betracht kommt, ein Mittel, um mich in den Patienten einzufühlen. Weder deute ich den Traum vollständig, noch erhebe ich Anspruch darauf, daß ich immer richtig gedeutet habe. Die Wahrscheinlichkeit, daß ich richtig gedeutet habe, wird allerdings um so größer, je öfter das gleiche Motiv im Traum wiederkehrt. Aber auch diese Beruhigung wird beeinträchtigt von der Möglichkeit der Suggestion. Man kann seinem Patienten viel einreden. Wenn ich dem Patienten eine Deutung gegeben habe, darf ich die Wiederkehr des gedeuteten Motivs nicht ohne Vorbehalt als Bestätigung auffassen. Das Motiv ist häufig nur mir zuliebe neuerlich geträumt worden. Trotz aller dieser Bedenken ist der Traum ein unvergleichliches Mittel, um mit dem Patienten in innigen Kontakt zu kommen. Wenn man einen aufgeschriebenen Traum

vor sich liegen hat und mit dem Patienten den Versuch der Deutung unter-
nimmt, kommen im Laufe der Analyse die wichtigsten Motive zur Sprache.
Der Traum ist ein Stück aus der Seele des Patienten, ein sonst verschlossenes
Stück dieser Seele liegt vor. Das wichtigste ist der Vergleich der durch Deutung
gewonnenen Resultate mit den Beobachtungen, die man am wachen Patienten
machen kann. Eine Deutung darf sich nicht allzusehr von dem entfernen,
was man charakterologisch seinem Patienten zumuten kann. Schließlich fällt
die ganze Phantastik der Traumdeutung wieder ab, nachdem man sich mit ihrer
Hilfe in einen Krankheitsfall eingefühlt hat, und das pathologische Charakter-
bild bleibt als Gewinn[1].

Die Analyse erfuhr im Sommer eine dreimonatliche Unterbrechung. Als
Fedja im Herbste wiederkam, brachte er als ersten diesen Traum:

Traum 41. Ich ging auf einen hohen Berg, die Pfandlscharte (weibliches
Sexualsymbol). Unser Dienstmädchen Natascha, dann auch der Vater gingen
mit. An einer Stelle war eine Holzstiege, die wir hinaufkletterten. Auf die
Pfandlscharte führte auch eine Bahn auf der anderen Seite des Passes (man kann
also auch mühelos zum Weibe. Nur ihm wird es so schwer gemacht).

Das Dienstmädchen Natascha, 35 Jahre alt, befindet sich seit vielen Janren
im Hause. Sie wurde aus Rußland mitgenommen und gut behandelt, wie ein
Mitglied der Familie. Nur mit der Schwester Fedjas verträgt sie sich nicht gut.
Sie ist, wie schon gesagt, die einzige Fröhliche unter lauter Menschen, die schwer
leben. Schon im Frühjahr sagte mir Fedja einmal, Natascha glaube vielleicht,
daß er sie heiraten wolle, aber sie sei nicht gebildet genug. Sie habe sich auch
vom wahren Sozialismus nicht überzeugen lassen, eine bigotte Russin. Der mitgeteilte Traum 41 lenkt mein Augenmerk wieder auf das Mädchen. Liegt hier
nicht der Versuch einer Lösung vor? Trennung der beiden Haushalte. Hier
Schwester, Schwager und Kind; dort Vater, Fedja und Natascha. Es folgen

Traum 42. Ich ging mit dem Vater und Natascha auf einen hohen Berg.
Ich ging voraus, die anderen folgten (er fürchtet mit Recht, daß seine Leute
gegen eine eheliche Verbindung mit Natascha sein würden. Aber er führt, die
anderen müssen folgen. Der hohe Berg ist die Gesundheit durch normales
Sexualleben).

Traum 43. Man erzählte mir einen Ausspruch von Oskar Wilde. Das ist
offenbar so zu erklären, daß mir Natascha nicht paßt und daß ich einen Ausweg suche (Wilde war homosexuell).

Die Sache schien mir deutlich genug und ich sprach offen mit ihm über
Natascha. Ob er glaube, daß sie ihn nehmen würde. Er sagte, daß er sichere
Anzeichen dafür habe. Sie liebe ihn. Er wiederholte, was er gleich zu Anfang
der Kur gesagt hatte, seine Krankheit hinge innig mit dem Mangel eines Sexuallebens zusammen und durch Heirat könne er gesund werden.

Traum 44. Ich sprach mit einem jungen Mann, einem ehemaligen Kollegen.
Er sprach über die Heirat mit meiner Schwester (der junge Mann ist Fedja
selbst. Natascha statt der Schwester). Er zweifelte, ob sie ihn heiraten wolle
(das sind die Zweifel, die ich geäußert hatte). Dann sagte er: Aus dem Grund
einander nicht heiraten wollen, weil man nicht zueinander paßt, das hat keinen
Sinn (er will sagen: Man kann sie heiraten, auch wenn sie vom wahren
Sozialismus nichts versteht). Dann kam eine Karte von Constantin; sie war
sehr verwundert abgefaßt (der Freund wundert sich über die Untreue Fedjas).

---

[1] Ich erwähne lieber gleich selbst, daß die engere Schule Freuds gegen diese praktische
Verwendung des Traumes energisch protestiert.

Um diese Zeit beobachteten wir eine auffallende Besserung. Die Intervalle zwischen den Anfällen wurden länger (10—12 Tage). Auch begann er das Herannahen eines Anfalles zu spüren, während er sonst keine Spur von Aura gezeigt hatte. Er konnte ferner durch Anspannung seines Willens mit Äquivalenten, wie Herzklopfen oder Druck im Nacken, ohne Bewußtseinsverlust sein Auslangen finden. Dieser Zustand war allerdings sehr unangenehm.

Traum 45. Ich sprach mit einem jungen Burschen (er wird wieder jung) wegen Ausleihens von Büchern. Ich nannte ihm Bölsche: Der Sieg des Lebens. Dieses Buch wollte er haben (das Leben siegt. Bölsches Hauptwerk: Das Liebesleben in der Natur). Gespräch mit einer Bäuerin (Natascha).

Da ich nicht wußte, ob Natascha wirklich geneigt sein würde, Fedja zu heiraten, lud ich den Vater zu einer Konferenz, später auch die Schwester und beide taten sehr verwundert. Die Schwester — mir von Anfang an nicht wohl gesinnt — sprach die Meinung aus, daß ich ihrem Bruder, wie so manches andere, auch diese Verbindung einrede. Ich hielt an den Vater ungefähr folgende Ansprache: „Meiner Ansicht nach ist das Milieu schuld an der Krankheit Ihres Sohnes. Außerdem nach seiner eigenen Meinung, der ich mich anschließe, der Mangel eines Sexuallebens trotz starken Temperamentes. Sie glauben an solche Zusammenhänge nicht. Sie haben aber gesehen, daß die Krankheit trotz Luminal sich eher verschlechtert. Sie wissen also nicht, was daraus wird. Mit dem Schwager steht er nicht auf dem besten Fuße. Da müßte es eine Beruhigung für Sie sein, wenn sich eine tüchtige und anständige, nicht zu junge Frau fände, die unter Umständen auch Geld verdienen könnte mit ihrer Hände Arbeit und die bereit wäre, Fedja zu heiraten. Es wird gewiß nicht leicht sein, eine Frau zu finden, die Ihren Sohn trotz seiner Krankheit heiratet. Aber wir haben Glück gehabt: Die Frau ist gefunden: Natascha, Ihre Hausgehilfin.“

Der Staatsrat sprach dies und das, besonders daß er an dem Willen Nataschas zweifle, einen kranken Mann zu heiraten. Wesentlich für ihn aber war die Mesalliance. Sein letztes Wort war: „Es wird nicht sein!“ Die Schwester war über meinen Vorschlag geradezu konsterniert. Sie sagte, Natascha sei ohnehin schon so frech, was würde dann daraus werden? Der nächste Weg, das Mädchen einfach zu befragen, ob sie Fedja heiraten wolle, wurde nicht beschritten. Ich selbst — nur Arzt — hatte nach meiner Unterredung mit den Verwandten keine Möglichkeit und ließ die Heiratssache wieder beiseite. Aber ich hatte nach diesem auch nicht mehr viel Hoffnung. Das Milieu hält den Kranken und seine Krankheit zu enge umarmt. Die kleinen Anfälle sind sehr selten geworden, die großen bestehen in Niedersinken und stertorösem Atmen. Fast immer ohne Krämpfe.

Als Fedja um diese Zeit den Wunsch aussprach, Vorträge zu halten, konnte ich ihm noch sagen, daß er wiederum auf falschem Wege seinem Freunde Constantin gleichen wolle, der einer der gefeiertsten russischen Redner ist. Fedja wußte selbst, daß er kein Redner sei. Die Familie bestürmte mich, ich solle ihm die Vorträge verbieten oder wenigstens Luminal gestatten. So beendigte ich die Analyse und Fedja nahm wieder Luminal. Er hielt zwei Vorträge ohne besondere Schwierigkeit. Beim dritten erlitt er eine Absence, die sich bezeichnend vorbereitete. Am Vormittag ging er mit dem Vater spazieren wie täglich seit 25 Jahren. Unterwegs sank er nieder. Aus Vorsicht nahm er Natascha zum Vortrag mit. Ich hatte ihm verboten, Familienmitglieder zuhören zu lassen. Aber Natascha ist kein Familienmitglied. Fünf Minuten nach Beginn des Vortrages blieb er stecken und war durch zwei Minuten geistesabwesend. Das genügte.

Das innere Nein hatte gesiegt. Er hielt nun keine Vorträge mehr. Aber nicht weil das Talent fehlte, sondern weil er krank ist.

Wenn man diesen Fall überblickt, so sieht man, daß ich ihm nicht genügend geholfen habe, um eine so ungeheuere Arbeit zu belohnen. Ich habe 45 Träume mitgeteilt. Wir haben aber an die 200 gedeutet. Die Sitzungen dauerten acht Monate. Das krankmachende Milieu erwies sich als unüberwindlich. Der Fall bedeutet ein Gegenstück zu Resi. Dort eine vereinsamte Proletarierin, die an der Verlassenheit zugrunde geht. Hier ein in die Familie eingebackener, zum ewigen Kinde verurteilter Mann. Es gab gegen Ende der Kur, als die Absicht auf Natascha zutage kam, eine Periode, in der Fedja der Heilung nahe schien. Fedja rang sich zu dem Halbentschlusse durch, die Bäuerin Natascha zu heiraten. Aber die Familie, von der er gänzlich abhängt, ist nicht dafür. „Weiß ich denn,“ sagte der Alte, „ob er dann bestimmt gesund wird?“ Meine Begründung, daß diese Heirat für Fedja ein Glück wäre, besonders für den Fall, als er nicht gesund würde, dringt nicht ein. Der Standpunkt des Alten ist unaufrichtig. Er meint, ohne es zu wissen: „Was habe ich davon, wenn Fedja gesund wird und ist dann mit einer Bäuerin verheiratet.“

Wenn in der Medizin der Erfolg nichts beweist, der Mißerfolg noch weniger. Zu beantworten bleibt die Frage, ob meine Arbeit wirklich eine Mikroskopie der Seele bedeutet (nach Freuds bekanntem Ausspruch), oder ob hier ein riesiges Kunstprodukt vorliegt, alles in den Fall hinein- und wenig richtig herausgedeutet. Diese Frage fällt mit der anderen Frage zusammen, wie es denn mit der vorliegenden Darstellung des Falles steht. Ich habe nicht mitstenographiert. Es gibt stenographische Protokolle von Analysen, die dennoch auf jeder Seite den Stempel der Biegung, Beeinflussung des Patienten, also der objektiven Unwahrheit tragen. Bei mir sind die Eigennamen und die Orte verändert um der Diskretion willen. Ich strebe die künstlerische Form der Darstellung an. Wenn die Darstellung künstlerisch ist, dann hat sie ein eigenes Leben, das für die Wahrheit bürgt. Deshalb mag man alles Mißtrauen hegen gegen meine Traumdeutung und dennoch fühlen, ob diese Arbeit ein wesenloses Artefakt oder ein Baustein für die Zukunft ist. Hat die Epilepsie einen psychischen Inhalt und ist sie, die zweifellos somatisch grundiert ist, psychogen oder nicht? Daß ich selbst diese Frage bejahe, geht aus meiner Darstellung hervor. Epilepsie ist häufig eine Hysterie, deren somatisches Entgegenkommen in der Krampfbereitschaft des Gehirnes liegt. Man sollte jeden Fall von Epilepsie analysieren; denn die Epilepsie wird entweder durch Analyse geheilt, oder sie wird nicht geheilt.

Ein graphologisches Detail. Fedja versah seine Träume, die er regelmäßig aufschrieb, stets mit Datum. Da mußte jedesmal eine Neun unterlaufen (1923, 1924). Diese Ziffer schrieb er eigenartig. Der Kreis des Neuners glich einem Ei und der lange Strich, am oberen Ende des Eies auffallend dick angesetzt, ver-

lief bogenförmig herabfallend. Ungefähr so: 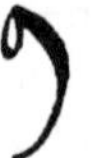 Dies änderte sich nur ein-

mal, als er Sieg des Lebens träumte (Traum 45). Diese Neun sah so aus:

Die Spitze war hoffnungsvoll nach oben gebogen, der Ansatz dünn. Ich glaube, daß Graphologen hier ein Genitalsymbol erkennen werden. Man könnte die Zeichnung als Titel über die Beschreibung des Falles setzen.

Ich habe zu diesem Falle, den ich vermutlich noch einmal weiterführen werde, einen Nachtrag zu machen. Fedja hat mich besucht und seiner Enttäuschung Ausdruck verliehen, daß er noch immer nicht geheilt sei. Ich sagte, daß ich bei Durchsicht des Falles glaube, dem pathogenen Einfluß des Bruders nicht genügend gerecht worden zu sein. Kaum habe ich das gesagt, als ich nach langer Pause wieder einen Anfall in der Sitzung sehe. Das Gesicht verkrampft sich, Kaubewegungen angedeutet, Krampf in der rechten Hand. Fedja steht auf zieht. Rock und Weste aus und legt sie gefaltet aufs Sofa. Ich schreie ihn an: „Wachen Sie auf!" Er schaut mich pfiffig an und deutet mit der Hand auf seinen Mund wie einer, der Schweigen gebietet. Hierauf betrachtet er ein Bild an der Wand. Dann setzt er sich wieder auf seinen Sessel und nimmt eine höchst befriedigte Miene an. Nach vier Minuten zieht er sich über meine Aufforderung die beiden Kleidungsstücke wieder an. Noch im Dämmerzustand frage ich ihn: „Was für ein Zeichen haben Sie mir mit der Hand gegeben?" Er antwortet: „Das war ein Blödsinn." Als er gleich danach zu sich kommt, weiß er nichts von dem eben abgelaufenen Anfall.

Die Erklärung dieses Anfalles schließt sich enge an die homosexuellen Deutungen im ersten Teile meiner Ausführungen.

VERLAG VON J. F. BERGMANN IN MÜNCHEN.

Einführung in die Psychotherapie für Medizinstudierende und Ärzte. Von Dr. **H. A. Adam**, Oberarzt in Regensburg. Mit 15 Textabbildungen. 1925. Steif kartoniert 6.60 Reichsmark.

Über Temperamentsvererbung. Von Dr. **Hermann Hoffmann**, Privatdozent an der Universitätsklinik für Gemüts- und Nervenkrankheiten in Tübingen. 2.10 Reichsmark

Die Psychopathologie des Kindesalters. Vorlesungen für Mediziner und Pädagogen. Von Dr. **Wilhelm Strohmayer**, Professor an der Universität Jena. Zweite, neubearbeitete Auflage. 1923. 6.50 Reichsmark

Grundzüge der Psychologie für Mediziner. Von Dr. **Heinrich Kahane**. 1914. 9.— Reichsmark

Über die Erbsünde vom biologischen Gesichtspunkt sowie einige andere „Ärgerniserweckende" biologische Plaudereien. Von Dr. med. **Ivar Broman**, Professor in Lund. Aus dem Schwedischen von **Märta Schmidt von Stein**. 1922. 0.85 Reichsmark

Der Traum, ein assoziativer Kurzschluß. Von Dr. **Hans Henning**. 1914. 1.80 Reichsmark

Über den Traum. Von Prof. Dr. **Sigmund Freud** in Wien. Dritte Auflage. 1921. 2.— Reichsmark

Die Sprache des Traumes. Eine Darstellung der Symbolik und Deutung des Traumes in ihren Beziehungen zur kranken und gesunden Seele für Ärzte und Psychologen. Von Dr. **Wilhelm Stekel** in Wien. Zweite, verbesserte Auflage. 1922. 8.— Reichsmark

Die Träume der Dichter. Eine vergleichende Untersuchung der unbewußten Triebkräfte bei Dichtern, Neurotikern und Verbrechern. (Bausteine zur Psychologie des Künstlers und des Kunstwerkes.) Von Dr. **Wilhelm Stekel** in Wien. 1912. 6.65 Reichsmark

Dichtung und Neurose. Bausteine zur Psychologie des Künstlers und des Kunstwerkes. Von Dr. **Wilhelm Stekel** in Wien. 1909. 2.— Reichsmark

VERLAG VON J. F. BERGMANN IN MÜNCHEN.

Hypnotismus und Medizin. Grundriß der Lehre von der Hypnose und der Suggestion mit besonderer Berücksichtigung der ärztlichen Praxis. Von Hofrat Dr. **L. Loewenfeld** in München. 1922.
3.— Reichsmark, gebunden 4.— Reichsmark

Über den nervösen Charakter. Grundzüge einer vergleichenden Individualpsychologie und Psychotherapie. Von Dr. **Alfred Adler,** Nervenarzt in Wien. Dritte, vermehrte Auflage. 1922.
7.— Reichsmark, gebunden 8.— Reichsmark

Praxis und Theorie der Individualpsychologie. Vorträge zur Einführung in die Psychotherapie für Ärzte, Psychologen und Lehrer. Von Dr. **Alfred Adler,** Nervenarzt in Wien. Zweite, umgearbeitete und erweiterte Auflage. 10.50 Reichsmark, gebunden 12.— Reichsmark

Heilen und Bilden. Grundlagen der Erziehungskunst für Ärzte und Pädagogen. Herausgegeben von Dr. **Alfred Adler** und Dr. **Carl Furtmüller.** Zweite, neubearbeitete und erweiterte Auflage. Redigiert von Dr. **Erwin Wexberg.** 1922. Kartoniert 8.— Reichsmark

Lehrbuch der Geisteskrankheiten. Von Prof. Dr. **Oswald Bumke,** Direktor der psychiatrischen und Nervenklinik in München. Mit einem Anhang: Die Anatomie der Psychosen von Dr. **B. Klarfeld.** Mit 260 Abbildungen im Text. Zweite, umgearbeitete Auflage der Diagnose der Geisteskrankheiten. 1924. 33.— Reichsmark, gebunden 36.— Reichsmark

Psychologische Vorlesungen für Hörer aller Fakultäten. Von Prof. Dr. **Oswald Bumke** in München. Zweite, umgearbeitete und vermehrte Auflage. Mit 29 Textabbildungen. 1923. 4.— Reichsmark

Suggestion, Hypnose und Telepathie. Ihre Bedeutung für die Erkenntnis gesunden und kranken Geisteslebens. Von Dr. **Erich Kindborg,** Facharzt für innere und Nervenkrankheiten in Bonn. Mit 5 Abbildungen im Text. 1920. 5.— Reichsmark

Sexualleben und Nervenleiden. Nebst einem Anhang: Über Prophylaxe und Behandlung der sexuellen Neurasthenie. Von Hofrat Dr. **L. Loewenfeld** in München. Sechste, vermehrte und zum Teil umgearbeitete Auflage. 1922. 8.— Reichsmark, gebunden 10.— Reichsmark

Das körperlich - seelische Zusammenwirken in den Lebensvorgängen. An Hand klinischer und experimenteller Tatsachen dargestellt. Von Dr. med. **G. R. Heyer** in München. 3.30 Reichsmark